# Stress-Bewältigung

*Neue Kraft schöpfen*

Die Reihe *Fit und Gesund* wurde von Rebus Inc. entwickelt und von Time-Life Books veröffentlicht. Originaltitel: *Fitness, Health & Nutrition*.

**REBUS, Inc.**

Verleger: RODNEY FRIEDMAN

Redaktion: CHARLES L. MEE JR., THOMAS DICKEY, SUSAN BRONSON, WILLIAM DUNNETT, MARY CROWLEY, CARL LOWE, MICHAEL GOLDMAN, PAUL PERRY
Design, Illustration: JUDITH HENRY, DEBORAH RAGASTO, STEVEN MAYS, NOLA LOPEZ

Rezeptteil: GRACE YOUNG, MARYA DALRYMPLE, BONNIE J. SLOTNICK

Recherchen: CARNEY MIMMS, JACQUELINE DILLON

**TIME-LIFE BÜCHER**

Leitung der europäischen Redaktion:
KIT VAN TULLEKEN
Stellvertretende Redaktionsleiterin: GILLIAN MOORE
Direktor des Designs: ED SKYNER
Direktorin der Dokumentation: VANESSA KRAMER
Chefassistentin: ILSE GRAY

Leitung der deutschen Redaktion:
MARIANNE TÖLLE
Textredaktion: ULLA DORNBERG

Aus dem Englischen übertragen von
BIRGIT RESS-BOHUSCH

FIT UND GESUND

# Stress-Bewältigung

## *Neue Kraft schöpfen*

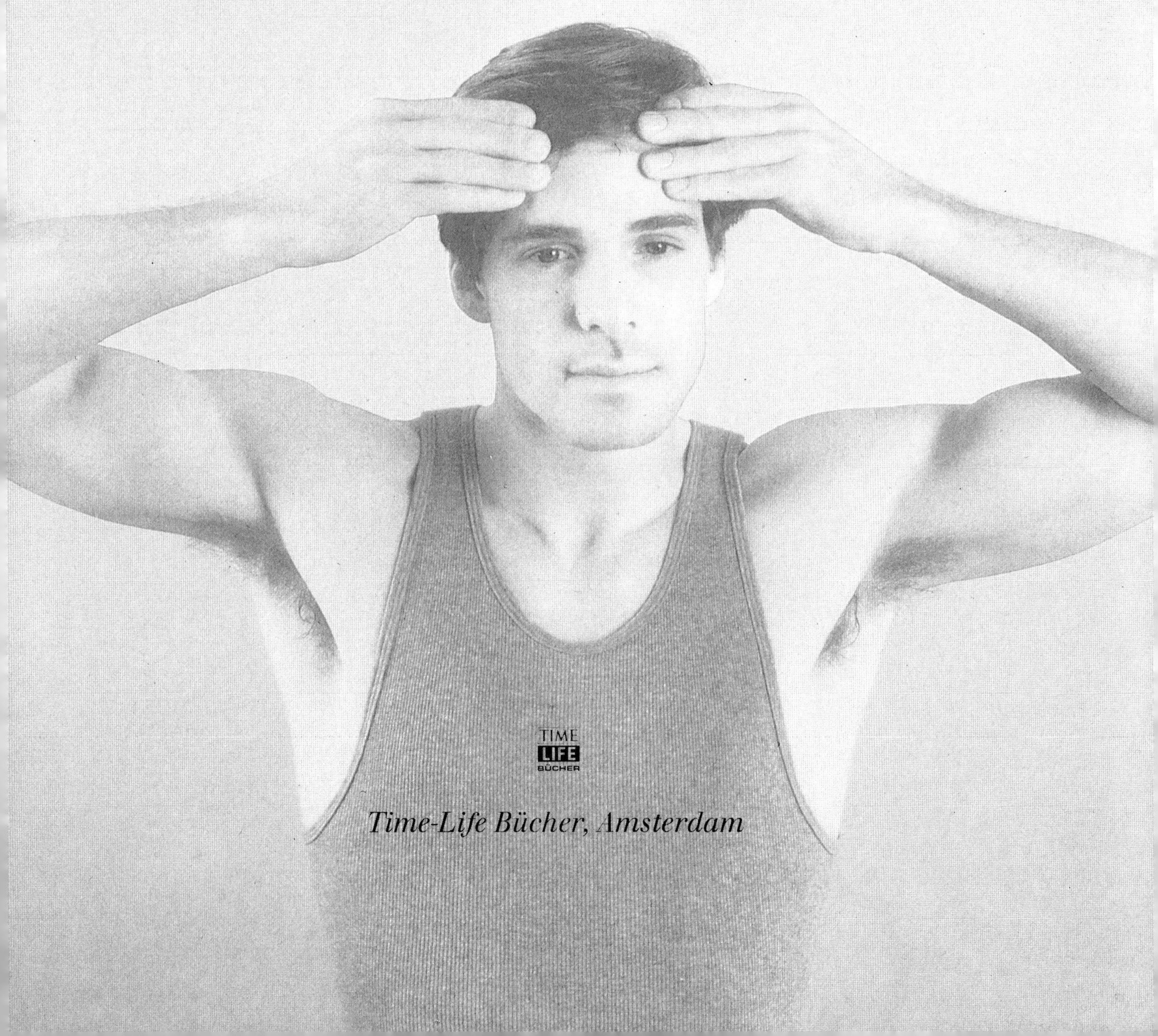

*Time-Life Bücher, Amsterdam*

## FACHBERATER DIESES BANDES

Dr. med. Christian Raab, Internist, ist Chefarzt am Krankenhaus Schongau. Er hat Schriften über Sportphysiologie und Wettkampfernährung verfaßt und betreibt selbst aktiv Wettkampfsport.

Herbert Benson, M. D., Associate Professor of Medicine, Harvard Medical School, Cambridge, Massachusetts; Autor von *The Relaxation Response* und *The Maximum Mind.*

Ann Grandjean, M. S., Leitende Ernährungsberaterin des U.S. Olympischen Komitees und Lehrerin am Institut für Sportmedizin, University of Nebraska Medical Center.

Kenneth R. Pelletier, Ph. D., M. D., Associate Professor, Department of Medicine und Department of Psychiatry, University of California School of Medicine, San Francisco; Verfasser von mehr als 150 Arbeiten über klinisches Feedback, Sozialmedizin und Neurophysiologie.

Paul J. Rosch, M. D., Präsident des American Institute of Stress, Professor der Medizin und Psychiatrie am New York Medical College; Fellow of the Royal Society of Medicine, Fellow of the World Academy of Art and Science.

John White, Ph. D., Dozent für Humanwissenschaft am West London Institute of Higher Education.

Myron Winick, M. D., Professor für Ernährungswissenschaft am Columbia University College of Physicians and Surgeons, New York.

*Bei der Zusammenstellung der Übungsfolgen in diesem Buch waren folgende Fachberater beteiligt:*

Kevin Gardiner ist Lehrer für Yoga und Tai Chi in New York.
Charlotte Honda ist Lehrerin für Hatha Yoga und Modern Dance in New York.
Nancy Klitsner, eine graduierte Physiologin, betreibt eine private Praxis für Bewegungsphysiologie in New York.
Paul McGregor hat am Schwedischen Institut für Massage studiert und arbeitet als Massagetherapeut.


Fourth German printing 1990.



ISBN 90-6182-955-0



Dieses Buch ist nicht als medizinischer Ratgeber gedacht, noch kann es die Beratung eines Arztes ersetzen. Den Lesern wird empfohlen, vor Aufnahme eines intensiven Trainingsprogramms den Rat eines Arztes einzuholen. Dies ist besonders angezeigt, wenn Verdacht auf spezifische medizinische Störungen besteht.

# *Inhalt*

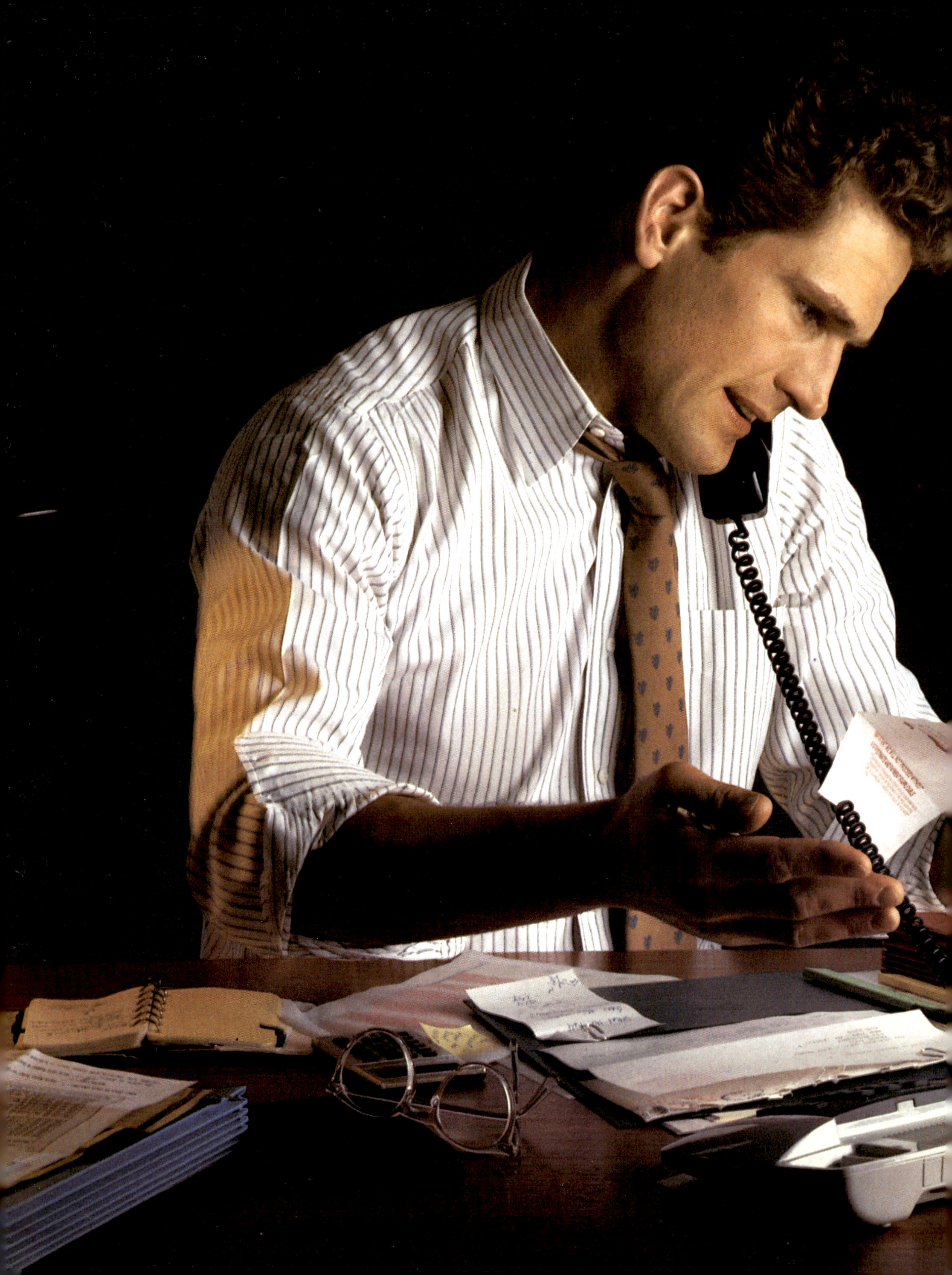

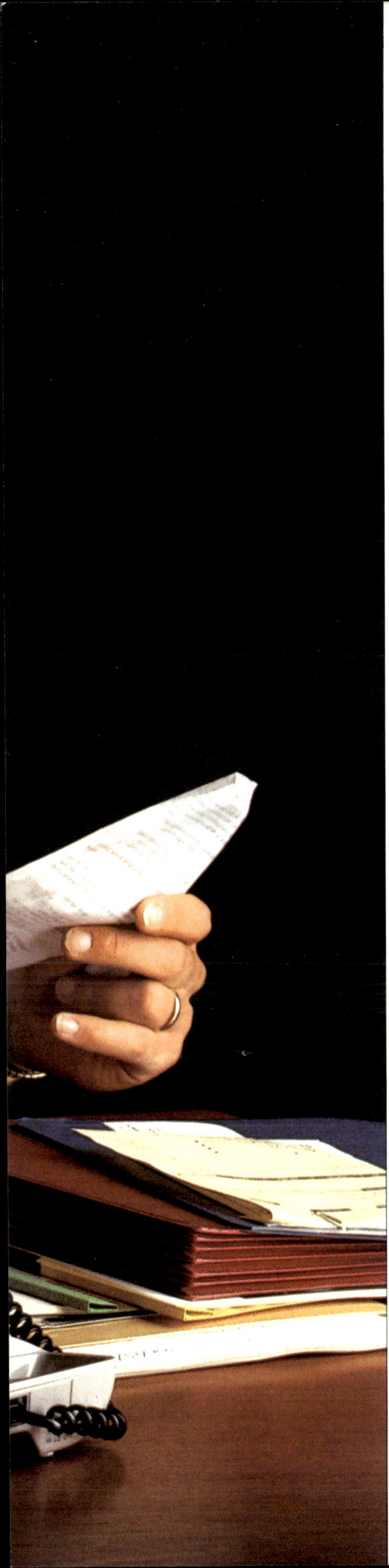

*KAPITEL EINS*

# Wie erkennt man Stress?

## *Ursachen, Wirkungen, Warnsignale – und die Bewältigung von Stress*

Stress entsteht überall, im Beruf, in der Gesellschaft, in der Familie – ja, er verfolgt uns sogar noch in den Schlaf. Klagen über Stress am Arbeitsplatz nehmen ständig zu, und sie betreffen den Job am Fließband ebenso wie den Posten in der Chefetage.

Viele Menschen betrachten Stress als einen rein negativen Einfluß, der ihre Energie und Entscheidungsfähigkeit schwächt, ihre Leistung mindert und sie anfälliger für Krankheiten macht. Wissenschaftlich wurde jedoch nachgewiesen, daß Stress auch positive Auswirkungen hat – mehr noch, daß ein gewisses Maß an Stress notwendig ist, um ein glückliches und erfülltes Leben führen zu können. Ob Stress einen Menschen aber vorwiegend positiv oder negativ beeinflußt, hängt in erster Linie davon ab, wie er Stress-Situationen aufnimmt und verarbeitet. Und beides, das Erkennen wie die erfolgreiche Bewältigung von Stress, sind Dinge, die man erlernen kann.

**Was ist Stress?**

Die Definition von Stress ist nicht einfach, denn sowohl Wissenschaftler als auch Laien bezeichnen mit diesem Begriff nicht nur die Wirkung von Stress, sondern auch die verursachenden Faktoren. In der Regel aber spricht man dann von Stress, wenn ein Mensch nicht mehr in der Lage ist, bestimmte Ereignisse oder Lebensumstände zu bewältigen. Das unterstreicht die von Stress-Forschern wiederholt gemachte Erkenntnis, daß jeder Mensch unter Stress steht, dieser Stress aber je nach Veranlagung unterschiedlich verarbeitet wird. Und es erklärt auch, weshalb manche Faktoren – z. B. Termindruck – den einen Menschen nahezu lähmen, den anderen dagegen zu noch größeren Leistungen beflügeln können.

## Stress-Ursachen

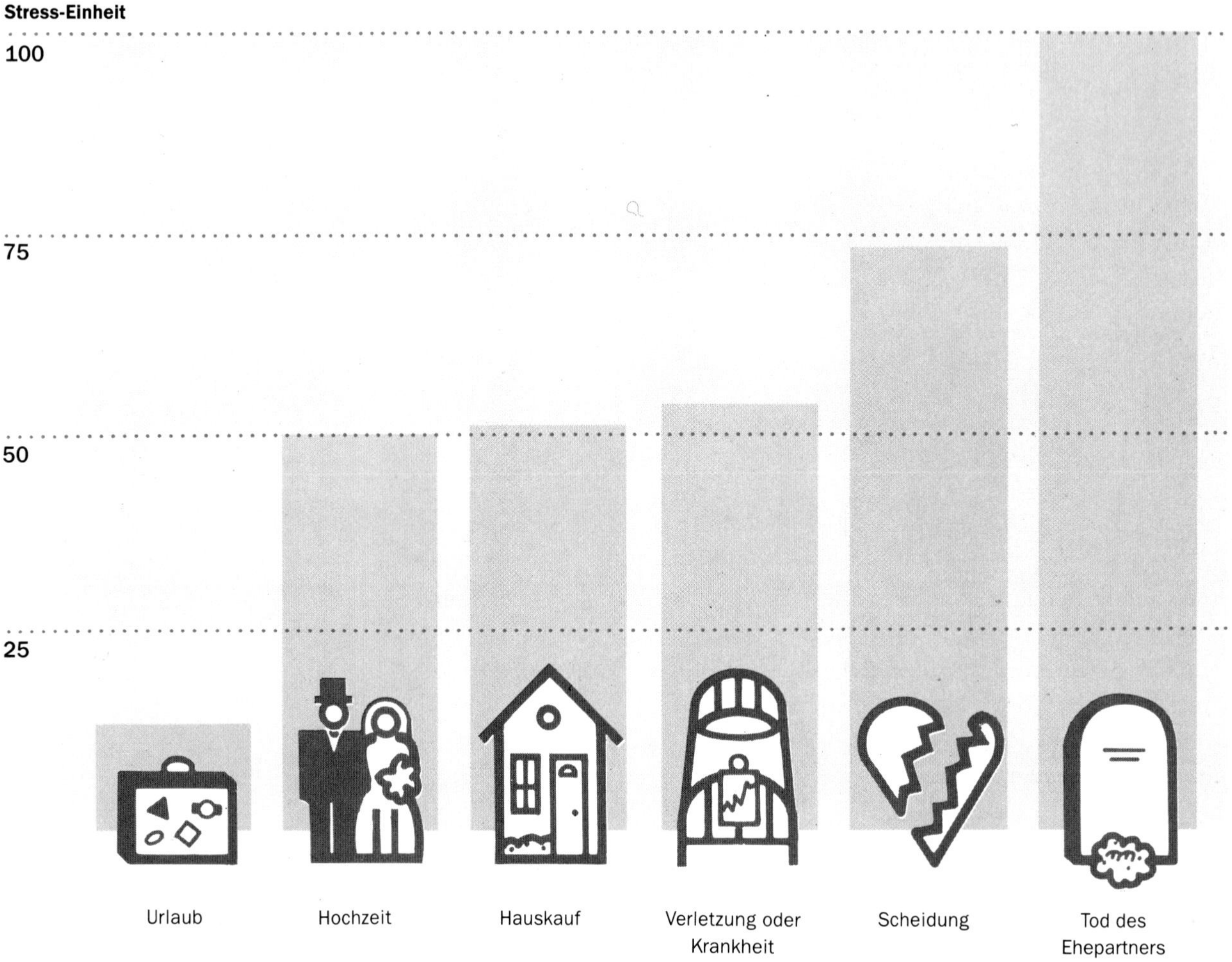


**Jede Lebensveränderung, ob positiv oder negativ, erzeugt Stress. Zu diesem Ergebnis kamen die Stress-Forscher Thomas Holmes und Richard Rahe in den sechziger Jahren, als sie bei mehr als 5000 Personen die Reaktionen auf bestimmte Lebensereignisse untersuchten. Da die meisten Befragten den Tod des Ehepartners als schlimmste Stress-Situation empfanden, bewerteten Holmes und Rahe dieses Ereignis mit 100 Stress-Einheiten. Die Tabelle oben zeigt, in welchem Verhältnis zu diesem Richtwert andere Lebensveränderungen stehen.**

Da die Reaktion auf Stressoren oder Stress-Reize so unterschiedlich sein kann, teilt man sie in der Wissenschaft nach der Zeitspanne ein, in der sie auftreten. Demnach gibt es unmittelbar oder kurzfristig wirksame Stressoren, wie etwa das Warten auf ein Vorstellungsgespräch. Zu den langanhaltenden oder chronischen zählen z. B. ein Konflikt in der Familie oder ständige Lärmbelästigung durch die Umwelt. Oder es kann sich um Ereignisse handeln, die eine ganze Kette von schwerwiegenden Lebensveränderungen auslösen, z. B. eine Entlassung oder eine Scheidung.

Die Reaktionen auf Stressoren lassen sich in zwei große Kategorien unterteilen – die psychologische und die physiologische Reaktion. Im psychologischen Bereich reagiert man oft unvorhersehbar auf Stress-Reize, da Stimmungs- und Gefühlsschwankungen Verhaltensunterschiede hervorrufen, die von einem simplen Zornesausbruch bis zu Alkohol- und Drogenkonsum reichen können. Die psychologische Reaktion auf einen Stressor hängt von vielen Faktoren ab, einschließlich der momentanen seelischen Verfassung und der Bedeutung, die man persönlich dem jeweiligen Stressor beimißt.

Die physiologische Reaktion auf Stress, dargestellt in der Abbildung „Die biochemischen Vorgänge bei Stress“ *(S. 12)*, läßt sich dagegen leichter vorhersagen. Jeder Stress-Reiz löst eine Kette biochemischer und neurologischer Veränderungen aus, die in den meisten Fällen sehr ähnlich abläuft, also unabhängig von der jeweiligen Stress-Ursache ist.

**Ist Stress immer negativ?**

Ganz und gar nicht. Eine Reihe von entsprechenden Untersuchungen hat erbracht, daß ein gewisses Maß an Stress für die Entwicklung des Menschen sogar notwendig ist. Bereits 1908 entdeckten zwei Forscher an der Harvard University, daß erhöhter Stress die Leistung bis zu einem gewissen Punkt ankurbelt – ein Prinzip, das die Kurve auf S. 24 anschaulich darstellt. Zu bestimmten Zeiten und unter bestimmten Umständen trägt Stress dazu bei, das Selbstwertgefühl und unsere Fähigkeiten zu steigern sowie die persönliche Entwicklung voranzutreiben. Bei manchen Tätigkeiten braucht man sogar ein gewisses Maß an Stress, um gute Leistungen zu erbringen. Dies gilt ganz besonders für den Sportsektor. So wurde in einer amerikanischen Studie an 60 Baseball-Spielern untersucht, wie sich Stress auf die Schlagleistung auswirkte. Spieler, die besonders oder überhaupt nicht nervös waren, schnitten dabei schlechter ab als solche, deren Stress-Pegel im mittleren Bereich lag. Mit anderen Worten: Zu wenig Stress kann ebenso schädlich sein wie zuviel.

**Gibt es süchtigmachenden Stress?**

In Laborversuchen hat sich gezeigt, daß Tiere, die unter Stress stehen, einen hohen Stress-Hormonspiegel besitzen. Sie schütten unter anderem Endorphine aus, die in ihrer chemischen Zusammensetzung und Wirkung starke Ähnlichkeit mit Morphium haben. Da der Mensch ebenfalls Endorphine produziert, haben einige Forscher die Vermutung geäußert, es könnte Leute geben, die „süchtig“ nach ihren eigenen, morphiumähnlichen Stress-Hormonen sind.

Es wurde sogar die These aufgestellt, daß es einen bestimmten Persönlichkeitstyp – den sogenannten Typ T – gibt, der das Risiko sucht, um sich einen Nervenkitzel oder Aufregungen zu verschaffen. Der positive Typ T wird sich zu Hobbys wie Drachenfliegen, Tiefseetauchen oder Bergsteigen hingezogen fühlen, der negative Typ T könnte Gefallen an Verbrechen, Gewalttaten oder Autoraserei unter Alkoholeinfluß finden.

Allerdings zeigt der positive Typ T nur wenige „Sucht“-Merkmale. Eine Persönlichkeitsstudie von 293 Menschen, die besonders risikoreich leben – darunter Rennfahrer, Fallschirmspringer und Kunstflieger –, erbrachte den Nachweis, daß diese Leute in der Regel extrem erfolgsorientiert, stark extrovertiert, überdurchschnittlich intelligent und zu abstraktem Denken fähig waren – und daß sie es sehr wohl verstanden, das Risiko, das sie eingingen, mit klarem Verstand zu berechnen.

**Was sind die Hauptursachen von Stress?**

In den sechziger Jahren versuchten Thomas Holmes, Arzt und Psychiater an der University of Washington's School of Medicine, und sein Kollege,

*Kann Fernsehen am Ende eines harten Arbeitstages entspannen? Auf die Dauer vermutlich nicht. So ergab eine Untersuchung der University of Pennsylvania, daß Kinder wie Erwachsene, die viel fernsehen, ein verzerrtes Bild von der Realität bekommen. Sie überschätzen das Ausmaß an Gewalt in unserer Welt, halten alle Polizisten für brutal, mißtrauen anderen Menschen und glauben sich von Feinden umgeben. Eine solche Einstellung trägt kaum dazu bei, Stress abzubauen. Sie ist im Gegenteil typisch für infarktgefährdete Menschen, deren Persönlichkeitsstruktur nach Ansicht der Forscher am stressanfälligsten ist.*

der Psychologe Richard Rahe, in einer großangelegten Studie zu ermitteln, wie stark der durch bestimmte Situationen oder Ereignisse hervorgerufene Stress ist. Dabei fanden sie heraus, daß die Menschen, die am stärksten von Lebensveränderungen – im positiven wie im negativen Sinn – betroffen waren, auch am häufigsten krank zu sein schienen.

Aufgrund ihrer Ergebnisse entwickelten Holmes und Rahe eine 100-Punkte-Skala, in der sie 43 Lebensereignisse (später erweitert auf 63) entsprechend ihrer Wirkung als Stressoren eintrugen. Sie versuchten also zu bewerten, wie einschneidend eine bestimmte Lebensveränderung war und wie lange es dauerte, damit fertig zu werden. Die Holmes-Rahe-Skala stellte den Tod eines Ehepartners mit 100 Stress-Einheiten an die Spitze, gefolgt von Scheidung (73), ehelicher Trennung (65) und Gefängnisstrafe (63). Am unteren Ende der Skala fanden sich Ereignisse wie die Aufnahme eines kleineren Darlehens (17), Urlaub (13) und geringfügige Gesetzesübertretungen (11). Im Laufe der letzten zwanzig Jahre wurde die Holmes-Rahe-Skala an Tausenden von Menschen verschiedener Alters-, Volks- und Kulturgruppen auf der ganzen Welt getestet, und die Ergebnisse weisen eine erstaunlich hohe Übereinstimmung auf.

**Wie wirken sich kleinere, aber häufigere Stressoren aus?**

Während die Holmes-Rahe-Skala vor allem bei der Stress-Einschätzung einschneidender Lebensveränderungen eine Rolle spielt, deuten jüngere Untersuchungen des Mediziners Richard Lazarus und seiner Kollegen an der University of California darauf hin, daß der relativ unwichtige Alltagsärger unser Wohlbefinden sogar noch stärker beeinträchtigen kann.

Alltagsärger reicht vom Verkehrsstau über einen Streit am Arbeitsplatz bis zu Kleinigkeiten wie dem Verlegen eines Adreßbuchs. Das Stress-Potential, das in einer solchen Kleinigkeit steckt, hängt von mehreren Faktoren ab: von der Art, wie jemand mit solchen Problemen fertig wird, von der Persönlichkeit, vom sonstigen Tagesverlauf und letztlich auch von dem Zwischenfall selbst. Der eigentliche, durch Alltagsärger verursachte Stress liegt jedoch in seiner Anhäufung. Im Gegensatz zu einschneidenden Ereignissen, die meist in größeren Abständen auftreten und durch die Zeit gemildert werden, handelt es sich bei kleinen Ärgernissen um täglich wiederkehrende Stressoren, die chronisch werden und dadurch einen Langzeiteffekt haben. Wie Lazarus herausfand, beeinträchtigt Alltagsärger die Gefühlswelt und die Gesundheit. Damit soll die Stresswirkung von großen Ereignissen keineswegs bestritten werden. Aber die Ergebnisse von Lazarus lassen darauf schließen, daß der größte Stress-Reiz bei einschneidenden Ereignissen oft daher rührt, daß sie eine Reihe kleinerer Störungen im Alltag hervorrufen. So entsteht etwa bei einer Entlassung Stress nicht nur dadurch, daß das Selbstbewußtsein angeknackst ist, sondern durch zusätzliche Alltagsprobleme wie finanzielle Sorgen und Ärger im Zusammenhang mit der Arbeitslosigkeit.

Die Untersuchungen von Dr. Lazarus sind vor allem hinsichtlich der Stress-Bewältigung ermutigend. Auch wenn Alltagsärger unvermeidlich ist, läßt er sich doch meist leichter umgehen oder entschärfen als die großen, lebensverändernden Ereignisse.

## Kleine Sorgen – Stress von morgen

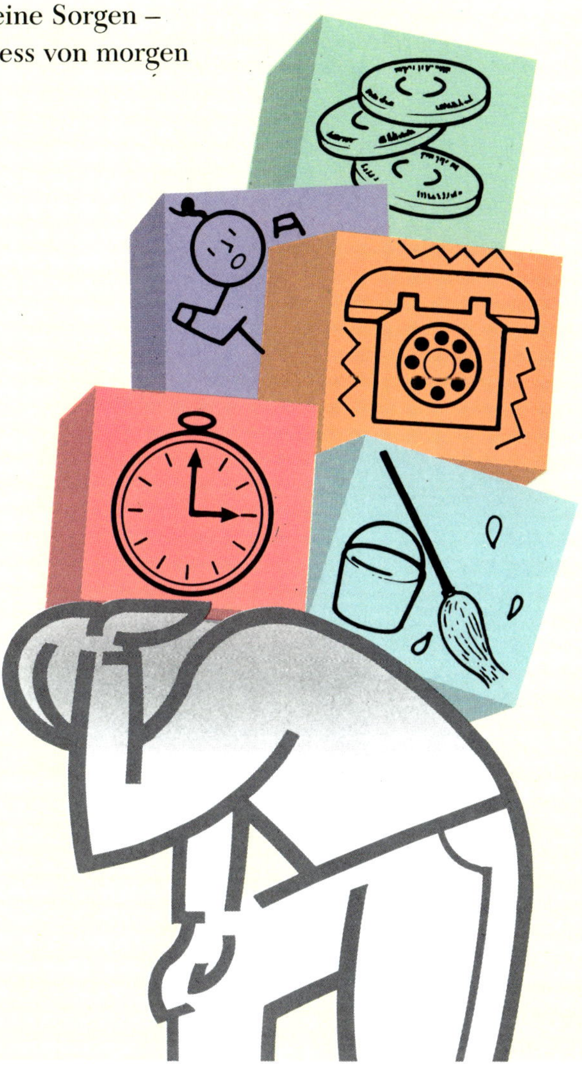

Obwohl allgemein die Ansicht besteht, daß einschneidende Lebensveränderungen wie der Tod des Ehepartners oder ein Hauskauf den größten Stress verursachen, haben Wissenschaftler der University of California herausgefunden, daß Alltagsärger vermutlich noch mehr Schaden anrichtet. So hat sich gezeigt, daß eine Anhäufung von lästigen Kleinigkeiten wie Hausarbeit, Lärm, zuviel Verantwortung, ständige Störungen oder steigende Preise weit mehr Stress erzeugen kann als ein einzelnes großes Ereignis.

### Wie reagiert der Organismus auf Stress?

Obwohl die Umstände oder Ereignisse, die zu Stress führen, von Mensch zu Mensch verschieden sind, weiß man in der Physiologie seit langem, daß der Organismus auf Stress im wesentlichen stets gleich reagiert. Angenommen, man sitzt friedlich da und liest, und ganz in der Nähe wird aus Versehen ein Feueralarm ausgelöst. Man erschrickt durch den plötzlichen Lärm, springt auf und überlegt, ob man die Feuerwehr benachrichtigen soll. Sobald man erkennt, daß es sich um einen Fehlalarm handelt, setzt man sich wieder hin und versucht weiterzulesen, ohne das Sirenengeheul zu beachten. Nach kurzer Zeit allerdings stört und ärgert einen das Geräusch so sehr, daß man das Buch zur Seite legt.

Ähnlich wie auf die Feuersirene würde der menschliche Organismus aber auch vor einem Sprung ins kalte Wasser oder bei der Begegnung mit einem großen bissigen Hund reagieren. Hans Selye, einer der ersten Erforscher der Stress-Physiologie, hat dieses Verhalten als Allgemeines

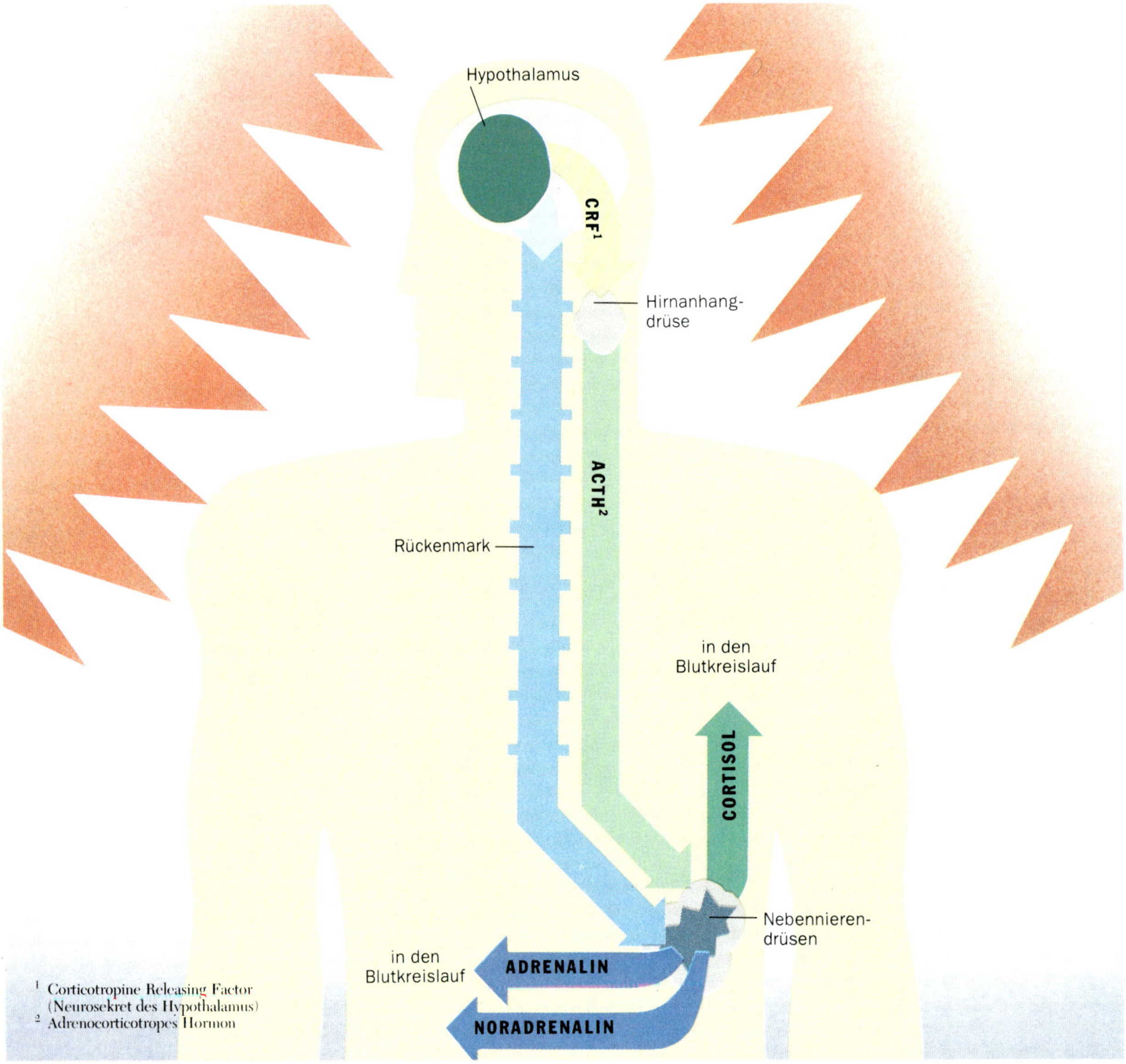


[1] Corticotropine Releasing Factor (Neurosekret des Hypothalamus)
[2] Adrenocorticotropes Hormon

## Die biochemischen Vorgänge

Praktisch jedes Stress-Ereignis löst eine Kette von neuralen und biochemischen Reaktionen aus, die Kräfte zur Stress-Bewältigung mobilisieren.

Zunächst aktiviert das Gehirn den Hypothalamus. Dieser scheidet das sogenannte CRF aus, ein Neurosekret, das über zwei Bahnen Informationen an den Organismus weiterleitet. Entlang der einen Bahn werden durch Nervenzellen im Hirnstamm und im Rückenmark Impulse an die Nebennierenrinde übermittelt, die die Ausschüttung von Adrenalin und Noradrenalin bewirken, die den Körper aufs Handeln vorbereiten: Sie verstärken den Herzschlag und die Atmung, erhöhen den Muskeltonus und schärfen die Sinne. Man nennt diese Kette neurologischer Abläufe Notfall-Reaktion, mitunter auch Angriffs- oder Fluchtreaktion.

Gleichzeitig regt das vom Hypothalamus abgesonderte CRF die Hirnanhangdrüse, die an der Basis des Gehirns sitzt, zur Produktion von ACTH an. Dieses Hormon veranlaßt die Nebennierenrinde zur Ausschüttung von Cortisol in den Blutstrom. Cortisol wiederum setzt die Reaktionen in Gang, die den Stoffwechsel des Körpers beschleunigen.

Beide Bahnen besitzen eine Rückkoppelung zur Hirnanhangdrüse, so daß die Stress-Reaktion auch weiterhin gesteuert wird. Zwar kann dieser biochemische Prozeß die Stress-Bewältigung unterstützen; zu häufig ausgelöst, hat er jedoch physische und psychische Schäden zur Folge.

Adaptationssyndrom bezeichnet. Der Österreicher, der in den dreißiger Jahren nach Kanada emigrierte, stellte die These auf, daß dieses Syndrom von nahezu jedem Stress-Reiz ausgelöst wird und sich in drei Abschnitte gliedert – Alarm, Widerstand und Erschöpfung. Die Alarmphase ruft Veränderungen im Gehirn und in den endokrinen Drüsen hervor. Die stärkste dieser physiologischen Reaktionen ist die sogenannte Notfall-Reaktion, die den Körper zum Angriff oder zur Flucht mobilisiert.

**Wie äußert sich die Notfall-Reaktion?**
Diese Reaktion, für die Walter B. Cannon von der Harvard Medical School in den zwanziger Jahren auch die Bezeichnung Angriffs- oder Flucht-Reaktion prägte, bereitet den Organismus darauf vor, sich auf eine Gefahr einzustellen, ihr zu entfliehen oder Verletzungen zu heilen. Eingeleitet wird sie vom vegetativen Nervensystem, das die Produktion der Stress-Hormone Adrenalin und Noradrenalin in der Nebenniere anregt. Diese beiden Hormone aktivieren den Organismus und bewirken eine Reihe von Veränderungen im Körper: Das Verdauungssystem wird nahezu stillgelegt; die Pupillen weiten sich, um das Sehvermögen zu verbessern; die Muskelspannung erhöht sich; Blutdruck, Blutzucker und Cholesterinspiegel steigen; die Gerinnungsfähigkeit des Blutes nimmt zu; Puls und Herzschlag werden schneller und kräftiger.

**Was geschieht nach Einsetzen der Notfall-Reaktion?**
Währt ein Stress-Reiz über längere Zeit, so paßt sich der Körper an und tritt in die Widerstandsphase ein. In diesem Stadium normalisiert sich der Organismus, bleibt aber in Alarmbereitschaft, um gegebenenfalls auf den Stressor zu reagieren. Ist er sehr intensiv oder lange wirksam, kommt es schließlich zur Erschöpfungsphase. In diesem Stadium kann sich der Organismus nicht mehr gegen den Stressor zur Wehr setzen und wird anfällig für Fehlverhalten und Krankheiten.

Die Notfall-Reaktion ist in einer Gefahrensituation eindeutig von großem Nutzen. Sie hilft aber auch bei weniger bedrohlichen Herausforderungen, etwa bei einem sportlichen Wettkampf oder bei Termindruck. Heutzutage kommt es allerdings immer häufiger vor, daß die Notfall-Reaktion ausgelöst wird, wenn sie weder erforderlich noch sinnvoll ist – bei einem Streit beispielsweise oder in der Warteschlange vor dem Bankschalter. Der Körper befindet sich dann in einem angespannten Zustand, hat aber keine Möglichkeit, die aufgestaute Energie freizusetzen. Und wenn es dann nicht auf irgendeine Art gelingt, diesen Stress zu bewältigen, kann das Unterdrücken der Alarm-Reaktion zu physischen und psychischen Schäden führen.

**Wann wird Stress-Bewältigung problematisch?**
Bei der Erforschung von Stress und seinen Auswirkungen gelangte man zu dem Ergebnis, daß die Belastungsintensität, die von Stressoren ausgeht, in hohem Maße von ihrer Häufigkeit und Dauer abhängt. Ein akuter Stress-Reiz – wenn man beispielsweise beim Zahnarzt wartet oder eine wichtige Rede halten muß – dauert nur kurze Zeit an. Hat man ihn

überwunden, kann man sich entspannen und dann neuen Aufgaben zuwenden. Solange es also gelingt, akute Stress-Reize sofort zu verarbeiten, bleibt ihre Wirkung begrenzt und richtet kaum Schaden an.

Es kann jedoch geschehen, daß sich akute Stress-Situationen häufen und zu einer langanhaltenden Belastung führen. Oder eine Reihe von Stressoren treten in so rascher Folge auf, daß man nicht mehr genug Zeit findet, sich auf sie einzustellen – wenn etwa ein Liefertermin genau in dem Moment vorverlegt wird, da ein wichtiger Mitarbeiter ausfällt. Oder ein Stress-Reiz, dem man schlecht ausweichen kann, wiederholt sich in mehr oder weniger regelmäßigen Abständen, wie beispielsweise die Fahrt zur Arbeit während des Stoßverkehrs. Schließlich gibt es noch chronische Stress-Situationen, die bei konstanten Stressoren entstehen, etwa bei ständigen Spannungen daheim oder am Arbeitsplatz und bei Krankheiten, die zur Erwerbsunfähigkeit führen.

**Gibt es Warnsignale, wenn sich zuviel Stress aufbaut?**

Die Anzeichen von zu starkem Stress reichen von allgemeinem Unbehagen bis zu ausgeprägten körperlichen Beschwerden. Die Symptome sind so unterschiedlich, daß man sie oft gar nicht als Stress-Signale deutet. Dazu gehören starke Gefühlsausbrüche, Gewichtszunahme oder -abnahme sowie der verstärkte Griff zu Alkohol, Zigaretten oder Drogen. Oder man bekommt Angstzustände, kann sich nicht mehr entspannen oder empfindet häufig Langeweile. Stress kann auch den Schlafrhythmus, das Sexualverhalten und die Arbeitsleistung beeinträchtigen.

Menschen, die unter Stress stehen, haben mitunter Probleme, Prioritäten zu setzen und Entscheidungen zu treffen. Sie gehen unsicher an ihre Aufgaben heran und machen gerade dadurch mehr Fehler. So zeigte sich bei einer Studie mit Examenskandidaten, daß die Testgruppe, die man besonders starkem Stress ausgesetzt hatte, länger für die Lösung ihrer Aufgaben brauchte und weitaus mehr Fehler machte.

Schließlich kann sich ein Zuviel an Stress auch in körperlichen Beschwerden äußern – in Kopfschmerzen, kalten Händen oder Füßen, schlechter Verdauung, Nacken- oder Rückenverspannungen, Magengeschwüren, Übelkeit, Durchfall oder Verstopfung, Atemnot, Herzrhythmusstörungen, Zähneknirschen, Muskelkrämpfen und Hautproblemen wie Akne und Psoriasis. Und es ist bekannt, daß Menschen, die unter starkem Stress stehen, öfter am Arbeitsplatz fehlen als andere.

**Stress und Krankheit – gibt es einen direkten Zusammenhang?**

Stress spielt bei einer ganzen Reihe von Erkrankungen eine Rolle. So besteht nach Aussagen von Holmes und Rahe bei 50 Prozent der Menschen, die zwischen 150 und 300 Punkten auf ihrer Stress-Skala erreichen, das Risiko, innerhalb des nächsten Jahres ernsthaft zu erkranken oder an einem schweren Unfall beteiligt zu sein. Überschreitet ihre Punktezahl 300, dann beträgt die Wahrscheinlichkeit sogar 80 Prozent. Eine andere Studie ergab, daß Menschen mit einer hohen Punktezahl auf der Holmes-Rahe-Skala auch vermehrt kleinere Beschwerden wie Erkältungen, Schnittwunden oder blaue Flecken angaben.

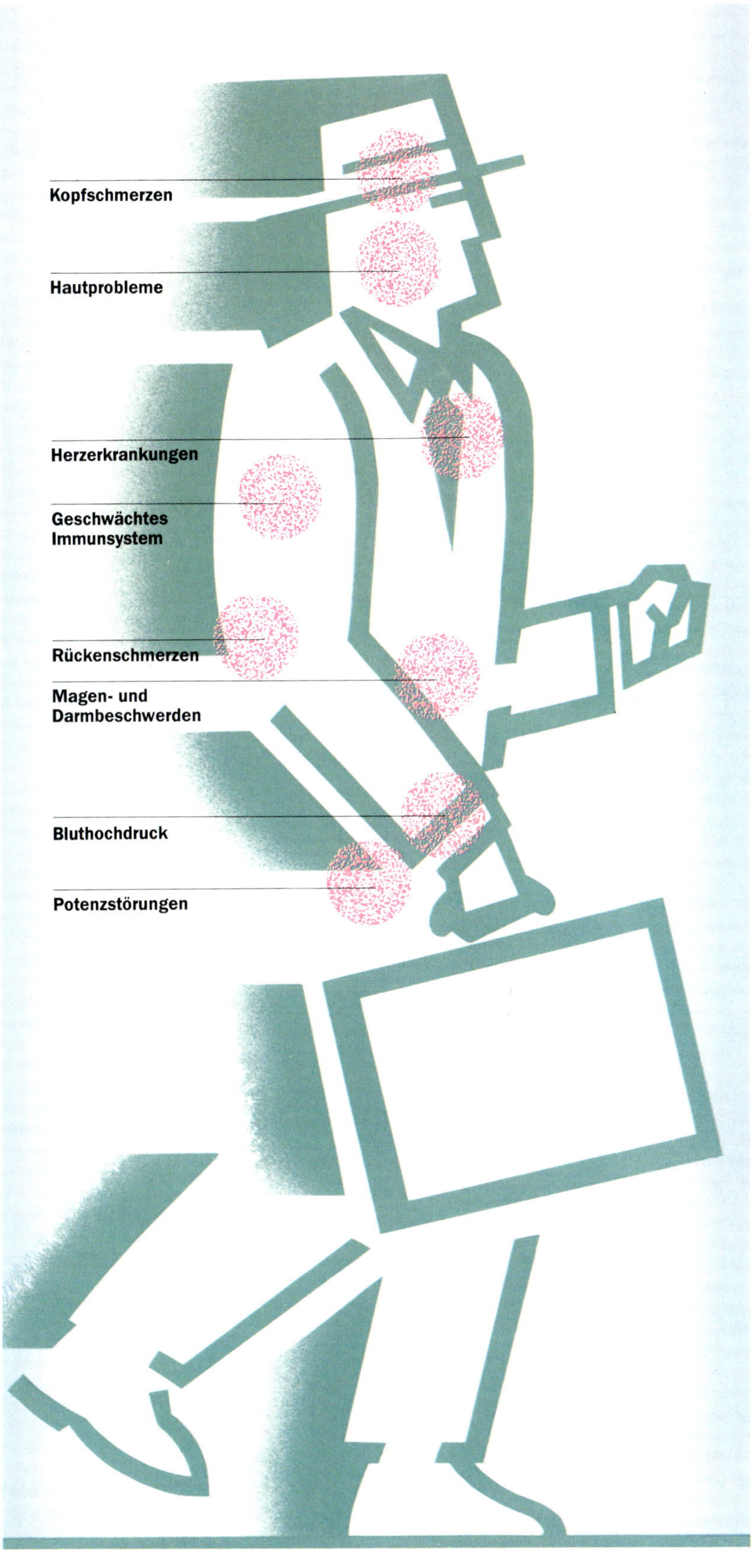


## Stress macht krank

Stress scheint Krankheiten und körperliche Beschwerden zu begünstigen. Eine entscheidende Rolle spielt dabei vielleicht die stressbedingte Beeinträchtigung des Immunsystems. So ergab eine Untersuchung von Studenten, die unter Examensdruck standen, daß ihr Blut weniger Antikörper enthielt als in Normalzeiten – daß sie also infektanfälliger waren. Aus anderen Studien geht hervor, daß der „gestresste“ Typ A häufiger an Erkältungen leidet als der gelassene Typ B.

Wissenschaftlich bestätigt ist inzwischen auch der enge Zusammenhang zwischen Stress und Herzerkrankungen, insbesondere bei der Persönlichkeitsstruktur von Typ A. Ferner scheint eine Verbindung zwischen hohem Cholesterinspiegel – einem Risikofaktor bei Herzerkrankungen – und Arbeitsüberlastung zu bestehen.

Viele Beschwerden des Magens und Verdauungstraktes sind eine Folge von Nervosität und Erregungszuständen. Auch Kopf- und Rückenschmerzen gehen oft auf Stress zurück. Bei einem Vergleich von Testpersonen, die häufig über Kopfschmerzen klagten, mit einer gesunden Kontrollgruppe wiesen die Kopfschmerzpatienten wesentlich stärkere Stress-Reaktionen auf. Ähnliche Ergebnisse zeigten sich bei Menschen mit chronischen Rückenschmerzen. Sie hatten gegenüber den Gesunden in allen Bereichen erhöhte Stress-Werte, auch auf der Holmes-Rahe-Skala.

Auf Stress gehen vermutlich auch viele Hautprobleme zurück. So fand man heraus, daß Psoriasispatienten unter starkem Leistungsdruck einen sehr viel höheren Stress-Hormonspiegel hatten als gesunde Testpersonen.

Stress ist auch ein ernstzunehmender Risikofaktor für Leute mit chronischem Bluthochdruck. So war bei einem schwierigen Wortzuordnungs-Test der Stress-Hormonspiegel von Patienten mit hohem oder labilem Blutdruck höher als der von Versuchspersonen mit normalem Blutdruck.

Selbst Potenzstörungen können mit Stress in Verbindung stehen. Als man einer Reihe von männlichen Testpersonen erotische Filme vorführte, wiesen die Männer, die dabei kaum sexuelle Erregung spürten, den höchsten Spiegel des Stress-Hormons Cortisol auf.

Und Richard Lazarus fand bei seinen Untersuchungen heraus, daß der alltägliche Ärger ein noch besserer Indikator für den Gesundheitszustand eines Menschen war als einschneidende Lebensveränderungen. Je häufiger und intensiver die befragten Personen unter Alltags-Stress litten, desto mehr wuchs für sie das Risiko, an Bluthochdruck, Asthma, Brustschmerzen oder ähnlichem zu erkranken.

In welchem Ausmaß Stress Krankheiten verursacht, konnte bisher noch nicht schlüssig ermittelt werden, da die meisten Studien sich mit Menschen befassen, die bereits krank sind und sich deshalb oft nur unvollständig an vergangene Stress-Ereignisse erinnern können. Aber es mehren sich die Beweise, daß Stress sowohl bei physischen wie auch bei psychischen Erkrankungen ein wesentlicher Auslösefaktor ist.

*Möglicherweise kann man mit Musik tatsächlich „das wilde Tier zähmen". In einer kürzlich vorgenommenen Studie wurden einer Gruppe von Testpersonen zwei Werke von Claude Debussy vorgespielt* – Prélude à l'après-midi d'un faune *und* Nuages. *Dabei sank die Fingertemperatur der Zuhörer – ein untrügliches Zeichen für den Abbau von Stress.*

**Wirkt sich Stress bei Männern und Frauen gleich aus?**

Eine Untersuchung von 311 Männern und 171 Frauen in leitenden Positionen ergab, daß Männer und Frauen auf Stress etwas unterschiedlich reagieren. Während die Männer häufiger an organischen Beschwerden wie Magengeschwüren und koronaren Herzerkrankungen litten, entwickelten die Frauen eher psychische Störungen wie Überängstlichkeit, zwanghaftes Verhalten und Depressionen. Andererseits zeigten sich bei Männern und Frauen, die unter starkem Stress standen, auch eine Reihe von Parallelen – darunter Alkoholmißbrauch, eine vorwiegend sitzende Lebensweise und zwanghafte Arbeitsgewohnheiten.

**In welchem Ausmaß führt Stress zu Herzanfällen?**

Obwohl die biochemischen Vorgänge bei Stress noch nicht völlig geklärt sind, weiß man seit längerem, daß Stress den Cholesterinspiegel des Blutes und damit die Gefahr einer koronaren Herzerkrankung erhöht. So untersuchten Wissenschaftler eine Reihe von Buchhaltungskräften und fanden heraus, daß ihr Cholesterinspiegel in Zeiten starker Arbeitsüberlastung um 20 Prozent anstieg. Andere Studien ergaben eindeutig, daß eine direkte Verbindung zwischen einem hohen Cholesterinspiegel und dem gesteigerten Risiko von koronaren Herzerkrankungen und Herzanfällen besteht. Und die Forscher am amerikanischen National Heart, Lung and Blood Institute, die sich seit mehr als zwei Jahrzehnten mit dem Zusammenhang zwischen koronaren Herzerkrankungen und Persönlichkeitsstruktur befassen, kamen zu dem Schluß, daß der sogenannte Typ A, der einen täglichen Kampf gegen den Stress führt, eher Gefahr läuft, eine koronare Herzerkrankung zu entwickeln, als der Typ B, der den Stress-Reizen des Alltags gelassener gegenübersteht. Es hat sich sogar gezeigt, daß die Persönlichkeitsstruktur von Typ A ein ähnlich hoher Risikofaktor für koronare Herzerkrankungen ist wie Bluthochdruck, erhöhter Cholesterinspiegel und übermäßiges Rauchen.

**Wie verhält sich Typ A?**

Der amerikanische Herzspezialist Dr. Meyer Friedman, Leiter eines Projekts für Herzinfarkt-Prophylaxe in San Francisco, hat die besonderen Charakterzüge und Verhaltensmuster von Typ-A-Persönlichkeiten analysiert. Demnach neigt Typ A zu Aggressivität, ausgeprägtem Leistungsstreben und einem extremen Konkurrenzverhalten. Sein oft labiles Selbstwertgefühl zwingt ihn, immer noch mehr zu leisten. Dazu kommt das Gefühl, ständig unter Zeitdruck zu stehen, und somit der Zwang, zuviel gleichzeitig erledigen zu müssen.

Ein Merkmal des Typ-A-Verhaltens, das besonders eng mit Herzkrankheiten in Verbindung steht, ist eine gewisse Feindseligkeit. Sie äußert sich meist in Zornesausbrüchen, Gereiztheit oder Ungeduld. Typ-A-Persönlichkeiten, die ringsum nur Feinde sehen, sind fünf- bis sechsmal stärker infarktgefährdet als andere Menschen.

Typ B ist genau das Gegenteil von Typ A. Er vermeidet Hektik und teilt sich seine Zeit so ein, daß er eine Arbeit nach der anderen erledigen kann. Er versteht es, sich zu entspannen. Er kann sich in die Lage anderer Menschen versetzen und auf ihre Gefühle eingehen. Typ B besitzt außerdem ein gut entwickeltes Selbstwertgefühl und muß sich im Gegensatz zu Typ A nicht ständig neu bestätigen.

Die meisten Menschen, so stellte Friedman fest, sind keine reinen Typ-A- oder Typ-B-Persönlichkeiten, sondern zeigen zu verschiedenen Zeiten Merkmale beider Gruppen. Wer jedoch vorwiegend ein Typ-A-Verhalten an den Tag legt, ist um 80 Prozent stärker infarktgefährdet als jemand, der in der Regel wie Typ B reagiert. Eigenartigerweise überlebt Typ A einen Herzinfarkt häufiger als Typ B, eine Tatsache, für die es bis heute keine wissenschaftliche Erklärung gibt.

**Stimmt es, daß Typ A im Leben meist mehr Erfolg hat als Typ B?**
In unserer westlichen Gesellschaft wird Ellbogenmentalität in der Regel zwar belohnt, aber es stimmt keineswegs, daß Erfolgsmenschen nur unter den Typ-A-Persönlichkeiten zu finden sind. Aufgrund von Interviews mit 106 Nobelpreisträgern und Führungskräften aus Wirtschaft, Recht, Verlagen, Politik, Erziehung, Kirche und Militär gelangten Meyer Friedman und seine Mitarbeiter zu der Erkenntnis, daß lediglich 65 Prozent dieser Leute dem Typ A angehörten. Und von den Führungspersönlichkeiten des B-Typs erlitt kein einziger vor dem 65. Lebensjahr einen Infarkt.

**Kann Typ A sein Verhalten ändern?**
Zwar gibt es noch keine zuverlässigen Langzeit-Studien, die dies bestätigen, aber viele Wissenschaftler vertreten die Ansicht, daß Typ A sein Verhalten nicht nur ändern kann, sondern sogar ändern muß, um das hohe Infarktrisiko zu verringern. Dazu ist es zunächst nötig, daß sich Typ A seine Reaktionen bewußt macht und erkennt, was seine starken Ängste, Frustrationen oder Zornesausbrüche hervorruft. Sobald er diesen Schritt geschafft hat, kann er entweder sein Verhalten oder die Umstände ändern, die den Stress verursachen.

Eine Verhaltensänderung besteht beispielsweise darin, daß Typ A lernt, seine Zeit besser einzuteilen. Wenn es ihm erst einmal gelingt, eine Aufgabe nach der anderen zu erledigen, anstatt mit einem Zuviel an Aktivitäten immer gegen die Uhr anzurennen, kann er sich besser entspannen und produktivere Arbeit leisten.

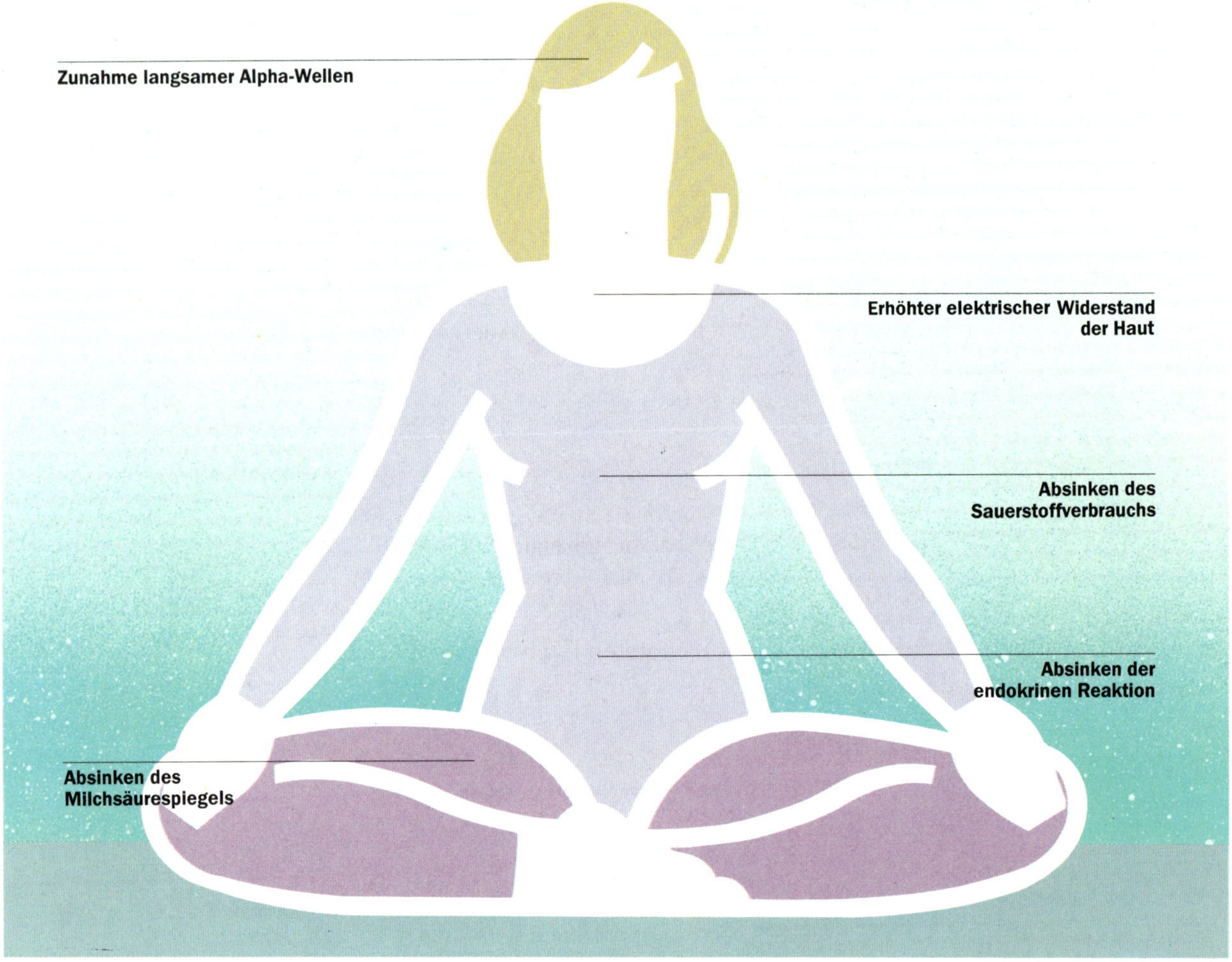


## Die Entspannungs-Reaktion

Ähnlich wie Stress setzt auch Entspannung einen biochemischen Prozeß in Gang – und er läuft nahezu entgegengesetzt zur Stress-Reaktion ab. Dr. Herbert Benson und eine Forschergruppe der Harvard Medical School beobachteten eine Reihe von Versuchspersonen, die verschiedene Meditationstechniken anwandten, um sich zu entspannen. Die Veränderungen, die sich dabei zeigten, bezeichnete Dr. Benson als Entspannungs-Reaktion.

Wie die Abbildung oben illustriert, beginnen die wichtigsten physiologischen Aktivitäten während des Entspannungsvorgangs abzusinken. Herzschlag und Atmung werden langsamer, der Organismus verbraucht weniger Sauerstoff, und der Milchsäurespiegel – ein Nebenprodukt bei angstbedingter Muskelverkrampfung – fällt rasch ab. Gleichzeitig nimmt der Widerstand der Haut gegenüber elektrischen Reizen zu, ebenfalls ein Symptom dafür, daß die Anspannung nachgelassen hat. Außerdem sinkt der Blutdruck.

Im Endokrin- und Nervensystem spielen sich ebenfalls drastische Veränderungen ab. Die Hirnstromkurve zeigt eine Zunahme der langsamen Alpha-Wellen, ein Bild, das typisch für den entspannten Wachzustand ist. Und obwohl die Drüsen weiterhin Stress-Hormone wie Adrenalin produzieren, reagiert der Organismus weniger stark darauf. Das läßt sich anhand des gesunkenen Blutdrucks erkennen.

Wie man diese Entspannungs-Reaktion durch Meditation hervorruft, ist auf S. 52–53 beschrieben.

## Weshalb macht Stress krankheitsanfällig?

In der Medizin weiß man seit langem, daß Menschen, die unter Stress leiden, besonders häufig erkranken. Bis vor kurzem jedoch vertraten viele Wissenschaftler die Ansicht, daß das Immunsystem unabhängig von physiologischen Vorgängen und psychologischen Einflüssen funktioniert. Ein Mensch, der mit Viren in Berührung kommt, so argumentierten sie, ist entweder immun dagegen, oder er steckt sich an. Inzwischen aber mehren sich die Anzeichen, daß Stress die Anfälligkeit für Infektionen sehr wohl steigert. So entdeckte man eine Verbindung zwischen Stress und Krankheiten wie Tuberkulose, Pfeiffersches Drüsenfieber, Streptokokken-Infektionen, Herpes simplex, Kinderlähmung und der ganz gewöhnlichen Erkältung. Natürlich verursacht Stress nicht die Infektion selbst – das besorgen Viren, Pilze oder Bakterien –, aber er schwächt die Widerstandskraft des Körpers gegen diese Krankheitserreger.

Eine Reihe von Untersuchungen beweist, daß Ereignisse im psychologischen Bereich die Funktion des Immunsystems beeinträchtigen können. Als Folge dieser Erkenntnisse entwickelte sich ein ganz neuer Forschungszweig, die sogenannte Psychoneuro-Immunologie. Umfangreiche Untersuchungen auf diesem Gebiet haben gezeigt, daß das Immunsystem bei außergewöhnlichem Stress – etwa beim Tod eines nahen Angehörigen oder nach einer Scheidung – in Mitleidenschaft gezogen wird. So hat man Blutproben von verheirateten Frauen mit den Blutproben von kurz zuvor geschiedenen Frauen verglichen und stellte fest, daß das Immunsystem der Geschiedenen geschwächt war, und zwar um so stärker, je kürzer die Scheidung zurücklag.

Darüber hinaus erkannten die Wissenschaftler, daß selbst relativ harmloser Stress sich negativ auf das Immunsystem auswirken kann. Bei einem Versuch mit Medizinstudenten, denen man zweimal Blut abnahm – einmal vier Wochen vor den Semesterprüfungen und einmal am ersten Tag der Examenswoche –, zeigte sich, daß sich das Immunsystem zur Zeit der Prüfungen eindeutig verschlechtert hatte.

## Kann Stress Krebs auslösen?

Bei der Immunreaktion von Mensch und Tier spielen natürlich Killer-Zellen ($T_K$-Zellen), die Krebszellen aufspüren und zerstören, eine wichtige Rolle. Werden diese $T_K$-Zellen geschwächt, dann kann sich Krebs rasch ausbreiten und auf andere Körperteile übergreifen. Forscher an der University of California in Los Angeles stellten bei Versuchen mit Ratten fest, daß unkontrollierbare Stressoren – z. B. periodische Elektroschocks – die Wirkung der $T_K$-Zellen herabsetzen können.

Selbstverständlich verbietet es die Ethik, solche Experimente am Menschen durchzuführen. Aber an der Harvard University Medical School ermittelte man, daß bei Personen, die eigenen Angaben zufolge unter starkem Stress litten oder depressiv und ängstlich waren, die $T_K$-Zellen-Aktivität am niedrigsten zu sein schien. Andere Studien haben gezeigt, daß bei Personen unter Stress die Anzahl der infektionshemmenden T-Lymphozyten meist unter dem Normalwert liegt.

*Daß Stress das Immunsystem des menschlichen Körpers schwächen kann, ist seit längerem bekannt. Nun aber deuten neuere Untersuchungen darauf hin, daß altruistische Gefühle das Immunsystem günstig beeinflussen: Einer Studentengruppe wurden zwei Filme vorgeführt – einer über das Nazi-Deutschland und einer über Mutter Teresas Wirken in den Slums von Indien. Bei dem Streifen über Mutter Teresa nahmen die wohlwollenden Gefühle der Betrachter zu, und ihre Grundstimmung war eher positiv. Gleichzeitig stiegen im Blut die Immunglobuline, d. h. Antikörper, die aus infekthemmenden Proteinen bestehen. Während des anderen Films hingegen war diese Reaktion nicht zu beobachten.*

**Kann Stress-Bewältigung das Immunsystem stärken?**

Psychoneuro-Immunologen sind der Ansicht, daß bei Menschen, die Stress aktiv bekämpfen, eine geringere Wahrscheinlichkeit besteht, an Infektionen und vielleicht auch Krebs zu erkranken. Ein Experiment mit Ratten scheint das zu belegen. Man teilte die Versuchstiere in zwei Gruppen ein. Beide Gruppen wurden leichten Elektroschocks – oder Stressoren – ausgesetzt, aber nur die eine Gruppe bekam die Möglichkeit, den Stress an einem im Käfig angebrachten Laufrad abzubauen. Man stellte fest, daß das Immunsystem der Ratten, die den Stress „bewältigen" konnten, ebensogut funktionierte wie das einer Kontrollgruppe, die keine Elektroschocks erhalten hatte. Das Immunsystem der Ratten, die ihren Stress nicht abreagieren konnten, war dagegen geschwächt.

Untersuchungen am Menschen gestalten sich schwieriger, aber auch hier gilt offenbar, daß die Stress-Bewältigung einen großen Einfluß auf das Immunsystem hat. In der auf S. 19 erwähnten Studie der Harvard University Medical School stellten die Wissenschaftler fest, daß diejenigen unter den Befragten, die eine Fülle von Stress-Ereignissen bewältigt hatten, ohne Depressionen oder Ängste zu entwickeln, den höchsten Anteil an $T_K$-Zellen im Blut hatten. Er war sogar höher als bei Personen, die nach eigenen Angaben selten unter Stress standen.

**Welche Menschen bewältigen Stress am besten?**

Forscher der University of Chicago haben über einen Zeitraum von acht Jahren hinweg das Stress-Verhalten von Führungskräften der Firma Illinois Bell beobachtet. Drei Persönlichkeitsmerkmale, so stellten sie fest, waren bei der Stress-Bewältigung besonders hilfreich: Engagement, Verantwortungsgefühl und Freude am Beruf. Leuten mit diesen Eigenschaften war ihre Arbeit selten lästig oder langweilig. Im Gegenteil, sie gingen mit Begeisterung an ihre Aufgaben heran und ließen sich auch durch Schwierigkeiten nicht entmutigen. Darüber hinaus hatten sie das Gefühl, daß sie die Geschicke der Firma mitbestimmen und sogar zu ihrem Vorteil beeinflussen konnten. Sie sahen sich seltener als Opfer von höherer Gewalt. Und sie betrachteten Veränderungen nicht als bedrohlich oder zerstörerisch, sondern als anregend und nützlich.

**Hilft Rauchen gegen Stress?**

Allem Anschein nach ja. Rauchen ist eines von vielen „Schnellrezepten", mit denen man Stress zu bekämpfen versucht *(Tabelle S. 31)*, und die Verhaltensforscher konnten sich lange nicht erklären, weshalb selbst Leute, die sich das Rauchen abgewöhnen wollen, immer wieder zur Zigarette greifen. Inzwischen scheint erwiesen, daß Rauchen eine „Bewältigungsreaktion" auf den Alltags-Stress ist. Ohne Zigaretten fühlen sich viele Raucher den Lebensanforderungen nicht gewachsen.

Aber selbst wenn das Rauchen den Stress kurzfristig mildert, so hat es doch verheerende Langzeitwirkungen. Raucher leiden wesentlich häufiger als andere Menschen unter Bluthochdruck, koronaren Herzerkrankungen, Erkrankungen der Atemwege, Schlaganfällen oder Krebs. Dazu kommt, daß Rauchen die Anfälligkeit für Infektionen und Krebs steigert.

## Fitness – eine Waffe gegen Stress

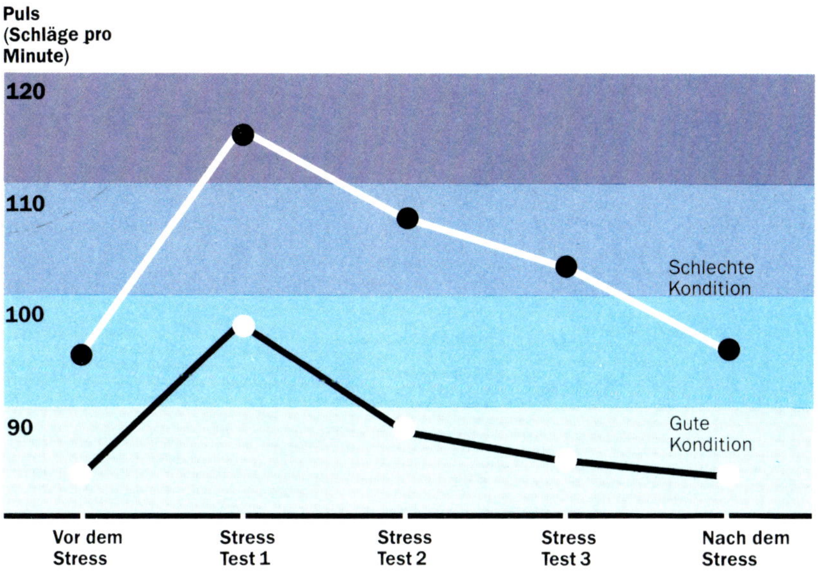


Diese Graphik verdeutlicht das Ergebnis einer Untersuchung, bei der sich zehn Studenten mit besonders guter Kondition einer Serie von Wort-Memory-Tests unterzogen. Ihre Pulsfrequenz wurde bei jedem Test gemessen und mit den Werten einer zweiten Gruppe von Studenten verglichen, welche die gleichen Aufgaben zu lösen hatten, aber weit weniger fit waren. Beide Gruppen zeigten den gleichen subjektiven Erregungs- und Spannungszustand. Die physiologischen Reaktionen aber verrieten große Unterschiede. Die Studentengruppe mit guter Kondition hatte durchwegs eine niedrigere Pulsfrequenz als die Kontrollgruppe; dazu kam, daß ihr Puls nach jedem Test weniger stark anstieg und nach dem ersten Test rascher abfiel als bei den Vergleichspersonen – ein Beweis dafür, daß sie auf die Stress-Ursache mit größerer Gelassenheit reagierten.

### Ist Alkohol ein wirksames Mittel gegen Stress?

Bei Studien über die Wirkung von Alkohol gegen Stress kamen die Wissenschaftler zu unterschiedlichen Resultaten. In der Regel führt Alkoholkonsum bei Menschen, die keine Gewohnheitstrinker sind, zu einem Abbau von Ängsten und einer gelösten Stimmung. Da die meisten Menschen aber Alkohol trinken, um eben dieses Ziel zu erreichen, ist das Ergebnis in gewisser Weise präjudiziert.

So wurde eine wissenschaftliche Untersuchung durchgeführt, bei der eine Gruppe von Testpersonen zwei Gläser Wodka, eine andere dagegen ein Gemisch aus Tonic-Water und Vitamin C gereicht bekam. Dann sagte man jeweils der Hälfte der Testpersonen in jeder Gruppe, daß sie Alkohol, und der anderen, daß sie Vitamin C erhalten habe. Die Personen, die glaubten, Alkohol getrunken zu haben, schätzten ihre Stimmungslage durchwegs besser ein als diejenigen, die der Ansicht waren, Vitamin C zu sich genommen zu haben. Die Erwartung eines Stimmungshochs nach dem Genuß von Alkohol wirkt laut dieser Untersuchung offenbar noch stärker als der Alkohol selbst.

### Ist Lachen auch bei Stress gesund?

In seinem Bestseller *Anatomy of an Illness* (Anatomie einer Krankheit) schildert der amerikanische Publizist Norman Cousins ausführlich, wie er von der Bechterew-Krankheit genas, einem hartnäckigen Leiden, das zu Invalidität und im Extremfall sogar zum Tod führen kann. Gelähmt und von Schmerzen gepeinigt, sah er sich in seinem Krankenzimmer vor allem die Filme der Marx Brothers und ähnliche Slapstick-Filme an. Und er stellte begeistert fest, daß das Lachen ihm einen schmerzfreien Schlaf zu verschaffen schien. Aber nicht nur das: Auch die Blutsenkung erbrachte bessere Werte. Cousins sah darin eine eindeutige Bestätigung der alten

*Stress verursacht möglicherweise auch Karies. Eine Studie der amerikanischen Temple University School of Dentistry ergab, daß Testpersonen unter Stress Speichel mit einem hohen Anteil jener Proteine produzierten, die Zahnstein und damit Karies begünstigen. Nach einer Meditation von 20 Minuten hatten die gleichen Testpersonen jedoch weit weniger zahnsteinbildende Bakterien im Mund. Im Gegenteil, die Speicheldrüsen produzierten jetzt eine Speichelflüssigkeit, die viel Kalzium, Phosphor und Fluor enthielt – alles Substanzen, die den Zahnschmelz vor Karies schützen.*

Volksweisheit, daß Lachen – das er als „inneres Jogging“ bezeichnete – die beste Medizin sei.

Zunächst nahmen die Mediziner die Beobachtungen von Cousins nicht sonderlich ernst. Spätere Untersuchungen ergaben jedoch, daß man Lachen in der Tat als eine Art inneres Jogging betrachten kann. Es verbessert die Atmung, den Herzschlag, die Muskeltätigkeit und die Körpertemperatur. Obendrein regt es die Produktion von Beta-Endorphinen an, jenen chemischen Substanzen, die manche Forscher für die Ursache des „Läufer-Hochs“ halten. Erst kürzlich haben wissenschaftliche Untersuchungen an der University of California das Ergebnis erbracht, daß Lachen bei der Bewältigung von Stress ebenso wirksam sein kann wie komplexe Anti-Stress-Programme. Und Lachen erfordert schließlich weder ein spezielles Training noch eine besondere Ausrüstung – sondern lediglich Sinn für Humor.

### Hilft Weinen gegen Stress?

Eine chemische Analyse von Tränen, verursacht durch Gemütsbewegungen, hat im Vergleich mit Tränen, wie sie beim Zwiebelschneiden entstehen, gezeigt, daß die „Gefühlstränen“ wesentlich mehr Proteine enthalten. Tränen können also theoretisch Substanzen wegschwemmen, die sich bei emotionellem Stress aufbauen, und so das chemische Gleichgewicht des Körpers wiederherstellen.

Weinen ist auch eine wirksame Hilfe zum Abbau psychischer Spannungen. So ergab eine entsprechende Umfrage, daß sich 73 Prozent der Männer und 85 Prozent der Frauen nach dem Weinen erleichtert fühlen. Eine andere Studie verglich eine Gruppe von Männern und Frauen, die unter diversen stressbedingten Krankheiten litten, mit einer Gruppe gesunder Menschen ähnlichen Alters und ähnlicher Herkunft. Dabei entdeckte man, daß die kranken Testpersonen Weinen in der Regel als Zeichen von Schwäche oder mangelnder Beherrschung betrachteten, während sich die Gesunden ihrer Tränen nicht schämten. In einer weiteren Untersuchung wurde festgestellt, daß Witwen, die ihren Gefühlen beim Verlust des Partners freien Lauf ließen, nicht so leicht stressbedingte Krankheiten bekamen wie andere, die ihren Schmerz unterdrückten.

Auch wenn Weinen die Stress-Ursache selbst nicht beseitigen kann, so trägt es doch zur Entspannung bei, und man hat Energie frei für die eigentliche Stress-Bewältigung.

### Gibt es Stress-Immunität?

Es wird sicherlich nicht gelingen, völlige Stress-Immunität zu erreichen, aber man kann sich doch so weit gegen Stress „abhärten“, daß er leichter zu verkraften und weniger gesundheitsschädigend ist. Während des Zweiten Weltkriegs wurden beispielsweise Rekruten durch Vorträge und Filme auf die Realität des Frontgeschehens vorbereitet; in vielen Fällen unterwarf man sie sogar simulierten Kampfbedingungen. Durch solche Maßnahmen gelang es, den Soldaten die Angst vor der Schlacht zu nehmen und ihr Selbstvertrauen so zu stärken, daß sie auch in extremen Stress-Situationen richtig handelten.

In jüngster Zeit hat man versucht, im Rollenspiel die Reaktion auf Stress-Situationen einzuüben. Teenager etwa können auf diese Weise lernen, dem Druck von Altersgenossen zu widerstehen, die sie zum Rauchen oder zum Drogenkonsum überreden wollen. In gespielten Szenen üben sie ihr Verhalten, und wenn sich tatsächlich eine schwierige Situation ergibt, besitzen sie die nötige Sicherheit, um das Problem zu meistern. Ärzte versuchen oftmals den Stress vor chirurgischen Eingriffen abzubauen, indem sie dem Patienten die Operation ausführlich erklären und ihm die Risiken, anfänglichen Beschwerden, aber auch den Nutzen der Behandlung vor Augen führen. Es hat sich gezeigt, daß Patienten, die so auf eine Operation vorbereitet wurden, den Stress des Eingriffs besser bewältigen und schneller wieder genesen.

**Familie und Freunde – ihre Rolle in Stress-Situationen**

Viele Untersuchungen haben bestätigt, daß eine endgültige Trennung von einem nahestehenden Menschen, besonders durch Tod oder Scheidung, zu den schlimmsten Stress-Ereignissen des menschlichen Lebens zählt. Dabei zeigt sich immer deutlicher, daß Stress um so leichter bewältigt wird, je mehr man sich auf ein soziales Umfeld stützen kann.

Die physische und psychische Unterstützung in der Familie und im Freundeskreis kann ungeheuer viel bewirken. So weiß man durch eine Studie, die über einen Zeitraum von neun Jahren hinweg im kalifornischen Alameda County durchgeführt wurde, daß Menschen mit großem Bekanntenkreis meist länger leben als solche, die im Stress alleingelassen sind. Aus anderen Untersuchungen geht hervor, daß Hilfe von Familie und Freunden nicht nur den Stress beim Verlust eines nahen Angehörigen mildert, sondern auch die Heilung nach schweren Krankheiten beschleunigt und chronische Beschwerden lindert.

Aufgrund dieser Erkenntnisse glaubt man heute, daß der Beistand von Familie und Freunden entscheidend dazu beitragen kann, die Vielzahl individueller Reaktionen auf Stress-Situationen zu verstehen. So ergab eine Untersuchung von 109 Personen, die 1979 zur Zeit des Reaktorunglücks von Three Mile Island in der Nähe des Kernkraftwerks gelebt hatten, daß diejenigen, die wenig oder keinen Beistand von Freunden oder Nachbarn erhielten, am stärksten unter Stress-Problemen litten, obwohl ihr Stress-Hormonspiegel nicht höher war als bei den anderen Testpersonen. Daraus läßt sich schließen, daß Hilfe aus dem sozialen Umfeld dazu beiträgt, Probleme besser zu bewältigen und ihr Ausarten in chronischen Stress zu verhindern.

**Hilft Bewegung gegen Stress?**

In der Regel treibt man Sport, um sich körperlich fitzuhalten, außerdem konstatieren viele Menschen, daß sie sich nach körperlicher Anstrengung „gut fühlen". Tatsächlich scheint regelmäßige Bewegung einer der besten Stress-Killer überhaupt zu sein. Viele einschlägige Untersuchungen haben gezeigt, daß sportliche Betätigung Angst ebenso mildert wie Depressionen und Aggressivität. Sogar das Sexualleben kann vom Sport profitieren. So berichteten verheiratete Personen, die an einem Bewe-

## Das Stress-Leistungs-Verhältnis

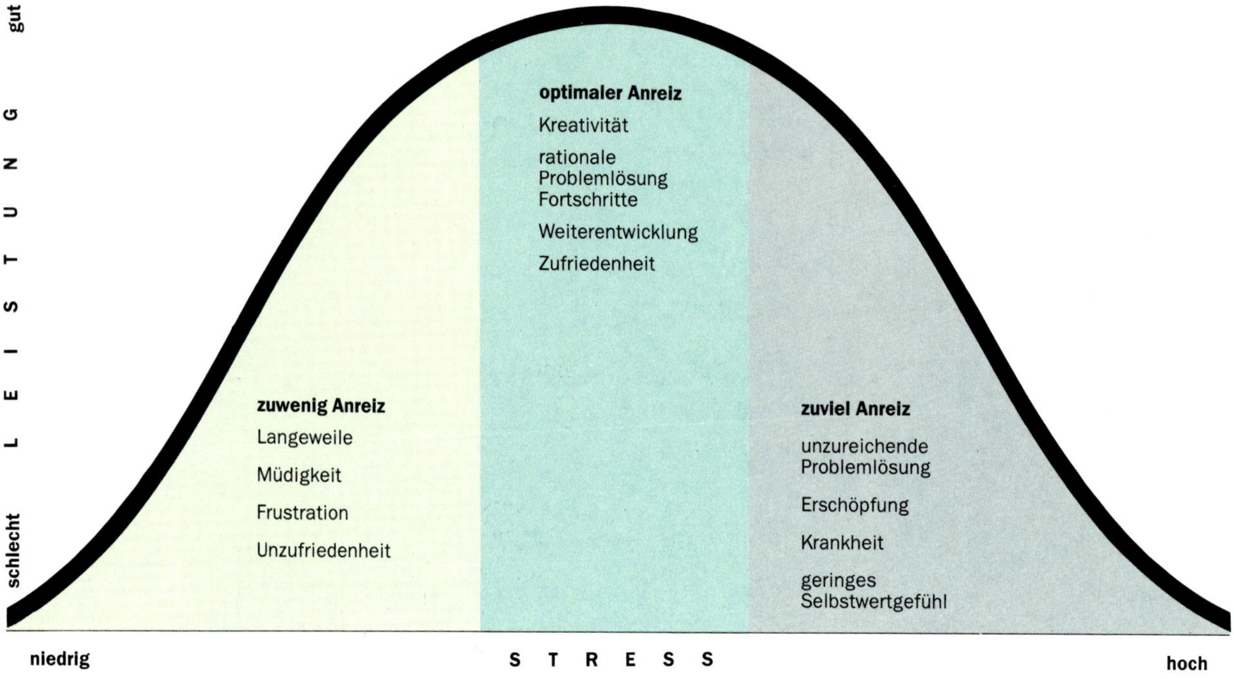


**Zuwenig Stress kann ebenso schädlich sein wie zuviel – besonders dann, wenn man eine bestimmte Aufgabe meistern möchte. Stress-Forscher und Ausbilder von Führungskräften wissen seit langem, daß ein gewisses Maß an Stress oder Anreiz notwendig ist, um das Leistungsvermögen zu steigern. Auch wenn das Verhältnis zwischen Stress und Leistung sehr von der Persönlichkeitsstruktur des einzelnen abhängt, gibt die Kurve oben die allgemeine Beziehung doch treffend wieder: Die Leistung steigt zunächst mit dem Stress, und Langeweile und Frustration nehmen ab. Wenn allerdings der optimale Punkt überschritten ist und der Stress weiter zunimmt, beeinträchtigt er schließlich das Urteilsvermögen und die geistige Konzentration, und die Leistung läßt folgerichtig nach.**

gungstraining teilgenommen hatten, daß sie häufiger und intensiver Sexualverkehr hatten als zuvor.

Selbst wenn man beim Sport nicht das Gefühl hat, sich zu entspannen, kann er vielleicht dennoch helfen, Stress zu bewältigen. In einer Untersuchung, die kürzlich am Human Performance Laboratory in San Francisco durchgeführt wurde, hat man die Auswirkungen von Stress auf zwei Studenten-Gruppen verglichen, von denen eine an einem 14wöchigen Aerobic-Programm teilgenommen hatte, die andere dagegen nicht. Beide Gruppen sollten eine Reihe von Aufgaben lösen; da die meisten Aufgaben aber unlösbar waren, stieg bei allen Teilnehmern die Frustration und damit die Muskelspannung und die Angst. Bei der trainierten Gruppe traten diese Symptome aber längst nicht so stark in Erscheinung wie bei der untrainierten.

Bei einer anderen Studie *(Diagramm S. 21)* beobachtete man den gleichen Effekt: Zwei Studenten-Gruppen mußten eine Reihe besonders schwieriger schriftlicher Prüfungen bewältigen. Dabei zeigten die Studenten, die zuvor an einem aerobischen Trainingsprogramm teilgenommen hatten, eine niedrigere Pulsfrequenz als die anderen, obwohl beide Gruppen über Stress und Angst während der Tests klagten.

### Kann man mit Bewegung Stress-Schäden vorbeugen?

Es ist erwiesen, daß Bewegung auch organische Beschwerden verringert, die als Begleiterscheinungen von Stress auftreten. Muskeln werden damit beispielsweise wirksamer gelockert als mit manchen der gebräuchlichen Beruhigungsmittel. Regelmäßiges Laufen oder Radfahren kann den Cholesterinspiegel senken und so das Risiko von Bluthochdruck und Krebs vermindern. Eine Langzeitstudie, in der die Daten von fast 17 000 Harvard-Studenten ausgewertet wurden, kam sogar zu dem Ergebnis, daß bei Leuten, die regelmäßig Sport treiben, das Infarkt-Risiko um 39 Prozent geringer ist als bei Leuten mit einer sitzenden Lebensweise. Bereits mäßige Bewegung (z. B. 25 bis 30 Kilometer Gehen pro Woche, was einem Verbrauch von 1500 bis 2000 Kalorien entspricht) senkt das allgemeine Sterberisiko um 37 Prozent.

Leider übertreiben manche Leute, wenn sie mit einem Bewegungstraining beginnen. Das führt in der Regel zu vorzeitiger Erschöpfung oder sogar zu Verletzungen. Deshalb sollte man zunächst ganz langsam anfangen – mit einem Ausdauertraining wie Wandern, Joggen oder den auf S. 70 vorgestellten Übungen.

**Sind Entspannungsübungen eine wirksame Hilfe gegen Stress?**
Ja. Allein die Tatsache, daß man sich Zeit zum Erlernen von Entspannungstechniken nimmt, kann den Stress abbauen helfen. So teilte ein Forscherteam aus London 192 Männer und Frauen zwischen 35 und 64 Jahren, alle mit mehreren Infarkt-Risikofaktoren – darunter Bluthochdruck, erhöhter Cholesterinspiegel und schädliche Rauchergewohnheiten – in zwei Gruppen auf. Beide Gruppen erhielten Tips, wie sie Blutdruck und Cholesterinspiegel senken und sich das Rauchen abgewöhnen könnten. Aber eine der beiden Gruppen erlernte in einer zusätzlichen Wochenstunde Anti-Stress-Techniken wie Atemübungen und Meditation. Acht Monate später wurde bei dieser Gruppe ein deutlich gesenkter Blutdruck sowie ein geringerer Zigarettenkonsum festgestellt als bei der Kontrollgruppe. Und vier Jahre später zeigte sich, daß es in der Gruppe, die Entspannungstechniken praktizierte, weniger Fälle von Bluthochdruck und Herzerkrankungen gab als in der anderen.

**In welcher Weise trägt dieses Buch zur Stress-Bewältigung bei?**
Der Rest dieses Kapitels hilft Ihnen zunächst, Ihre persönliche Stress-Empfindlichkeit zu beurteilen. Ferner faßt es die wichtigsten Techniken zur Stress-Bewältigung zusammen und erklärt, weshalb diverse „Schnell-Rezepte“ keine echte Hilfe gegen Stress bieten. Die nachfolgenden Kapitel versuchen dann, die Stress-Ursachen aufzudecken, die unseren Alltag begleiten, vom Aufstehen bis zum Schlafengehen, am Arbeitsplatz und daheim. Jedes Kapitel stellt darüber hinaus Übungen und Anti-Stress-Programme vor, die unseren Organismus und unsere Psyche positiv beeinflussen. Sämtliche Techniken – Gymnastik, Meditation, Yoga, Massagen, Rückenübungen, progressive Entspannung, Meditation, mentales Training sowie Biofeedback sind einfach zu erlernen und lassen sich leicht in den Tagesablauf eingliedern.

Blättern Sie also um, wenn Sie erfahren möchten, ob einige der vorgestellten Programme und Techniken auch Ihnen helfen können, Stress besser zu erkennen und zu bewältigen.

*Die meisten Menschen betrachten einen Unfall als unvorhersehbares, isoliert auftretendes Ereignis. Dagegen ergab eine Befragung von 164 erwerbsunfähigen Personen, die einen Betriebsunfall erlitten hatten, daß diese Leute auf der Holmes-Rahe-Skala durchschnittlich 25 Prozent mehr Stresseinheiten aufwiesen als eine normale Kontrollgruppe. Deshalb, vermuten die Forscher, daß Unfälle möglicherweise einen fehlgesteuerten Bewältigungsmechanismus bei zu großem Stress darstellen.*

# Ihr individuelles Anti-Stress-Programm

Stress-Symptome reichen von unbestimmten Angstgefühlen bis zu verstärkter Krankheitsanfälligkeit. Der nebenstehende einfache Test gibt Ihnen Auskunft darüber, wie stark Sie unter Stress leiden. Er wurde ebenso wie der Fragenkatalog auf der gegenüberliegenden Seite von Lyle H. Miller und Alma Dell Smith entwikkelt, zwei Psychologen am Boston University Medical Center. Und da klinische Untersuchungen gezeigt haben, daß die Erwartung von Stress manchmal noch stärker belastet als tatsächlich erlebter Stress, ist der Test in Vergangenheit und Zukunft unterteilt.

Prüfen Sie Ihre Stress-Symptome, und streichen Sie nur an, was auf Sie zutrifft. Die Bewertung reicht von 1 bis 5, wobei 1 wenig und 5 extrem starken Stress bedeutet. Zählen Sie am Ende alle Punkte zusammen, und addieren Sie die Summen von Vergangenheit und Zukunft. Wenn Ihre Gesamtpunktezahl 30 nicht überschreitet, besteht kein Anlaß zu Besorgnis – obwohl Sie vielleicht den Wunsch hegen, auch die wenigen Stress-Ursachen, die Sie belasten, zu beseitigen. Liegt Ihr Ergebnis über 30, sollten Sie ernsthaft daran denken, gegen den Stress anzugehen. Kritisch wird es ab 53 Punkten: Hier ist eine wirksame Stress-Bewältigung dringend angeraten.

## Leiden Sie unter Stress?

### VERGANGENHEIT

Falls Sie im letzten Halbjahr eines der genannten Probleme belastet hat, dann machen Sie einen Kreis um die Ziffer, die der von Ihnen empfundenen Stress-Intensität am nächsten kommt.

1 2 3 4 5 1. Ich habe das Gefühl, daß mir die Dinge entgleiten.

1 2 3 4 5 2. Ich empfinde Angst oder Panik.

1 2 3 4 5 3. Frustration.

1 2 3 4 5 4. Ärger und Überreiztheit.

1 2 3 4 5 5. Verzweiflung, Hoffnungslosigkeit.

1 2 3 4 5 6. Ich fühle mich eingeengt, hilflos.

1 2 3 4 5 7. Traurig, deprimiert.

1 2 3 4 5 8. Ich habe Schuldgefühle.

1 2 3 4 5 9. Ich bin gehemmt.

1 2 3 4 5 10. Ich spüre Unrast.

Gesamtpunkte: 19

### ZUKUNFT

Falls Sie damit rechnen, daß eines der genannten Probleme Sie im nächsten halben Jahr belasten wird, dann machen Sie einen Kreis um die Ziffer, die dem Stress-Wert des genannten Symptoms am nächsten kommt:

1 2 3 4 5 1. Ich habe das Gefühl, daß mir die Dinge entgleiten.

1 2 3 4 5 2. Ich empfinde Angst oder Panik.

1 2 3 4 5 3. Frustration.

1 2 3 4 5 4. Ärger und Überreiztheit.

1 2 3 4 5 5. Verzweiflung, Hoffnungslosigkeit.

1 2 3 4 5 5. Ich fühle mich eingeengt, hilflos.

1 2 3 4 5 7. Traurig, deprimiert.

1 2 3 4 5 8. Ich habe Schuldgefühle.

1 2 3 4 5 9. Ich bin gehemmt.

1 2 3 4 5 10. Ich spüre Unrast.

Gesamtpunkte: 15

# Sind Sie stressempfindlich?

1 2 3 4 5 1. Ich verzehre täglich wenigstens eine warme Mahlzeit mit ausgewogener Kost.

1 2 3 4 5 2. Ich schlafe mindestens viermal pro Woche sieben bis acht Stunden durch.

1 2 3 4 5 3. Ich spende und empfange regelmäßig Zuneigung.

1 2 3 4 5 4. Ich habe wenigstens einen Angehörigen im Umkreis von 80 Kilometern, auf den ich mich verlassen kann.

1 2 3 4 5 5. Ich treibe wenigstens zweimal pro Woche Sport bis zum Schwitzen.

1 2 3 4 5 6. Ich rauche nie mehr als zehn Zigaretten täglich.

1 2 3 4 5 7. Ich nehme weniger als fünfmal pro Woche ein alkoholisches Getränk zu mir.

1 2 3 4 5 8. Ich habe das meiner Größe und meinem Knochenbau entsprechende Gewicht.

1 2 3 4 5 9. Ich kann meine Grundbedürfnisse durch mein Einkommen decken.

1 2 3 4 5 10. Meine Religion und mein Glaube geben mir Kraft.

1 2 3 4 5 11. Ich besuche regelmäßig gesellschaftliche Veranstaltungen.

1 2 3 4 5 12. Ich habe einen größeren Freundes- und Bekanntenkreis.

1 2 3 4 5 13. Ich habe eine/n oder mehrere Freunde/ Freundinnen, denen ich persönliche Dinge anvertrauen kann.

1 2 3 4 5 14. Ich bin gesund (einschließlich Sehkraft, Gehör, Zähne).

1 2 3 4 5 15. Ich kann offen über meinen Ärger und meine Sorgen sprechen.

1 2 3 4 5 16. Ich bespreche häusliche Probleme – z. B. Pflichtenverteilung und Geldangelegenheiten – mit der übrigen Familie.

1 2 3 4 5 17. Ich lasse es mir wenigstens einmal pro Woche gutgehen.

1 2 3 4 5 18. Ich kann mir meine Zeit gut einteilen.

1 2 3 4 5 19. Ich komme mit weniger als drei Tassen Kaffee (oder koffeinhaltigen Getränken) pro Tag aus.

1 2 3 4 5 20. Ich gönne mir täglich eine Erholungspause.

Gesamtpunkte: 40

Niemand vermag dem Stress ganz zu entrinnen, aber manche Menschen sind ihm offenbar besser gewachsen als andere. Wer sich beispielsweise im Familien- oder Freundeskreis offen mitteilt, scheint Stress im allgemeinen gut zu bewältigen. Wie es um Ihre persönliche Stress-Empfindlichkeit steht, erfahren Sie, wenn Sie den Test links mitmachen.

Bewerten Sie jeden Satz dieses Tests mit einer Ziffer zwischen 1 (fast immer) und 5 (nie), je nachdem, was für Sie zutrifft. Lassen Sie keine Aussage weg, auch wenn sie in Ihrem Fall nicht zutrifft. (Sollten Sie z. B. Nichtraucher sein, dann geben Sie sich 1 Punkt und nicht 0 Punkte.) Zählen Sie am Ende alle Punkte zusammen.

Wenn Ihr Gesamtpunktekonto 45 nicht übersteigt, sind Sie Stress gegenüber vermutlich äußerst stabil. Eine Punktsumme von über 45 deutet darauf hin, daß Sie eine gewisse Stress-Empfindlichkeit besitzen. Sehr stressanfällig sind Sie dagegen bei 55 und mehr Punkten. Sie können Ihre Stress-Stabilität verbessern – oder bereits vorhandene Stress-Symptome abbauen –, wenn Sie die in diesem Buch vorgeschlagenen Anti-Stress-Maßnahmen befolgen. Welches der Programme für Sie das richtige ist, erfahren Sie auf den nächsten Seiten.

# Farben und Stress

**SCHWARZ:** Offenbar wird der Organismus von Schwarz weniger stimuliert als von anderen Farben. So ergab eine wissenschaftliche Untersuchung, die den Sauerstoffgehalt im Blut als Indikator für Wachsamkeit und Erregung verwendete, daß Testpersonen beim Betrachten einer schwarzen Fläche weniger Sauerstoff im Blut hatten als bei allen anderen Farben.

**BLAU:** Blau hebt möglicherweise die Allgemeinstimmung. Eine Studie mit Studenten ergab, daß Prüflinge, die in einem blauen Raum getestet wurden, sich häufiger ruhig und zufrieden fühlten, als Prüflinge, die in rot, gelb oder neutral gehaltenen Räumen getestet wurden.

**BRAUN:** Braun scheint eine beruhigende Wirkung zu haben. Eine Untersuchung von behinderten Schülern zeigte, daß ihr Blutdruck dann am niedrigsten war, wenn sie sich in einem Klassenzimmer mit verschiedenen Brauntönen aufhielten.

**GRÜN:** Grün, so ermittelten Wissenschaftler, kann Stress sogar verstärken. So betrachteten Testpersonen Licht in wechselnden Farben, während die elektrische Leitfähigkeit ihrer Haut gemessen wurde. Bei Grün sonderte die Haut mehr Schweiß ab, und ihr elektrischer Widerstand sank – ein Indiz, daß diese Farbe mehr Stress auslöste als die anderen.

**ROSA:** Rosa hat, wie Untersuchungen ergaben, eine stark beruhigende Wirkung. Es senkt den Blutdruck und die Pulsfrequenz, aber auch das Angstniveau. Nachdem man beispielsweise in einem amerikanischen Militärgefängnis die Zellentrakte rosa gestrichen hatte, ließen die Aggressivität und Feindseligkeit der Häftlinge deutlich nach.

**ROT:** Die Wissenschaft bestätigt, daß Rot stimuliert und erregt. So zeigten die Hirnstromkurven von freiwilligen Versuchspersonen eine ansteigende Frequenz der Alphawellen – ein Zeichen von Erregung –, wenn rotes Licht eingeschaltet wurde. Eine Studie über Risiko-Verhalten bewies, daß Studenten, die unter rotem Licht saßen, mit höheren Einsätzen spielten und riskantere Wetten eingingen als ihre Kommilitonen unter blauem Licht.

**GELB:** Gelb könnte ein Mittel gegen Langeweile sein. Als beispielsweise Studenten bei einem Test stundenlang Bänder mit immer der gleichen Wortfolge anhören mußten, wirkten die Teilnehmer, die in einem gelb gehaltenen Bereich saßen, frischer und aufmerksamer als die übrigen Probanden, die auf neun Flächen in unterschiedlichen Farben verteilt waren.

# Wie sich Farben auf Stress auswirken

Die Farben in unserer Umgebung können Stress auslösen oder bereits vorhandenen Stress dämpfen. Das geschieht meist so subtil, daß man es nur unterschwellig wahrnimmt. Obwohl die Erforschung der Körperreaktionen auf Farben noch in den Kinderschuhen steckt, hat man in den letzten Jahren einige verblüffende Erkenntnisse gewonnen. So stellte sich heraus, daß rotes Licht bei Epileptikern Krampfspitzen im EEG hervorrufen kann, während ultraviolettes blaues Licht die Gelbsucht von Frühgeborenen schneller abklingen läßt. Entdeckungen dieser Art haben die Forscher ermutigt, die Wirkung von Farben und Licht auch an gesunden Menschen zu studieren. Und es deutet viel darauf hin, daß physiologische Reaktionen auf Stress – meßbar z. B. an Blutdruck, Pulsfrequenz oder Hirnstromkurve – in einem bestimmten Verhältnis zu der Farbe stehen, der die Testperson zur Zeit der Messung ausgesetzt ist, von Rot, das am stärksten stimuliert, bis hin zu Blau, das den geringsten Reiz auslöst.

Andererseits kann die Wirkung einer Farbe auf unsere Stimmung auch soziale und psychologische Hintergründe haben. Rot beispielsweise wird oft mit Feuer und Blut in Verbindung gebracht und drückt auf Hinweisschildern in der Regel eine Warnung aus. Da solche Assoziationen von Mensch zu Mensch und von Kultur zu Kultur variieren, ist es äußerst schwer, eine Farbe zu finden, die bei allen Leuten den Stress mindert. In vielen Fällen wird es uns jedoch gelingen, durch die richtige Wahl der Farbe bei unserer Kleidung oder unserer Zimmereinrichtung die gewünschte Wirkung zu erzielen. Wenn wir auf einen Anreiz aus sind, sollten wir die Rot- und Gelbtöne hervorheben; Blau und Braun dagegen wirken eher beruhigend.

Manche Experten vertreten allerdings auch die Meinung, daß es uns bei Farben nicht anders geht als mit anderen Reizen. Wenn sie zu stark dominieren, verlieren sie mit der Zeit an Wirkung. Deshalb ist es vielleicht gar keine schlechte Idee, seine Umgebung möglichst „bunt" zu gestalten.

# Schnelle, aber falsche Hilfe

Wie die Liste auf der rechten Seite zeigt, gibt es eine Reihe von populären Rezepten gegen den Stress. Die meisten verschaffen zwar rasch eine gewisse Erleichterung, aber letztendlich sind alle ungeeignet, Stress auf Dauer zu mindern – ja, manche bewirken sogar das Gegenteil und verstärken den Stress.

Zu den Schnellrezepten, die diese widersprüchliche Wirkung auslösen, gehören Kaffee und Zigaretten. Das Koffein im Kaffee regt ebenso wie das Nikotin in den Zigaretten das neuroendokrine System an. Dabei ahmen diese Stoffe vielfach die biochemischen Wirkungen nach, die von den physischen Stress-Reizen ausgehen *(Abbildung S. 12)*. Sie erhöhen den Blutdruck und die Pulsfrequenz sowie die Ausschüttung von Hormonen wie Adrenalin, das den Körper auf Angriff oder Flucht vorbereitet.

Da Koffein und Nikotin ein Gefühl der Wachsamkeit und Energie hervorrufen, greift man unter Stress gern einmal zu einer Zigarette oder einer Tasse Kaffee. Doch die gleichen chemischen Substanzen, die stimulieren, können Anspannung und Angst und damit auch Stress verstärken.

Alkohol, Beruhigungs- und Schlafmittel haben eine völlig andere Wirkung. Sie unterdrücken viele der Körperfunktionen, die von Koffein und Nikotin angeregt werden. Deshalb können sie angstbedingten Stress dämpfen. Sie verlangsamen jedoch die Reaktionszeit, beeinträchtigen die Koordination und das Urteilsvermögen. Und über längere Zeit genommen, können sie zu chronischen Depressionen und noch mehr Angst führen.

Die schlimmste Nebenwirkung all dieser Schnellrezepte besteht aber wohl darin, daß sie Gewöhnung oder gar Sucht hervorrufen können. Nach Meinung mancher Forscher liegt das zumindest teilweise an ihrem Einfluß auf die biochemischen Stress-Vorgänge. Sowohl Nikotin als auch Alkohol verstärken beispielsweise die Wirkung von Endorphinen, den natürlichen Opiaten des Körpers, die Schmerz und Angst lindern und angenehme Gefühle wecken. Manche Wissenschaftler behaupten, daß viele Leute die Schnellrezepte gegen Stress nur deshalb beibehalten und schließlich davon abhängig werden, weil sie diese angenehmen Wirkungen festzuhalten versuchen und sich vor den weniger angenehmen Gefühlen fürchten, die beim Absetzen der Mittel auftreten könnten.

Die meisten der nebenstehenden Schnellrezepte – mit Ausnahme von Kaffee – werden außerdem zur Bewältigung eines der häufigsten Stress-Symptome eingesetzt: bei Einschlafschwierigkeiten oder Schlafstörungen. Alkohol und Beruhigungsmittel, allen voran die Barbiturate, fördern tatsächlich den Schlaf. Aber selbst eine kurzfristige Einnahme bringt den Schlafrhythmus durcheinander und führt zu einem unruhigen Schlaf. Wenn man wirklich tief und gesund schlafen will, sollte man sich an die Ratschläge halten, die auf S. 118–119 aufgeführt sind.

Ernährungsrezepte gegen Stress – hier Milch, Kräutertee, Schokolade oder Stress-Vitamine – sind mit Sicherheit weniger schädlich als Aufputsch- oder Beruhigungsmittel. Die von der Werbung gepriesenen Stress-Vitamine wirken allerdings, wie Untersuchungen gezeigt haben, nur bei Verletzungen und rein *körperlichem* Stress. Die beste Ernährungs-Empfehlung zur Minderung von Stress ist eine ausgewogene Kost, wie sie im Kapitel Fünf dieses Buches vorgestellt wird.

## Ungeeignete Anti-Stress-Mittel

| | SOFORTWIRKUNG | LANGZEITFOLGEN |
|---|---|---|
| 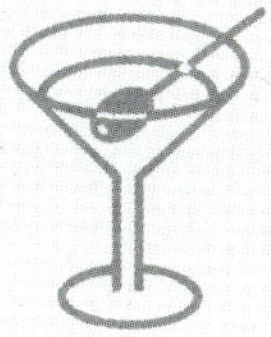 | Bei normalem Genuß von **Alkohol** (zwei Drinks pro Tag oder weniger) stellt sich Entspannung und eine leichte Beschwingtheit ein. Starke Trinker neigen allerdings zu Angstgefühl, Depressionen und Schlafstörungen. | Bei normalem Genuß nimmt die Wirkung durch Gewöhnung allmählich ab. Bei starken Trinkern dagegen kann fortgesetzter Alkoholkonsum zu Herzleiden, Leberschäden, Gehirnschädigung, Krebs und permanenter Schlaflosigkeit führen. |
| 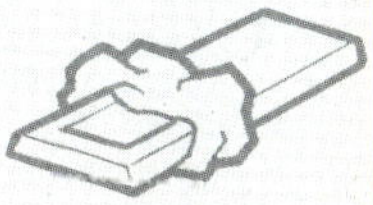 | Wenn man **Schokolade** ißt, schnellt der Blutzucker rasch in die Höhe und sorgt für Energie – allerdings nur für kurze Zeit. Dann erfolgt eine Insulin-Gegenreaktion, die schlaff, reizbar und müde macht (bei Mokka-Schokolade – siehe Kaffee). | Der Zucker in der Schokolade kann die Zähne angreifen, Gewichtszunahme bewirken und bei entsprechender Veranlagung Diabetes begünstigen. |
| 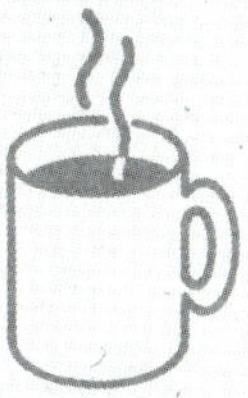 | Das Koffein im **Kaffee** erhöht Wachsamkeit und Reaktionsvermögen und kann unter Umständen Konzentration und Geschicklichkeit fördern. Mehr als drei Tassen täglich können jedoch zu einer Überproduktion von Magensäure und zu Verdauungsstörungen führen. Kaffeegenuß zu später Stunde kann darüber hinaus Schlafstörungen zur Folge haben. | Es kommt zu allmählicher Gewöhnung, und die anregende Wirkung läßt nach. Mehr als drei Tassen täglich können zu Herzstolpern, Kopfschmerzen, Muskelverspannungen, Reizbarkeit und Schlaflosigkeit führen. |
| 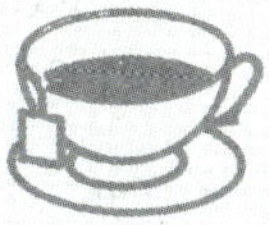 | **Kräutertees,** in Maßen genossen, sind ein angenehmer Ersatz für Kaffee oder koffeinhaltigen Tee. Sie wirken sich günstig auf die Verdauung aus. (Vorsicht ist nur bei Allergien gegen bestimmte Kräuter angebracht.) | Viele Kräuter sind hochwirksame Arzneipflanzen, die unvorhersehbare Reaktionen auslösen können, wenn man sie ohne Befragen des Arztes zu sich nimmt. |
| 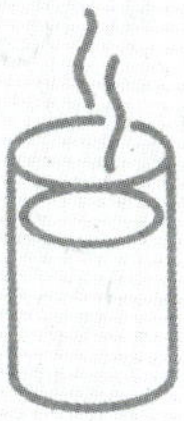 | Als uraltes Heilmittel gegen Schlaflosigkeit gilt warme **Milch.** Sie enthält die Aminosäure L-Tryptophan, mit deren Hilfe der Organismus schlafregulierende chemische Substanzen herstellt. Heutzutage bezweifelt man allerdings, daß die zusätzliche Einnahme von L-Tryptophan den Schlaf in irgendeiner Form fördert. | Keine negative stressrelevante Langzeitwirkung. |
| 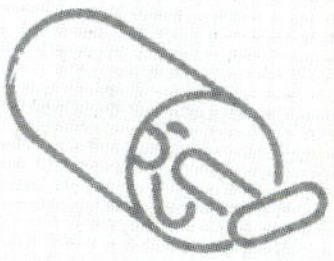 | **Schlaftabletten** erzeugen ein Gefühl der Entspannung. Über die Hirnströme bewirken sie einen Schlafrhythmus, der dem des natürlichen Schlafs sehr ähnelt. | Es besteht die Gefahr, daß der Schlafrhythmus durcheinandergerät – wenn auch nicht ganz so schlimm wie bei Beruhigungsmitteln. Schlaftabletten können lethargisch machen und das Leistungsvermögen im Wachzustand herabsetzen. |
| 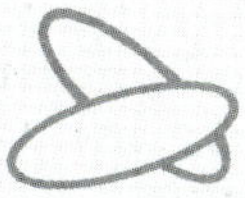 | Die sogenannten **Stress-Vitamine** – Vitamin C und die Vitamine der B-Gruppe – können dem Organismus vielleicht bei körperlichem Stress zugeführt werden (z. B. während der Schwangerschaft, nach einer Operation oder bei bestimmten medikamentösen Therapien), sie helfen jedoch nicht bei vorübergehendem geistigem oder seelischem Stress. | Wenn der Organismus auf körperlichen Stress mit Appetitlosigkeit reagiert, gleicht eine gesunde, ausgewogene Kost – oder in extremen Fällen ein Vitamin-Mineralstoffzusatz – den schädlichen Nährstoffmangel aus. Es nützt nichts, wenn man nur Vitamin C und die B-Vitamine ersetzt. |
| 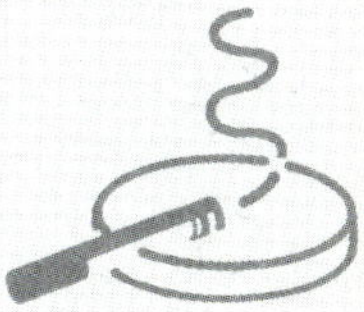 | Das Nikotin im **Tabak** regt die Ausschüttung von Adrenalin und anderen Hormonen an. Es verstärkt die Wachsamkeit, reduziert Angst und vermittelt ein Gefühl von Energie. Rauchen kann jedoch die Zähne verfärben und Atemnot und Schwindel hervorrufen. | Fortgesetztes Rauchen ist schädlich für Kreislauf und Atemwege und stört den Schlafrhythmus. Es erhöht außerdem das Krebsrisiko und die Infarktgefahr. |
| 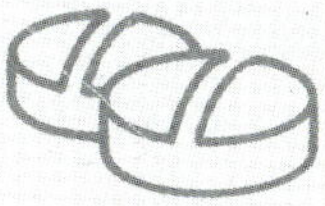 | **Beruhigungsmittel** nehmen die Angst, vermitteln ein Gefühl von Gelöstheit und helfen bei Schlafproblemen. Sie verlangsamen aber auch die Atmung und die Funktionen des Nervensystems und sind extrem gefährlich, wenn man sie zu stark dosiert oder zusammen mit Alkohol und anderen Drogen nimmt. | Nimmt man sie länger als drei Tage, können sie im Wachzustand lethargisch machen, Schlaflosigkeit verstärken, die Tiefschlafphasen verkürzen und sogar Alpträume hervorrufen. Eine längere Einnahme kann zu Drogenabhängigkeit, Erschöpfungszuständen und Depressionen führen. |

# Anti-Stress-Übungen und -Programme

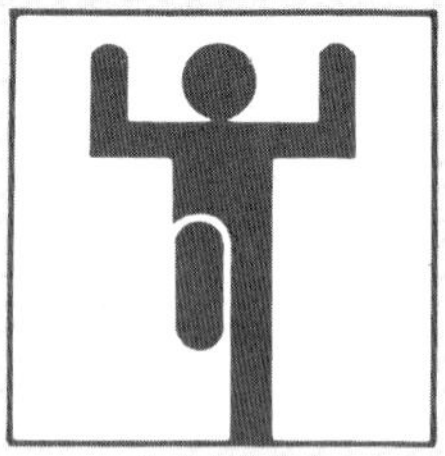

**AEROBIK**
S. 70–77

Aerobische Übungen verlangsamen die Herztätigkeit im Ruhezustand, vermindern das Risiko von Bluthochdruck und Schlaganfällen und helfen gegen Muskelverspannungen, Depressionen, Angstzustände und Übergewicht. Ein aerobisches Training in der Mittagspause ist ein ausgezeichneter Stress-Killer.

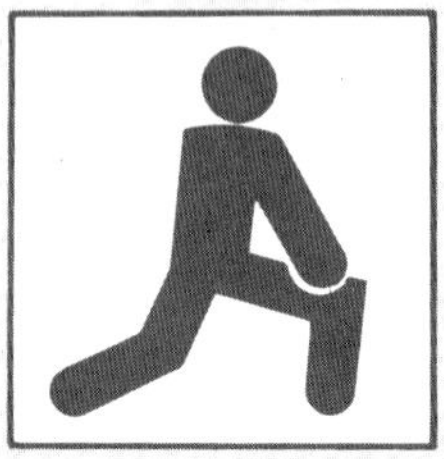

**ENTLASTUNG FÜR DEN RÜCKEN**
S. 92–95

Stretch- und Kräftigungsübungen können Kreuzschmerzen lindern, die durch Muskelverspannungen, Stress und schlechte Haltung entstanden sind. 80 Prozent aller Rückenbeschwerden verschwinden, wenn man täglich nur ein paar Minuten übt.

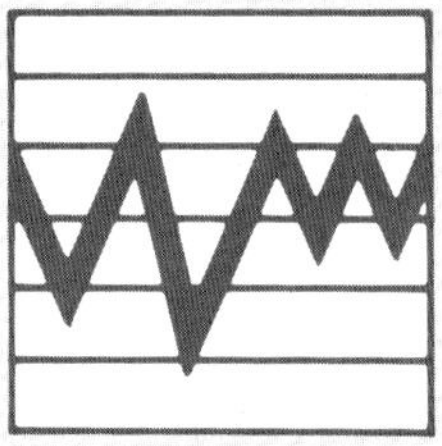

**BIOFEEDBACK**
S. 80–81

Wenn man sich völlig auf Entspannung konzentriert, sinken der Blutdruck, die Muskelspannung und die Hauttemperatur. Bluthochdruck, Kopfschmerzen und ähnliche Stress- oder Angstsymptome werden durch Biofeedback deutlich gelindert.

**MENTALES TRAINING**
S. 78–79

Sportler wenden eine ähnliche Technik an, um ihr Leistungsvermögen zu verbessern. Beim mentalen Training konzentriert man sich auf angenehme Bilder oder Gedanken, um ein Gefühl der Entspanntheit herbeizuführen. Die Methode hat sich als sehr wirksam bei Bluthochdruck erwiesen.

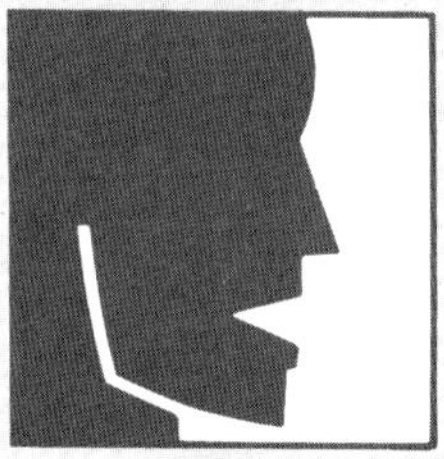

**ENTSPANNUNG DES KIEFERS**
S. 102–103

Diese Übungen wirken einem Symptom entgegen, das der Betroffene selbst meist nicht bemerkt: nächtlichem Zähneknirschen und Zusammenbeißen der Kiefer, das zu Gesichts- und Zahnschmerzen, Zahnfleischbeschwerden, Kieferverschiebungen, Kinnverspannungen und Muskelkrämpfen führen kann.

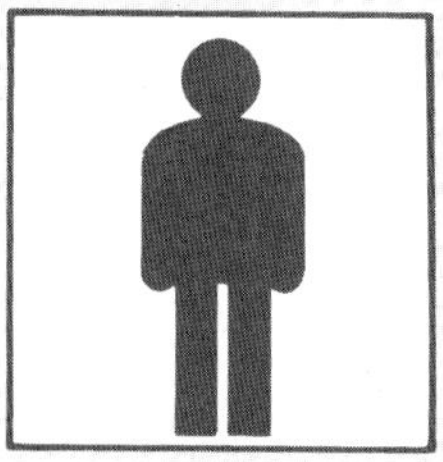

**HALTUNGSTRAINING**
S. 60–61

Schlechte Haltung kann zu Störungen des mechanischen Gleichgewichts führen; sie wiederum verursachen Muskelverspannungen, Kopfschmerzen, Schwindel und Gelenkschäden. Bei richtiger Sitz- und Steh-Haltung kann man tiefer atmen und Verkrümmungen der Wirbelsäule vermeiden.

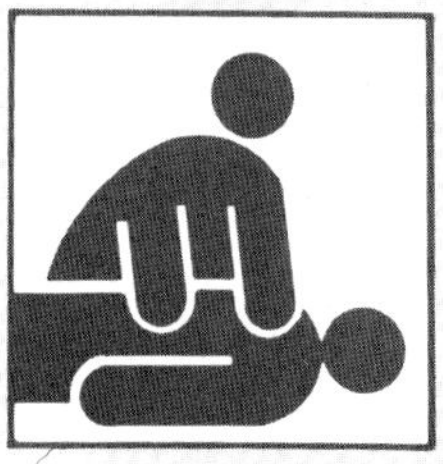

**MASSAGE**
S. 48–51, 68–69, 90–91, 96–101

Damit kann man Stress-Symptome wie Muskelverspannungen, Bluthochdruck und Angst abbauen. Massage fördert den gesunden Schlaf, insbesondere bei Leuten mit chronischen Schlafstörungen.

**MEDITATION**
S. 52–53

Sie ist eine hervorragende Entspannungsmethode, die bei Bronchial-Asthma ebenso helfen kann wie bei chronischen Schmerzen und Kopfweh.

**PROGRESSIVE ENTSPANNUNG**
S. 116–117

Bei diesem Stress-Training werden die wichtigsten Muskelpartien von Kopf bis Fuß systematisch angespannt und wieder entspannt. Progressive Entspannung wirkt blutdrucksenkend, lockert Verkrampfungen und baut Angstzustände ab.

**DIE SCHLAFPOSITIONEN**
S. 118–119

Eine richtige Schlafhaltung entlastet die Wirbelsäule und fördert die Entspannung. Wer im Bett gern liest oder fernsieht, sollte auf die richtige Nacken- und Rückenstütze achten. Sie verhindert Muskelverspannung und Probleme beim Einschlafen.

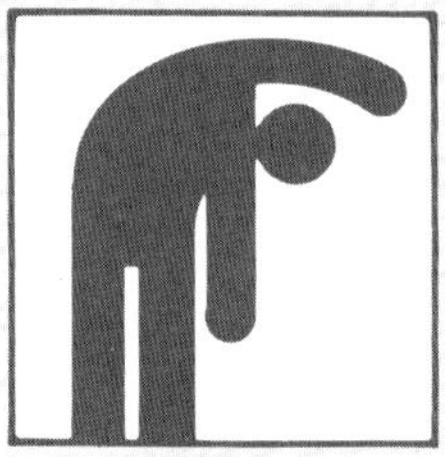

**STRETCHING**
S. 38–41, 58–59, 62–67, 76–77, 92–95

Diese Übungen helfen bei verkrampften Muskeln und schlechter Haltung und vermitteln ein Gefühl der Entspannung. Außerdem kann man durch Dehnübungen Muskelkater verhindern oder lindern.

**TAI CHI**
S. 42–47

Diese fernöstliche Bewegungsform („Langes Boxen") trägt zur Steigerung des körperlichen und geistigen Wohlbefindens bei. Sie vermittelt ein Gefühl von Ruhe und Gelassenheit und lockert jeden einzelnen Körperteil.

**WASSER-THERAPIE**
S. 82–83

Dazu ist ein Becken mit unbewegtem, warmem Salzwasser notwendig. Völlige Entspannung im Wasser kann den Stress-Hormonspiegel und den Blutdruck senken und lockert die Muskulatur.

**YOGA**
S. 104–115

Yoga-Übungen verlangsamen die Herztätigkeit, die Atmung und bestimmte Hirnstrom-Aktivitäten. Dadurch erreicht der Yoga-Anhänger eine tiefe Entspannung, ohne müde oder schläfrig zu werden.

# Die Wahl des Trainings-Programms

Immer mehr Experten auf dem Gebiet der Stress-Bewältigung halten körperliche Bewegung für die sicherste und gesündeste Methode zum Abbau von Stress. Die in diesem Buch behandelten Anti-Stress-Programme finden Sie links aufgelistet. Sie bestehen sowohl aus einem allgemeinen Anti-Stress-Training als auch aus Übungen, die gegen ganz spezifische Stress-Probleme helfen. Zwar ist wissenschaftlich nachgewiesen, daß eine ganze Reihe von Entspannungsmethoden – z. B. Stretching, Aerobik oder Massage – den Stress tatsächlich abbauen helfen, aber nicht jedes Programm wird bei jedermann Anklang finden. Außerdem läßt sich nicht jedes Programm überall und zu jeder Zeit durchführen. Untersuchungen haben gezeigt, daß zu einem Stress-Training unbedingt auch körperliche Bewegung gehören sollte. Und da man ein Programm, das Spaß macht, leichter durchhält als ein langweiliges, werden in diesem Buch viele unterschiedliche Übungen gezeigt, aus denen sich jeder das für ihn richtige Programm zusammenstellen kann.

Da jeder Tagesabschnitt seinen besonderen Stress mit sich bringt, gibt es auch Übungen, die für bestimmte Tageszeiten am besten geeignet sind. Deshalb wurden die in diesem Buch vorgestellten Trainingsabläufe auf die Kapitel Morgen, Alltag von neun bis fünf und Abend verteilt. Das bedeutet nun nicht, daß Sie die Mittags-Aerobik auf den S. 70–77 nur während Ihrer Arbeitspause durchführen können – aber vielleicht entdecken auch Sie, daß diese Zeit besonders günstig für das vorgeschlagene Training ist. Sie müssen andererseits nicht bis zum Abend warten, um die auf S. 116–117 beschriebene progressive Entspannung in Angriff zu nehmen. Da diese Übungen jedoch im Liegen durchgeführt werden und hervorragend geeignet sind, den aufgestauten Stress des Tages abzubauen, kann es sich als praktisch erweisen, sie tatsächlich vor dem Schlafengehen zu machen.

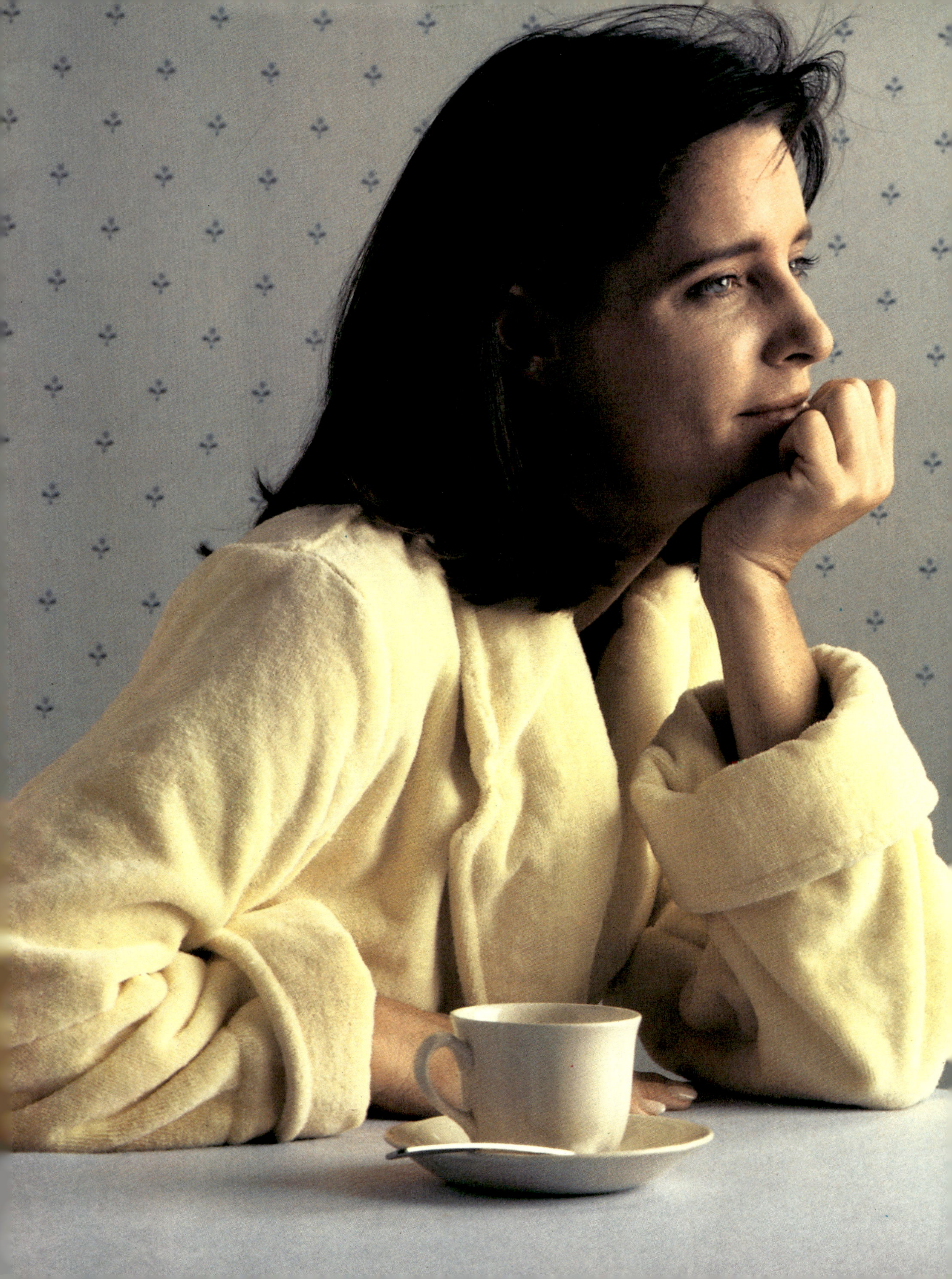

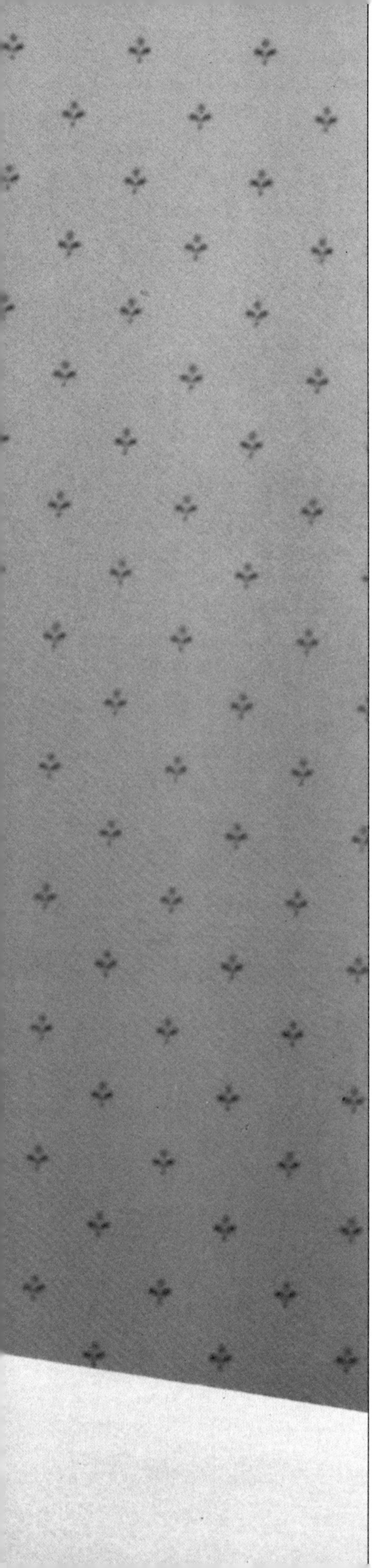

*Kapitel Zwei*

# Der Tagesbeginn

## *Der 24-Stunden-Rhythmus – ein Schlüssel zum Morgen-Stress*

Wie man den Tag beginnt – entspannt, gutgelaunt und wach oder träge, gereizt und ohne Konzentration –, hängt im wesentlichen von den biologischen Schwankungen des individuellen Tagesrhythmus ab. Dazu gehören die Zyklen von Wachen und Schlafen, Hunger, Herztätigkeit, Hormonspiegel und Körpertemperatur. Der Tagesrhythmus wird durch ein komplexes System biochemischer Uhren bestimmt, und eine Reihe von Zyklen laufen synchron ab. Die Körpertemperatur beispielsweise sinkt während der Schlafphase und steigt – wenngleich nur um einen halben Grad – im Laufe des Tages an. Und damit verbessern sich Laune, Konzentration und Leistungsfähigkeit.

Wenn man jeden Tag genau im Einklang mit dem biologischen Rhythmus verbringen könnte, würde man sich beim Erwachen frisch und voller Schwung fühlen und hätte keine Schwierigkeiten, Stress-Situationen – erwartete wie unerwartete – zu bewältigen. Leider läßt sich diese Harmonie nur schwer erreichen, zum Teil deshalb, weil viele der biologischen Zyklen nicht genau dem 24-Stunden-Rhythmus von Tag und Nacht entsprechen. Diese Entdeckung machten Forscher, als sie Versuchspersonen über längere Zeit hinweg bei künstlichem Licht unter der Erde einquartierten. Dabei zeigte sich, daß die Temperaturschwankungen der Testpersonen ebenso wie andere Körperfunktionen einem 25-Stunden-Rhythmus unterlagen. Die Folge war, daß die Leute täglich eine Stunde später einschliefen und aufwachten. Im Normalfall allerdings bewirken Faktoren wie die Morgensonne, die Essenszeiten oder die Aktivitäten anderer Menschen, daß die biologische Uhr sich dem 24-Stunden-Zyklus des Erdentages anpaßt – ein Vorgang, der in der Wissenschaft als Konditionierung bezeichnet wird.

Zwar kann sich der Körper an einen 24-Stunden-Zyklus gewöhnen, aber auf größere oder abrupte Änderungen des Schlaf- und Wach-Verhaltens wird er mit Stress reagieren. Entsprechende Untersuchungen haben ergeben, daß ein Mensch seinen Tagesrhythmus auf keinen Fall um mehr als eine bis zwei Stunden verschieben sollte, und wenn, dann eher nach vorn (vielleicht wegen des natürlichen 25-Stunden-Zyklus) als nach rückwärts. Mit anderen Worten, es fällt leichter, etwas später schlafen zu gehen und aufzustehen als umgekehrt. Ein spezifischer Aspekt von Biorhythmus-Störungen ist bereits ausführlich untersucht worden – die Auswirkung der Zeitverschiebung auf Flugreisende. Wenn der Unterschied zwischen den Zeitzonen mehr als ein paar Stunden beträgt, braucht man mindestens eine Woche, bis der Tageszyklus wieder phasengleich ist. Während dieser Anpassungszeit fühlt man sich abgespannt und schlapp, neigt zu Kopfschmerzen und Überreiztheit, und Wahrnehmungsfähigkeit und Psychomotorik sind verlangsamt.

Drastisch wirken sich solche Zyklus-Schwankungen auch bei Schichtarbeitern aus, die täglich oder wöchentlich ihre Arbeitszeit umstellen müssen, besonders dann, wenn sie von einer Spät- auf eine Frühschicht wechseln. Als man in einer Fabrik im amerikanischen Bundesstaat Utah die Arbeitszeit von 85 Beschäftigten dahin gehend veränderte, daß sie seltener die Schicht wechselten und der Wechsel von der Früh- zur Spätschicht erfolgte, ging die Zahl der Kündigungen zurück, und die Produktivität stieg um 22 Prozent. Der Reaktorzwischenfall im amerikanischen Kernkraftwerk Three Mile Island bei Harrisburg, der 1979 fast zur Katastrophe geführt hätte, ereignete sich einen Tag nach einem Schichtwechsel um vier Uhr morgens – und wie man heute weiß, war menschliches Versagen die Hauptursache des Unfalls.

Die Auswirkungen des individuellen Tagesrhythmus lassen sich nicht leugnen, doch kann man die Zyklen etwas aufeinander abstimmen – in erster Linie durch einen geregelten Tagesablauf. Man kann sie den Lebenserfordernissen so anpassen, daß der Organismus nicht streikt, wenn man aufstehen und ihm Leistung abverlangen muß.

Es hat sich gezeigt, daß unregelmäßige Einschlaf- und Aufwachzeiten die biologische Uhr mehr durcheinanderbringen als fehlender Schlaf. Falls man also Schlaf versäumt hat, sollte man nicht versuchen, ihn in der darauffolgenden Nacht nachzuholen. Der beste Weg, zu einem gleichmäßigen Biorhythmus zu finden, besteht darin, möglichst jeden Tag zur gleichen Zeit aufzustehen. Leichte Dehnübungen am Morgen *(S. 38–41)* können helfen, die Müdigkeit zu vertreiben, und die morgendliche Benommenheit läßt sich gut durch eine sanfte Selbstmassage beheben, etwa mit der auf S. 48–51 vorgestellten fernöstlichen Do-in-Sequenz.

Auch Meditation *(S. 52–53)* bietet die Möglichkeit, den Tag entspannt zu beginnen. Das Umschalten von logischen, nach außen gerichteten Gedanken auf innere Versenkung verändert sogar die vegetativen Funktionen: Die Atmung wird ruhiger, der Puls niedriger, der Stoffwechsel langsamer. Auch die Hirnstromkurve verändert sich. Auf S. 42–47 stellen wir deshalb Tai Chi vor, eine meditative Bewegungsform („Langes Boxen“), die seit Jahrhunderten im Fernen Osten praktiziert wird –

## Bewegung und Körpertemperatur

Unsere Körpertemperatur, die am frühen Morgen bei etwa 36° C liegt, schwankt je nach körperlicher Betätigung und Tagesrhythmus. Da geistige Frische und physisches Leistungsvermögen oft von Tagesrhythmus und Körpertemperatur abhängen, gelingt es vielen Menschen, die morgens joggen oder radfahren, mit diesen sportlichen Aktivitäten ihr Morgen-„Tief" zu überwinden.

Bei sportlicher Betätigung kann die Körpertemperatur auf 37,5° C und mehr ansteigen; im Ruhezustand sinkt sie dann allmählich wieder auf den Normalwert ab. Wie aus der Tabelle rechts zu entnehmen ist, verändert körperliche Betätigung unseren Tagesrhythmus zwar nicht, aber sie überlagert ihn vorübergehend.

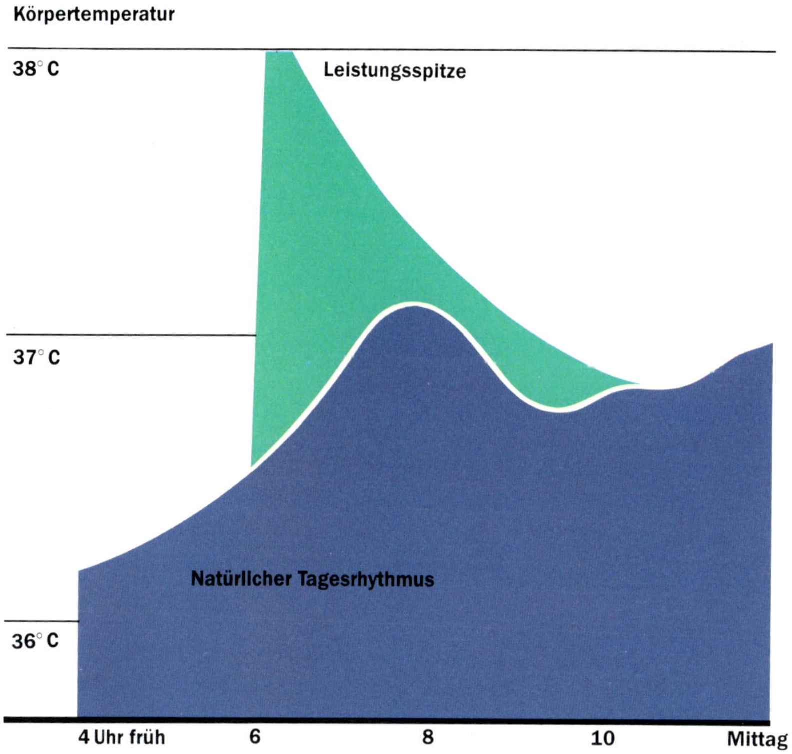


als Heilgymnastik, Tanz, Entspannungstechnik und religiöses Ritual. Tai Chi lockert die Muskulatur ohne Stress. Es kann sogar ein leichtes aerobisches Training ersetzen, wenn man es 30 Minuten durchhält – und einiges deutet darauf hin, daß der Morgen die beste Zeit für aerobische Übungen ist *(s. Tabelle oben)*.

Zuletzt noch ein Wort zum Frühstück. Zwar ist nicht erwiesen, daß ein leerer Magen am Morgen Stress verursacht und die Leistungsfähigkeit mindert, aber um auf Nummer Sicher zu gehen, sollte man den Tag mit einem gesunden Vollwertfrühstück beginnen. Am Morgen schaltet der Organismus von vermindertem Energieverbrauch, niedriger Körpertemperatur und schwacher Hormonproduktion auf die aktivere Tagesphase um, und es erscheint vernünftig, diesen Wechsel mit den richtigen Nährstoffen zu unterstützen. Ob gleich nach dem Aufstehen oder später gefrühstückt wird, ist nicht so wichtig, doch sollte das Frühstück täglich zur gleichen Zeit eingenommen werden, damit der Biorhythmus nicht gestört wird und man so besser gegen den Stress gerüstet ist.

# Dehnübungen am Morgen/1

Morgens beim Aufwachen laufen viele der vom individuellen Tagesrhythmus gesteuerten Körperfunktionen erst einmal träge an. Die Herztätigkeit ist verlangsamt, die Körpertemperatur relativ niedrig, man hat steife Muskeln und fühlt sich alles andere als munter. Anstatt jedoch zu einer Tasse Kaffee zu greifen oder in aller Hast zum Bus loszurennen, sollte man sich fünf Minuten Zeit für ein Gymnastikprogramm nehmen. Die hier gezeigten Stretches bringen das Nervensystem und die Muskulatur sanft in Schwung und vermitteln zugleich ein Gefühl der Entspannung.

Allgemein gilt, daß man sich weder ruckartig bewegen noch eine Leistung erzwingen sollte. Man streckt sich ganz langsam, bis eine angenehme Spannung der Muskeln spürbar ist, und dehnt dann noch etwas weiter. Ein leichtes Ziehen ist gesund, es darf aber nie die Schmerzgrenze erreichen. Man hält die Dehnung 10 bis 30 Sekunden durch und entspannt sich dann. Jede Übung wird der besseren Wirkung wegen zwei- bis dreimal wiederholt. Wenn die beschriebenen Stretches nur für einen Arm, ein Bein oder eine Körperhälfte gelten, führt man sie natürlich auch auf der anderen Seite durch.

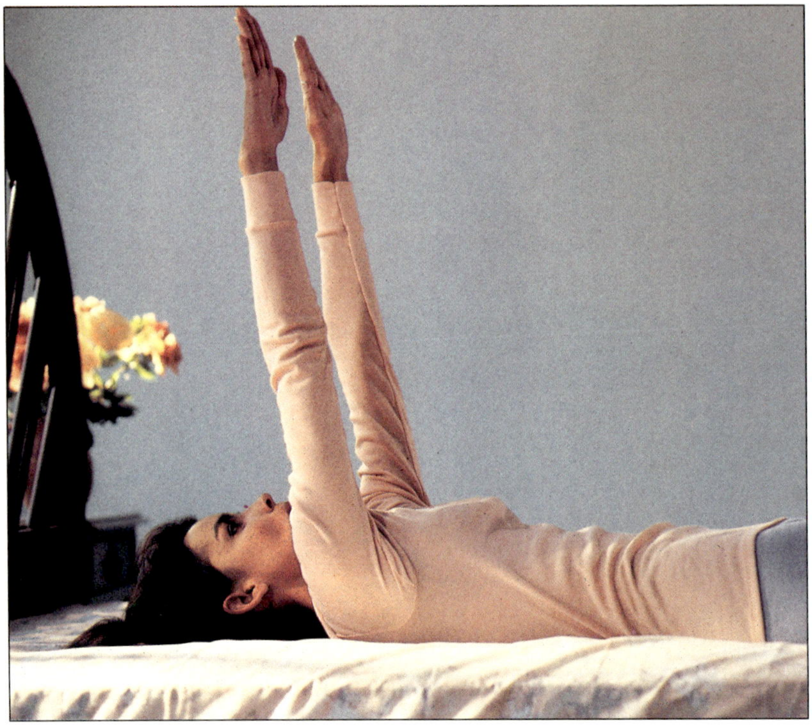

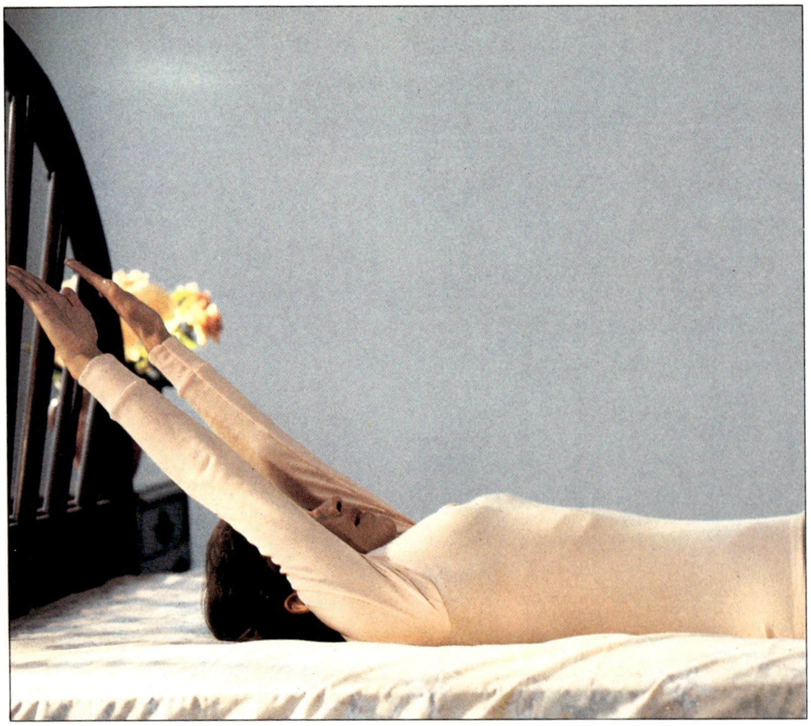

**Nach dem Erwachen legen Sie sich auf den Rücken und strecken beide Arme zur Decke *(oben)*. Dann führen Sie die Hände im Bogen über den Kopf, bis sie flach auf der Matratze liegen *(unten)*. Dabei werden Brust und Schultern gedehnt.**

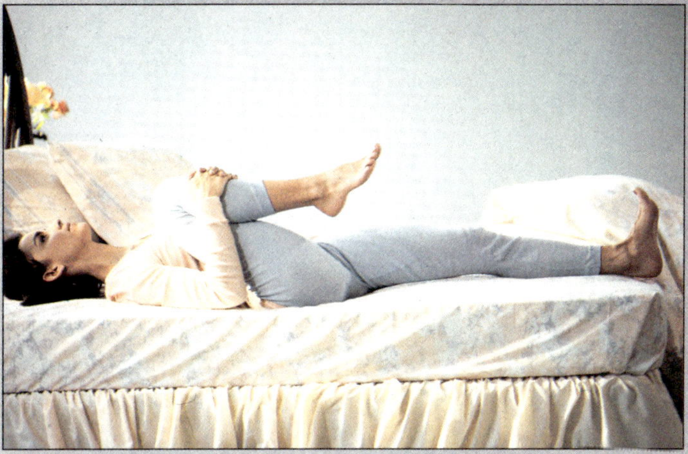

Sie bleiben auf dem Rücken liegen, umfassen das rechte Knie und ziehen es zur Brust hin *(oben)*. Das dehnt die Gesäß- und Oberschenkel-Muskulatur. Dann winkeln Sie beide Knie an und ziehen sie zur Brust hin *(unten)*, um die untere Rückenpartie zu dehnen.

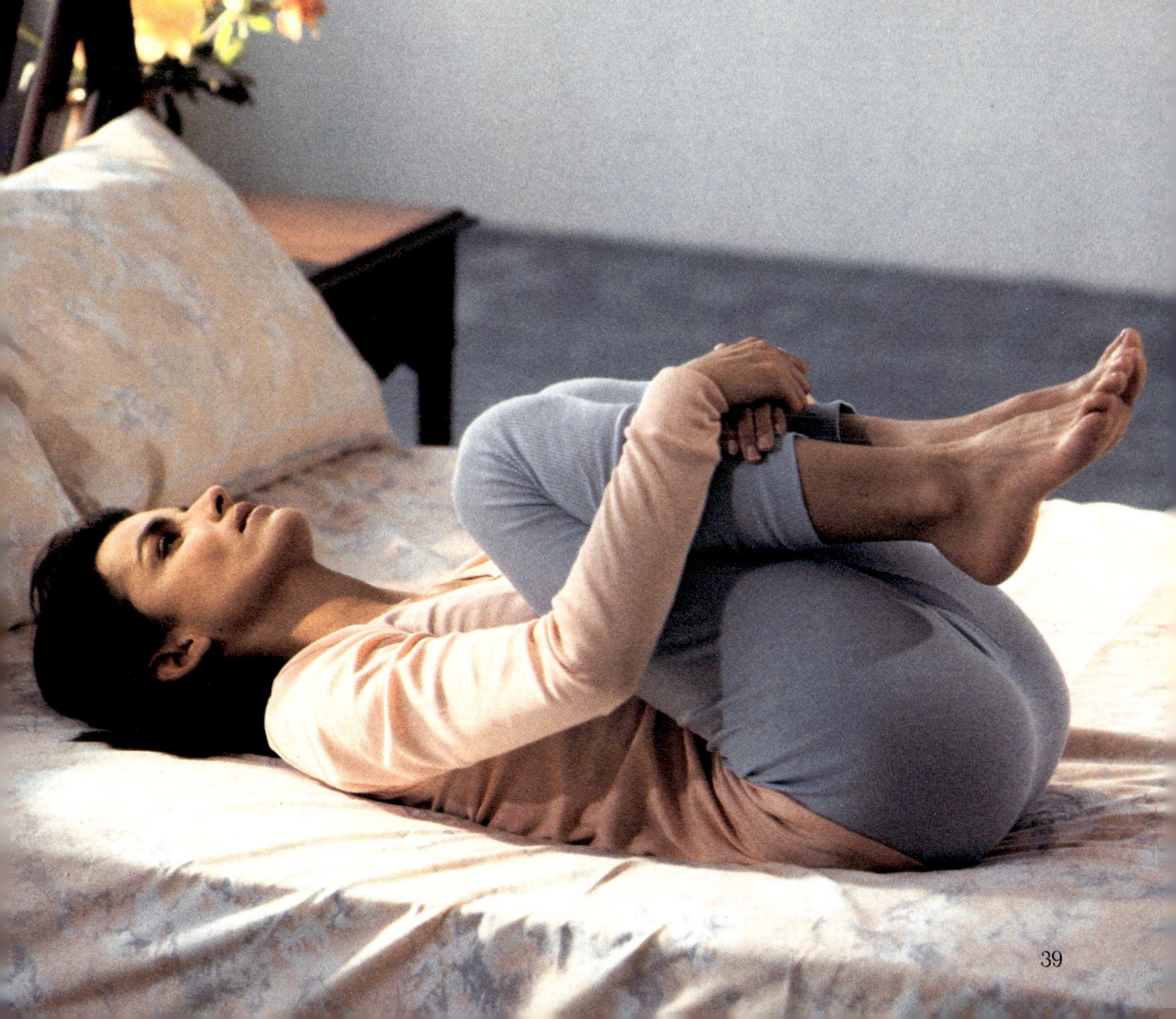

# Dehnübungen am Morgen/2

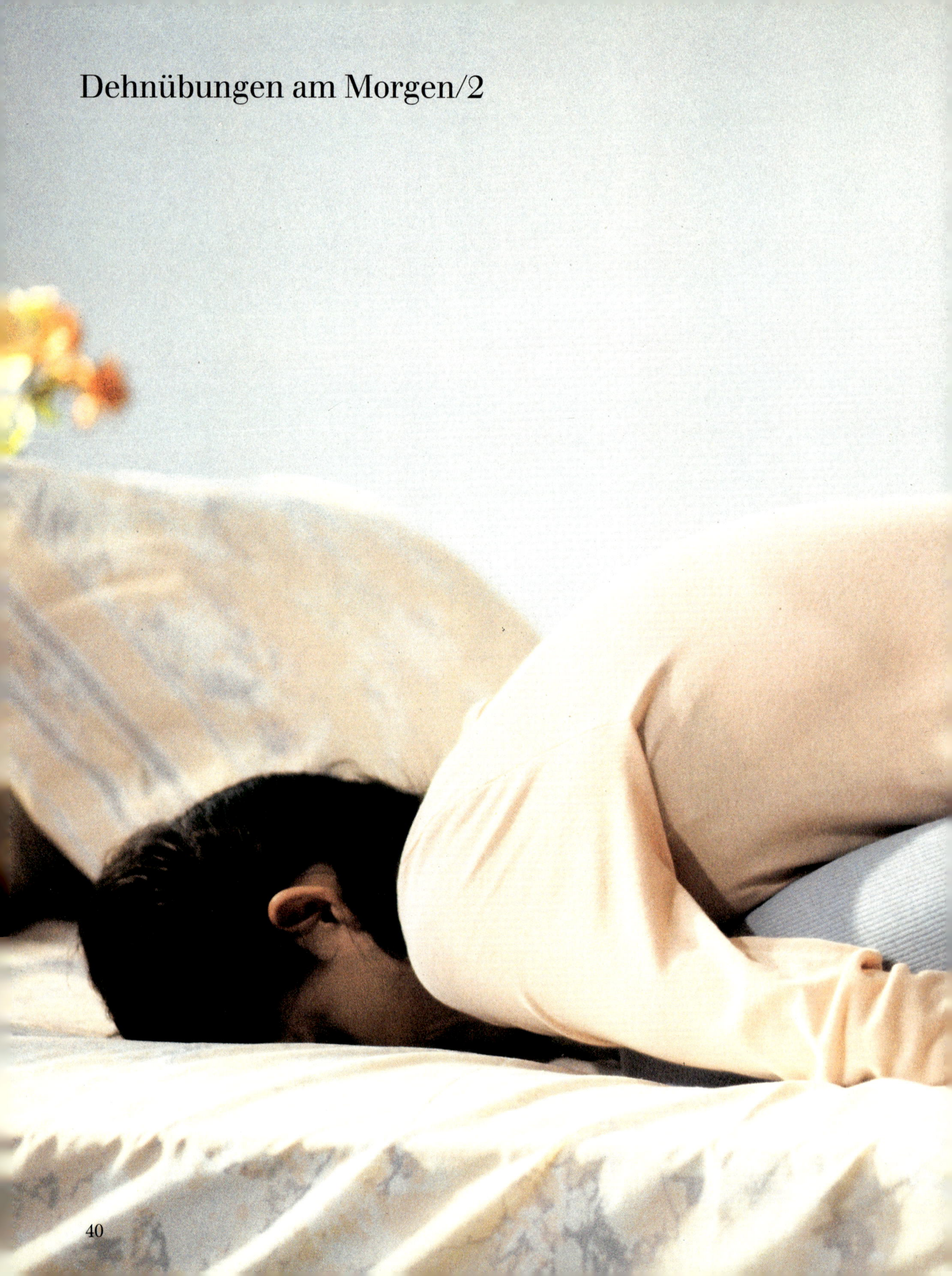

Diese vier Dehnübungen lassen sich gut beim Aufstehen durchführen. Sie knien auf dem Bett, stützen das Gesäß auf den Fersen ab und beugen den Oberkörper so weit vor, daß die Stirn die Matratze berührt *(unten)*. Die Arme liegen mit den Handflächen nach oben neben dem Körper. In dieser Stellung wird die gesamte Rückenmuskulatur gedehnt. Anschließend setzen Sie sich auf die Bettkante, stützen die linke Hand auf die Matratze und pressen die rechte gegen das linke Knie *(oben rechts.)* Dabei drehen Sie den Oberkörper nach links, um die Muskeln der rechten Seite zu dehnen. Anschließend wiederholen Sie die Übung für die linke Seite. Sie stehen auf, fassen den Bettrahmen mit beiden Händen und gehen in die Hocke, um Schenkel, Gesäß und Lendenbereich zu dehnen *(Mitte rechts)*. Schließlich legen Sie sich flach auf den Boden, schieben ein Kissen oder Handtuch unter das Becken, stützen Hände und Unterarme auf und heben die Ellbogen um etwa fünf Zentimeter an *(unten rechts)*. Dabei geradeaus schauen und den Kopf leicht in den Nacken legen, um Brust- und Bauchmuskeln zu dehnen.

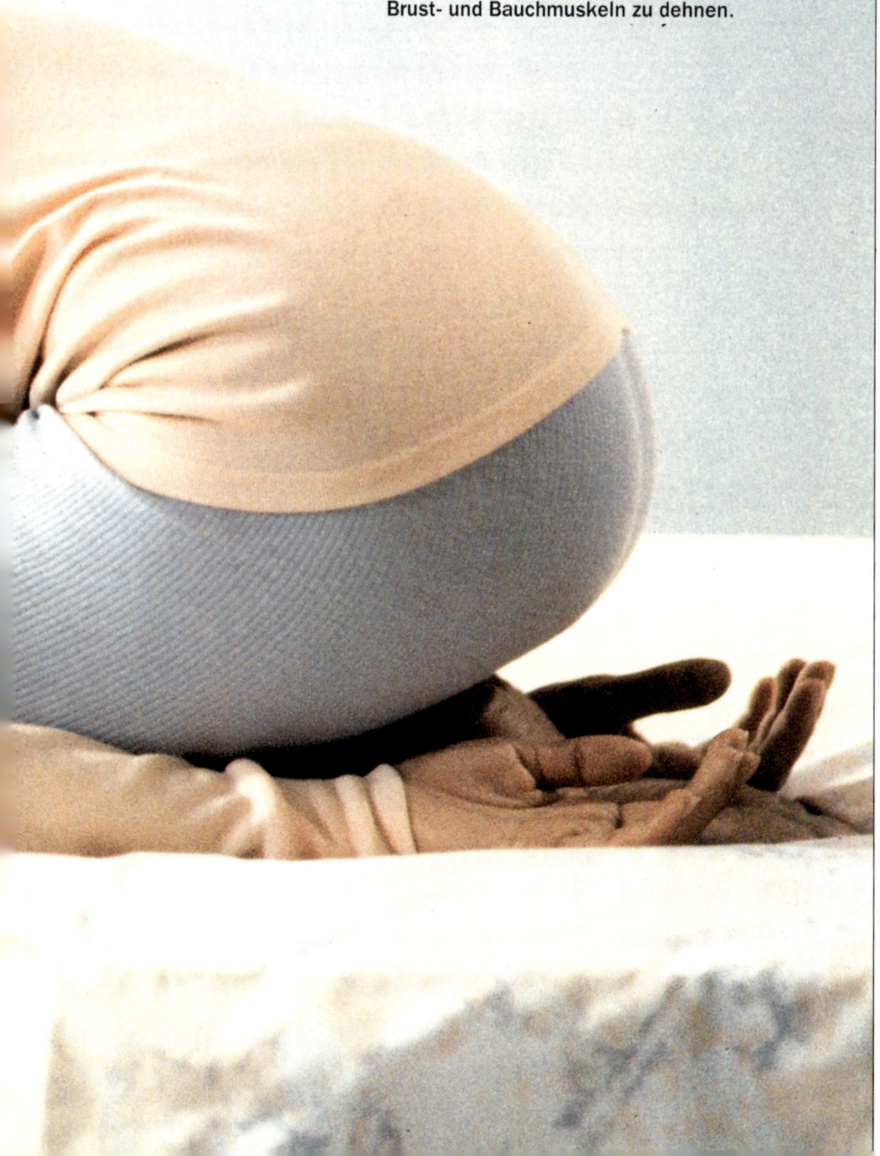

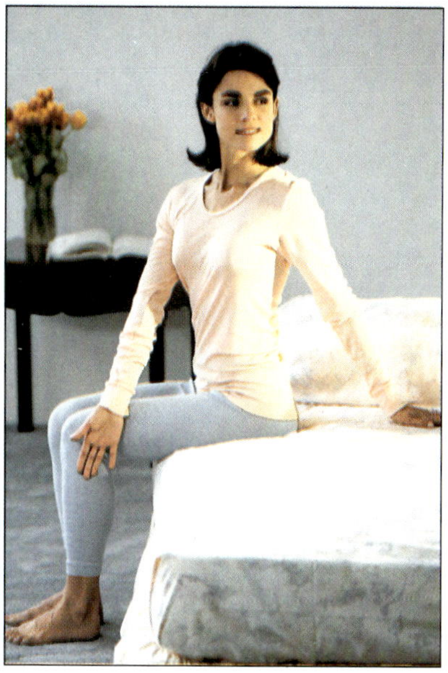

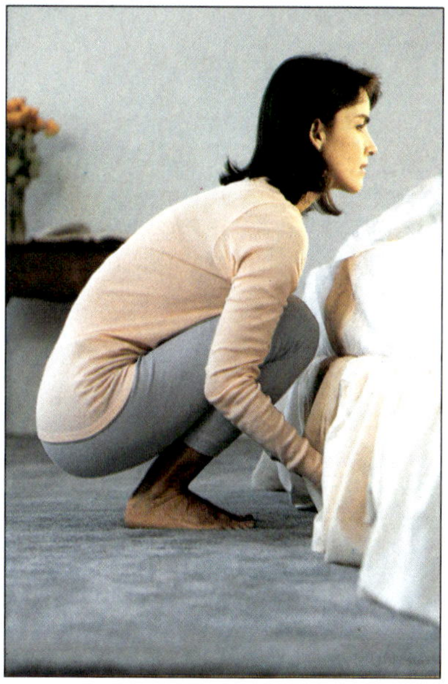

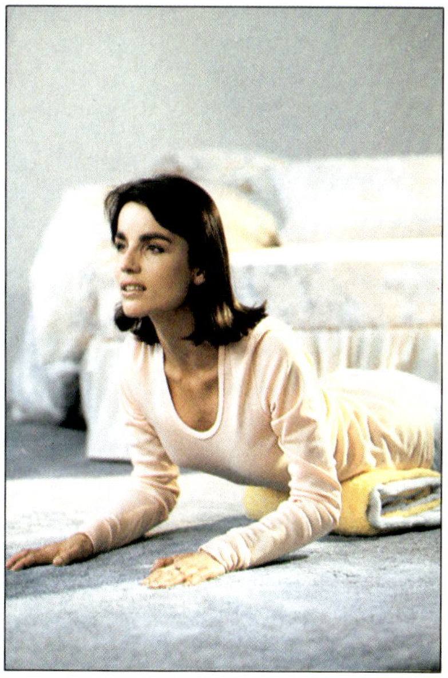

# Tai Chi/1

Tai Chi erlernen Sie am besten bei einem erfahrenen Meister. Aber Sie bekommen eine gute Vorstellung von der Wirkung dieser sanften „Kampfkunst", wenn Sie die hier gezeigten 45 klassischen Stellungen üben. Lernen Sie jeweils drei bis vier Bewegungseinheiten auf einmal, bis Sie den Ablauf fließend beherrschen.

Und so beginnen Sie: Aufrecht stehen. Rechten Fuß 45 Grad ausstellen, rechtes Knie leicht beugen und Gewicht vollständig auf das rechte Bein verlagern. Linkes Bein vorstrecken; nur die Ferse berührt den Boden. Hände vor der Brust überkreuzen (1). Linken Fuß aufsetzen und nach außen drehen; Hände zur Hüfte hin führen und Gewicht auf linkes Bein verlagern (2). Arme nach rechts schwingen und nach vorn drücken; Gewicht teilweise auf rechtes Bein verlagern (3). Nach links drehen, Gewicht auf rechtes Bein verlagern, linken Fuß ausstellen und Arme öffnen (4). Mit dem rechten Bein einen Schritt nach vorn machen (5). Rechte Hand und rechter Ellbogen bilden eine Linie mit rechtem Knie und rechter Fußspitze. Linken Fuß nach vorn schleifen, rechten Arm parallel zum Boden bewegen (6). Schritt zurück mit dem linken Fuß, linke Hand heben und Rumpf nach rechts drehen (7). Schritt zurück mit dem rechten Fuß (8). Abwehr mit linkem und Faustoß mit rechtem Arm. Auf rechtem Bein zurückwippen und Arme heben (9). Um 90 Grad nach rechts drehen, Arme überkreuzen (10). Fußballen aufsetzen, vorschleifen, linke Hand zur Hüfte führen, die rechte ausstrecken (11). Schritt zurück mit linkem Fuß, rechtes Bein und rechten Arm strecken (12). Drehen, Schritt zur Seite und Arme öffnen (13). Schritt nach vorn, Gewicht auf rechtes Bein verlagern, linken Arm nach vorn strecken (14). Drehen und Schritt zur Seite nach links; rechte Hand an die Schläfe führen (15).

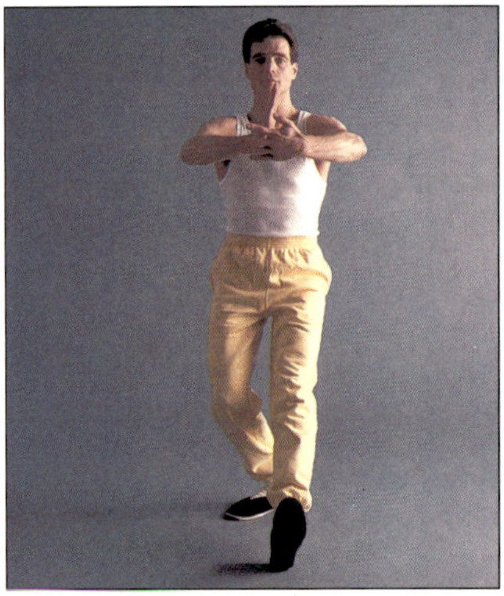

1. *Buddha die Ehre erweisen*

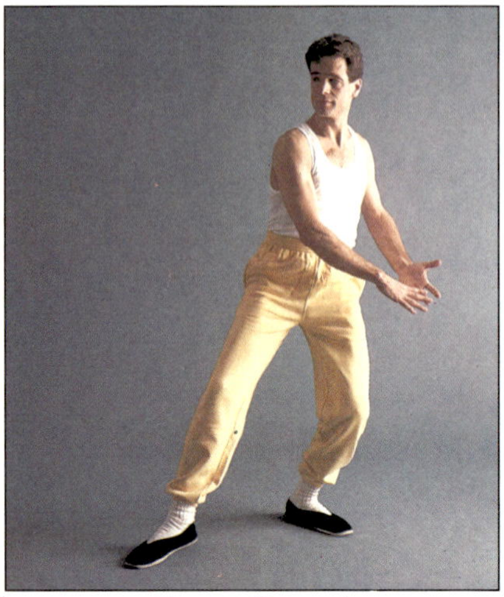

2. *Den Vogel beim Schwanz fassen*

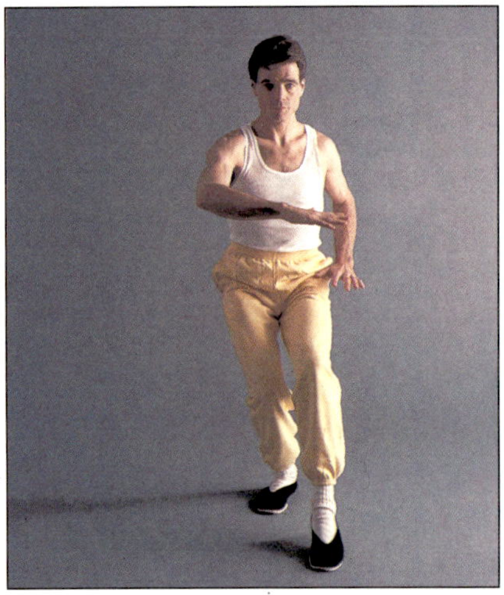

6. *Der Kranich breitet seine Flügel aus*

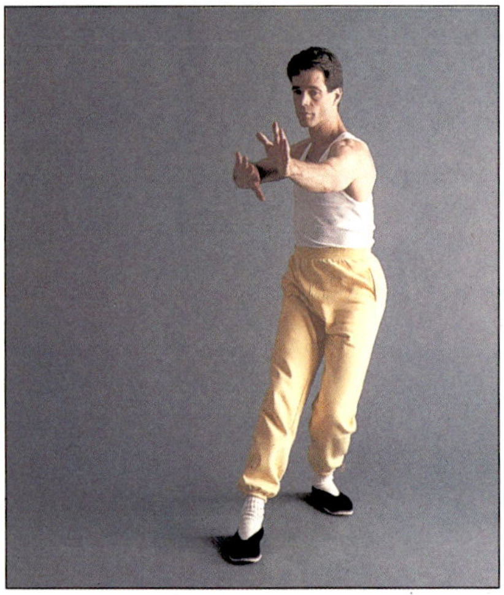

7. *Knie streifen und Schritt mit Drehung*

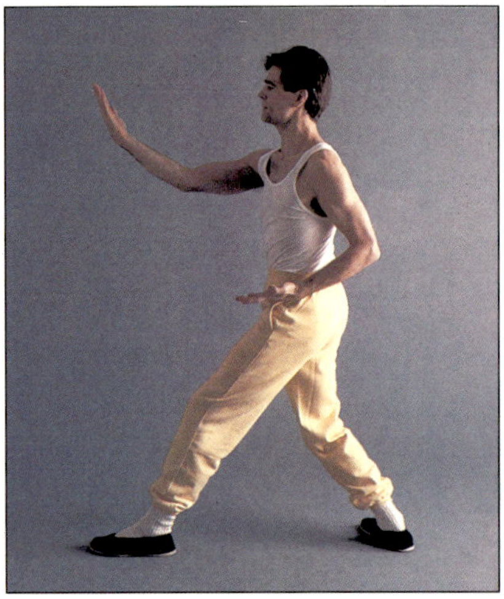

11. *Faust unter dem Ellbogen*

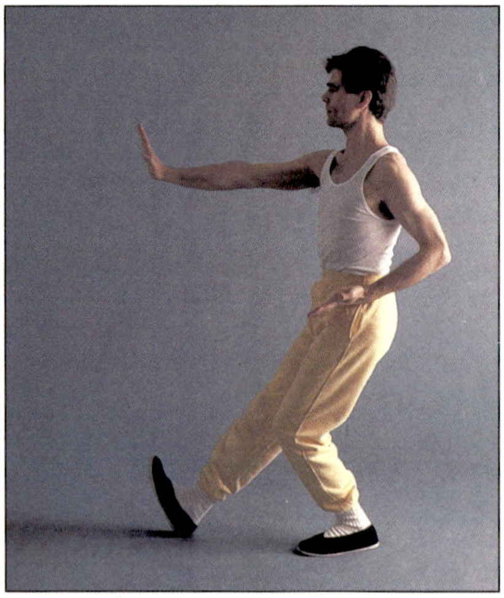

12. *Den Affen abwehren*

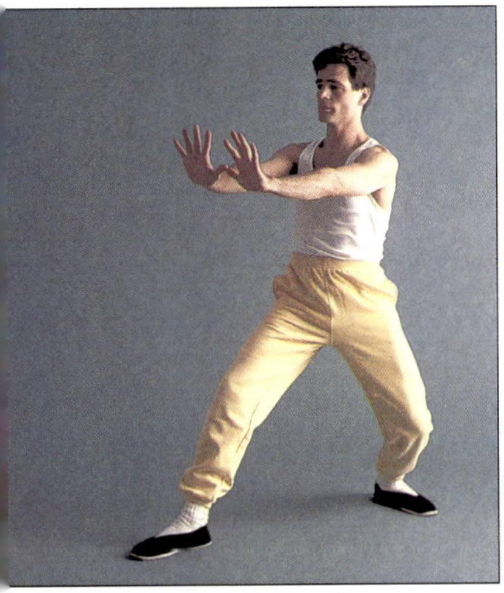

3. *Den Vogel beim Schwanz fassen*

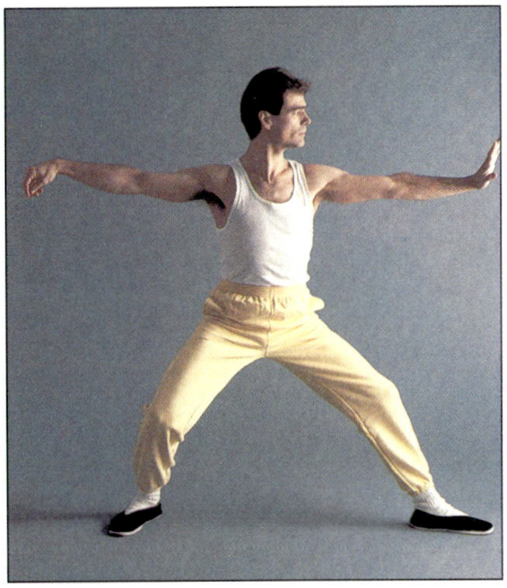

4. *Peitsche*

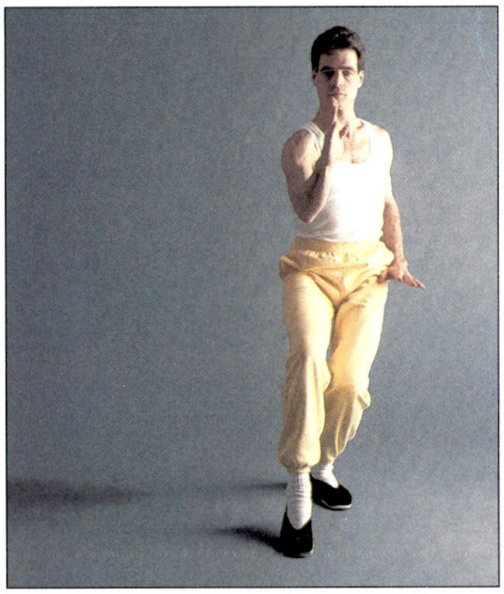

5. *Der Kranich breitet seine Flügel aus*

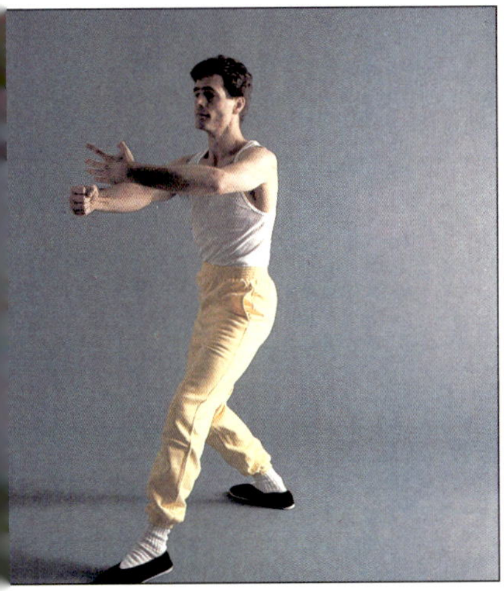

8. *Abwehren, Fauststoß*

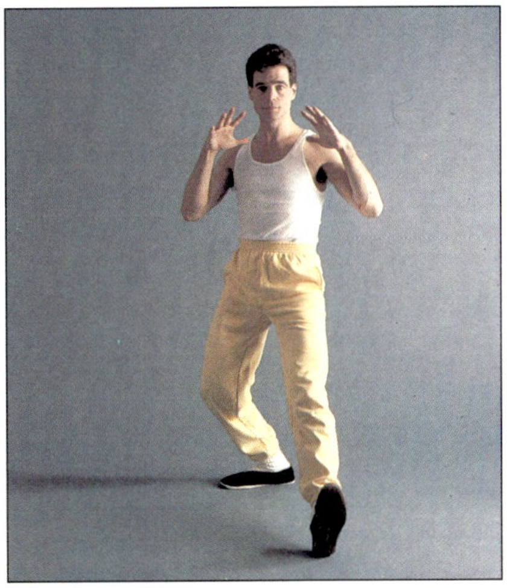

9. *Schließen*

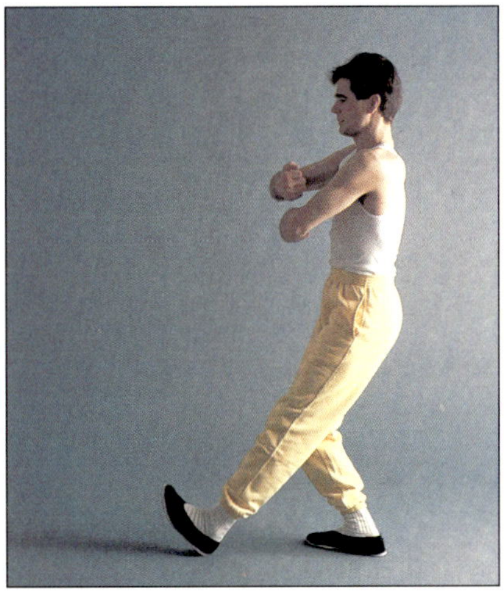

10. *Den Tiger umarmen*

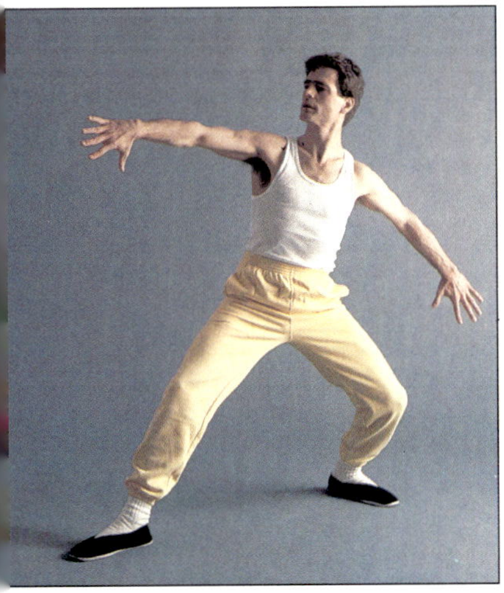

13. *Fliegen in der Diagonalen*

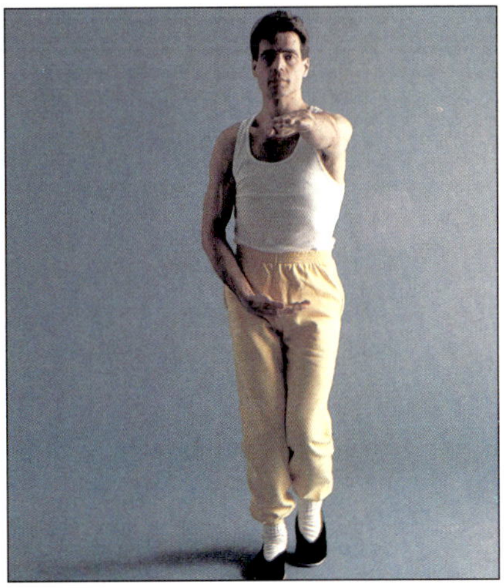

14. *Die linke Hand heben*

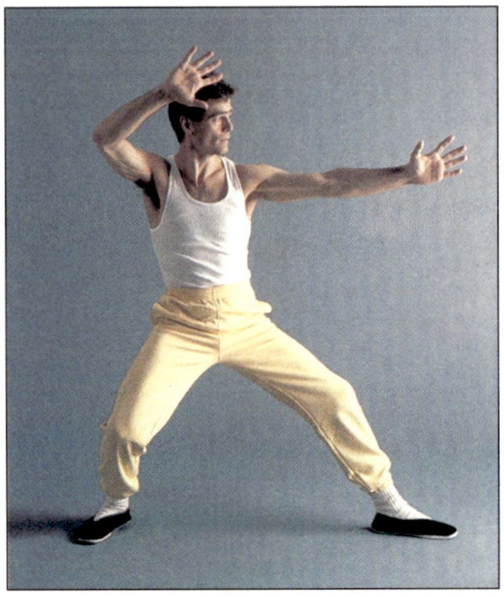

15. *Die Arme wie einen Fächer ausbreiten*

# Tai Chi/2

Nach rechts drehen (16). Schritt nach vorn mit gebeugten Knien, Hände nach oben abwinkeln, stoßen (17). Geradeaus schauen und linkes Bein zur Seite strecken, während die Arme und der Rumpf nach rechts gedreht werden (18). Nach links drehen und Füße schließen (19). Viermal nach rechts und dann nach links drehen; Peitschen-Stellung einnehmen *(Abbildung 4)*. Rumpf nach rechts drehen und rechtes Bein nach vorn hochschwingen; dabei die Arme öffnen (20). Gewicht auf rechtes Bein verlagern, linkes Bein seitlich hochschwingen (21). Bein bis dicht über den Boden senken, rechten Fuß auf der Ferse nach außen drehen und linkes Bein erneut hochschwingen (22). Linkes Bein auf den Boden setzen und Gewicht darauf verlagern; mit den Armen hoch und tief in Abwehrstellung gehen (23). Auf dem linken Fuß drehen und Armposition wechseln (24). Dann auf dem rechten Fuß drehen, Sprung auf den linken Fuß und rechtes Bein – ohne Kraftaufwand – in Richtung des ausgestreckten rechten Arms hochschwingen (25). Schritt zurück mit dem rechten Bein, Arme senken und Gewicht nach hinten auf linken Fuß verlagern (26). Einmal um die Achse drehen, Gewicht auf linkes Bein verlagern, Stoß nach oben mit rechter Ferse (27). Gewicht auf links verlagern, Füße parallel stellen; die linke Hand umfaßt das rechte Handgelenk (28). Rechtes Bein mit Schwung nach hinten führen und Arme öffnen (29). Schritt vor, Fäuste in Hüft- und Brusthöhe führen (30).

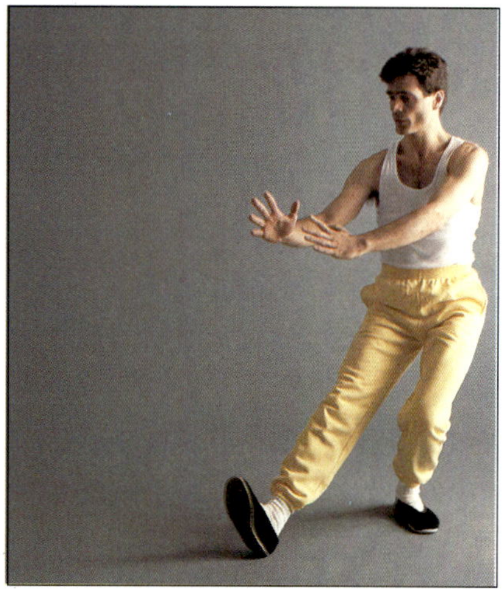

*16. Der grüne Drache*

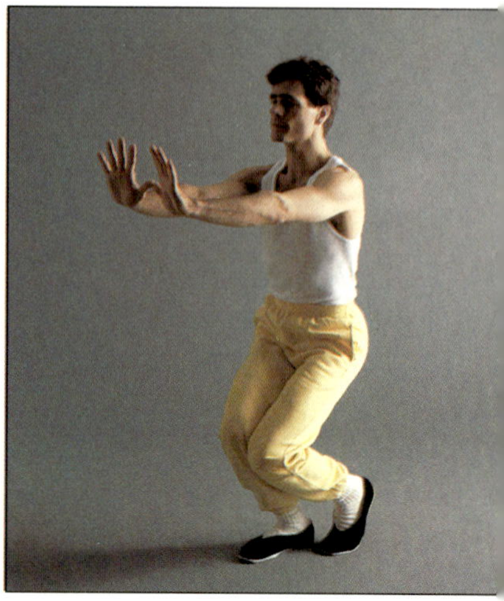

*17. Schritt nach vorn und Stoß*

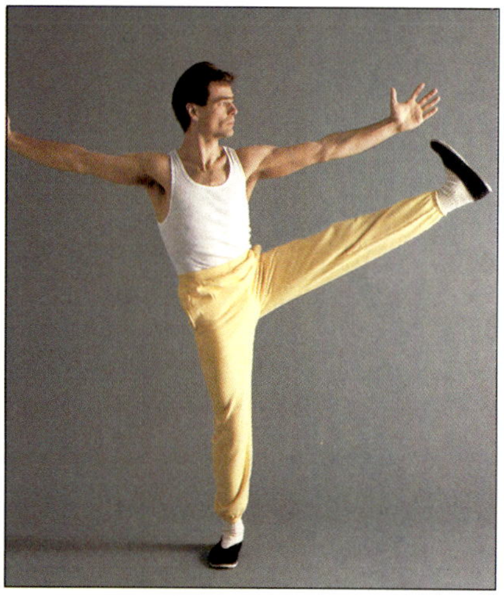

*21. Beinhochschwung*

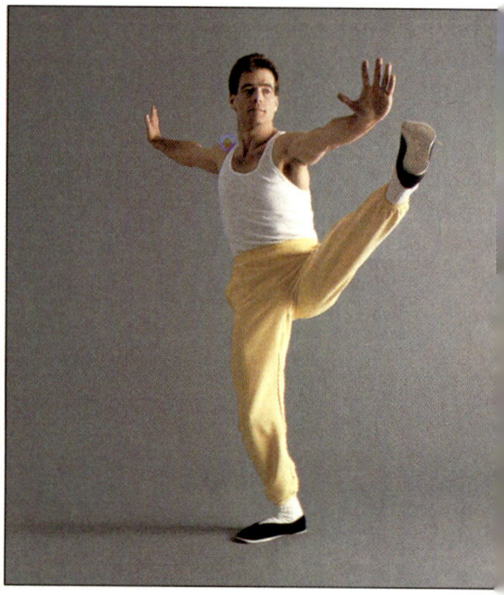

*22. Beinhochschwung*

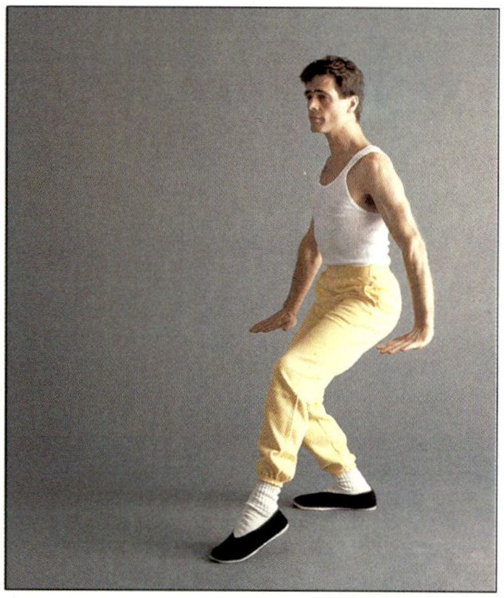

*26. Schritt zurück, Hände zur Seite*

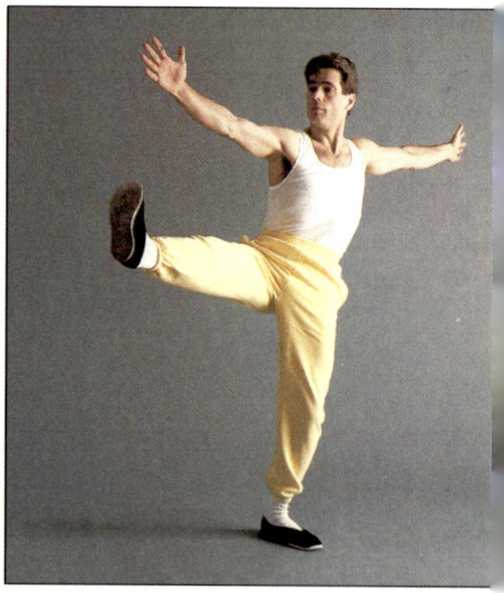

*27. Stoß mit der Ferse*

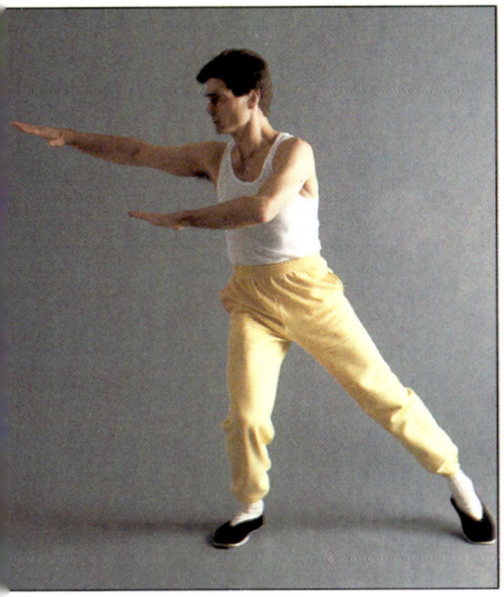

8. *Wolkenhände*

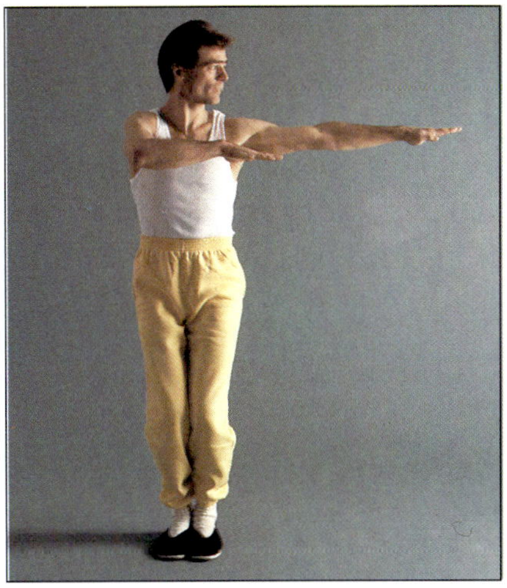

19. *Wolkenhände*

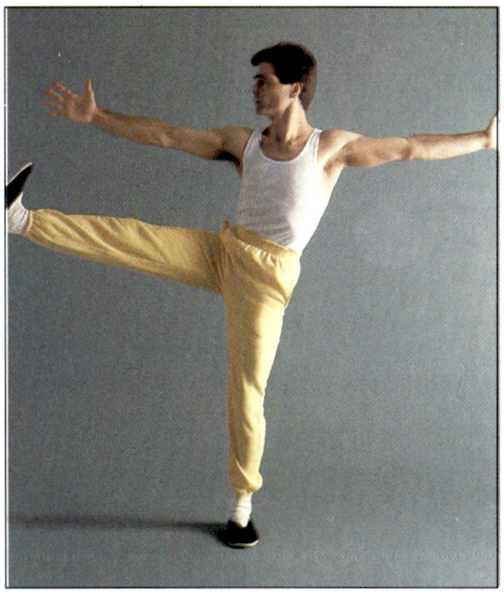

20. *Beinhochschwung*

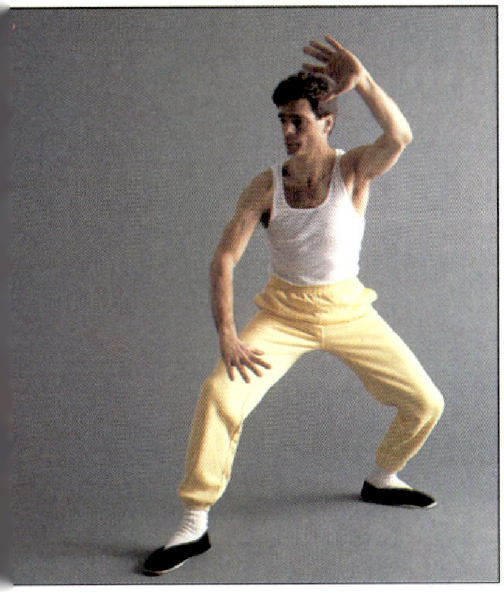

3. *Lotos im Wind*

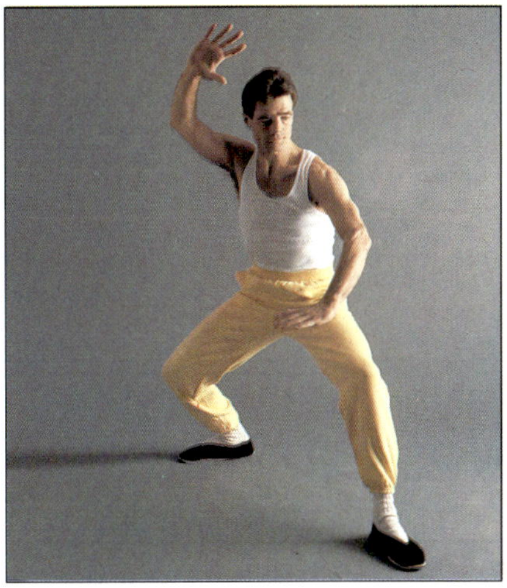

24. *Lotos im Wind*

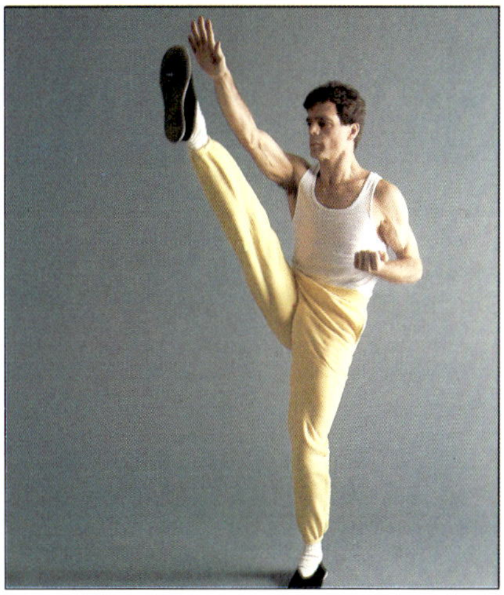

25. *Sprung und Beinhochschwung*

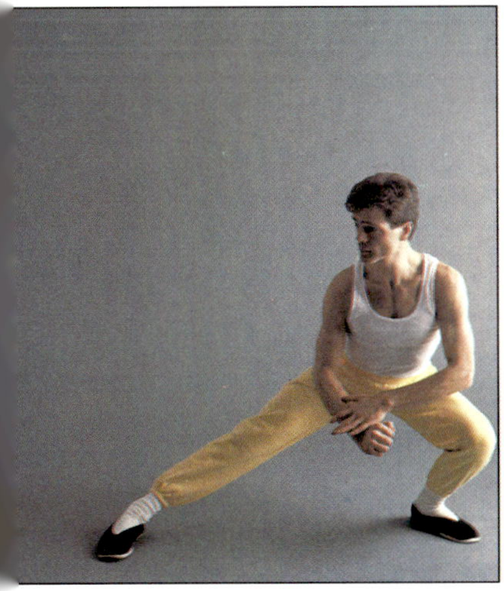

8. *Den Gegner mit der Faust treffen*

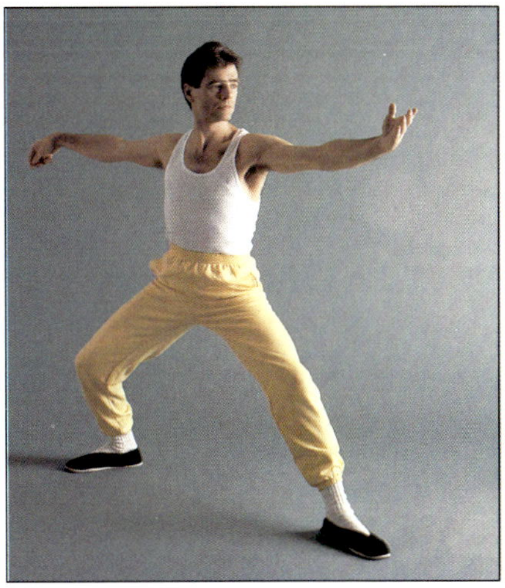

29. *Diagonale Peitsche*

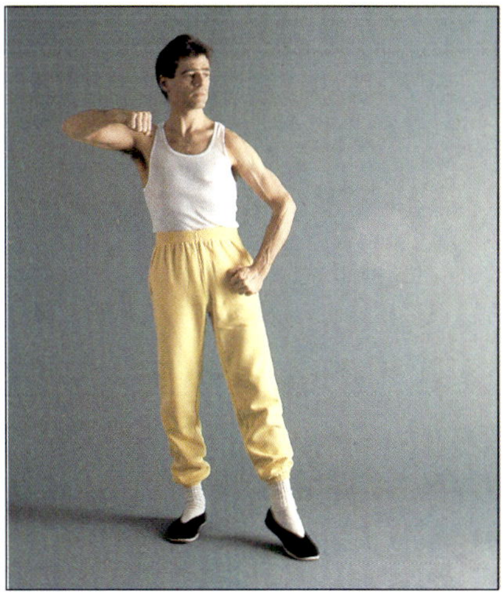

30. *Die Pferdemähne teilen*

# Tai Chi/3

„Die Schöne am Webstuhl" (31 und 32) beginnt mit einer Seitwärtsdrehung. Eine Hand wehrt ab, die andere boxt. Dann um 90 Grad nach links drehen, wieder boxen und abwehren. Die Abfolge noch zweimal wiederholen, bis Sie sich einmal um die eigene Achse gedreht haben. Am Ende die Peitschen-Stellung einnehmen *(Abbildung 4)*. Gewicht auf das gebeugte rechte Bein verlagern, Oberkörper und linken Arm zur linken Fußspitze strekken (33). Nach links schwingen, Gewicht auf links verlagern und rechtes Bein mit angewinkeltem Knie hochziehen (34). Rechtes Bein strecken und einen Schritt nach vorn machen. Umdrehen und Schläfe mit der linken Hand abblocken; rechter Arm und rechtes Bein bewegen sich gleichzeitig nach vorn (35). Rechten Fuß ganz aufsetzen. Hände zu lockeren Fäusten ballen und hochschwingen, als wollten Sie die Ohren eines Gegners treffen (36). Schrittbewegung wiederholen und Fäuste nach oben stoßen (37). Gewicht auf linken Fuß verlagern und rechtes Bein links neben den ausgestreckten Händen vorbei hochschwingen (38). Füße schulterbreit auseinander stellen, Fußspitzen nach außen drehen. Einen Fauststoß nach unten mit der Rechten machen, mit der Linken abblocken (39). Nach links drehen, Gewicht auf das linke gebeugte Bein verlagern, Arme auf Brusthöhe heben, boxen und abwehren (40). Ausfallschritt mit dem rechten Bein nach hinten, rechten Arm gestreckt in Richtung der rechten Ferse schwingen (41). Gewicht auf rechts zurückverlagern, Körper nach vorn drehen und rechten Arm ausstrecken (42). Mit zwei kurzen Fauststößen nachsetzen (43). Stellung 2 einnehmen, aber seitenverkehrt und mit angewinkeltem Fuß (44). Arme hochschwingen und Hände in Brusthöhe kreuzen, dann Arme senken und in die Ausgangsstellung zurückkehren (45).

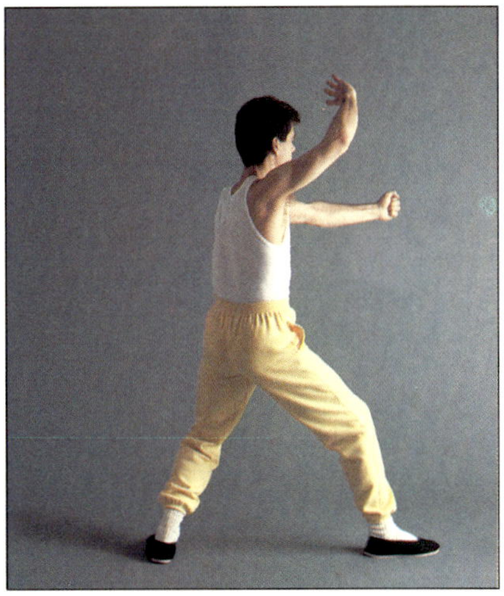

*31. Die Schöne am Webstuhl*

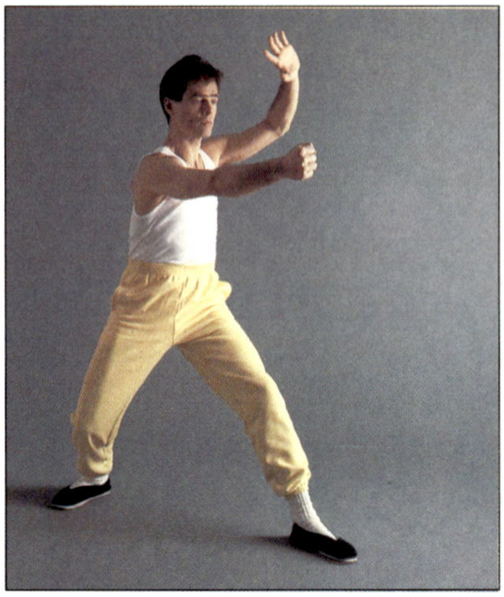

*32. Die Schöne am Webstuhl*

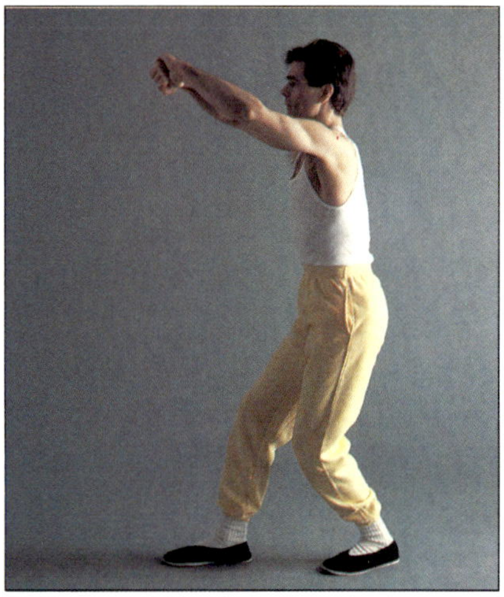

*36. Kanonenschlag durch die Luft*

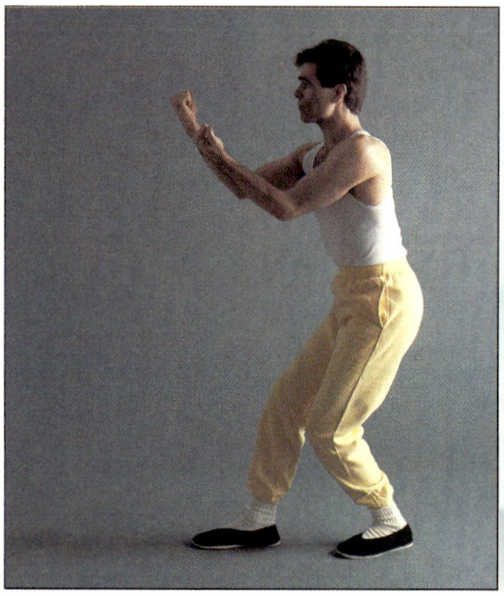

*37. Kanonenschlag durch die Luft*

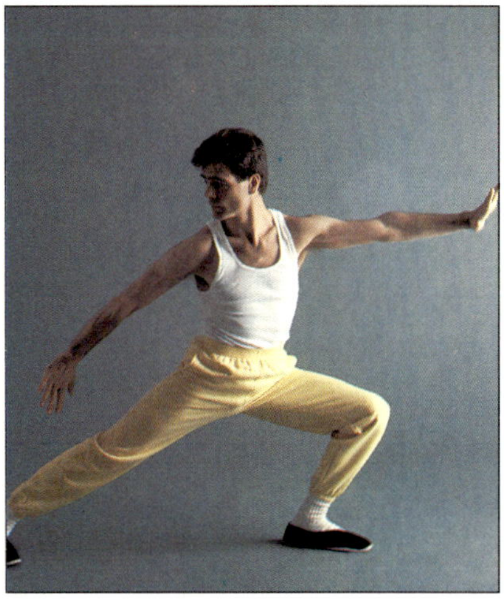

*41. Schritt zurück, auf dem Tiger reiten*

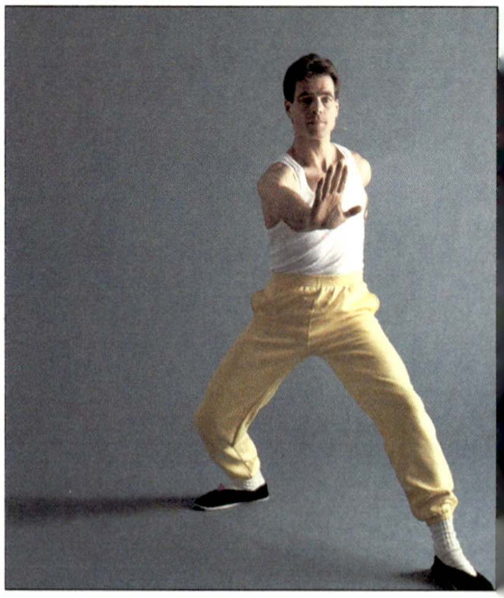

*42. Den Mond drehen*

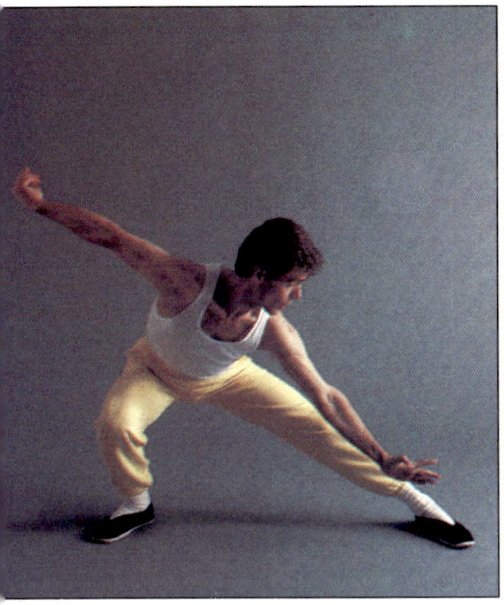

3. *Peitsche nach unten*

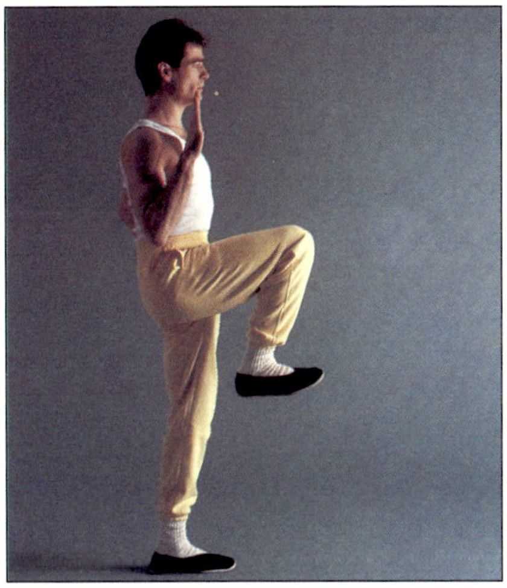

34. *Der goldene Fasan auf einem Bein*

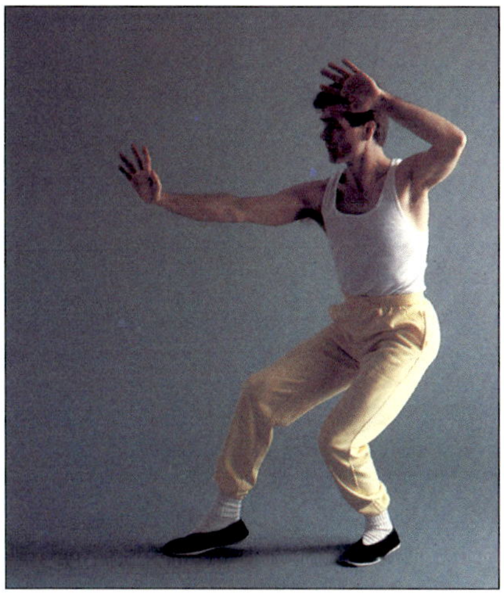

35. *Kanonenschlag durch die Luft*

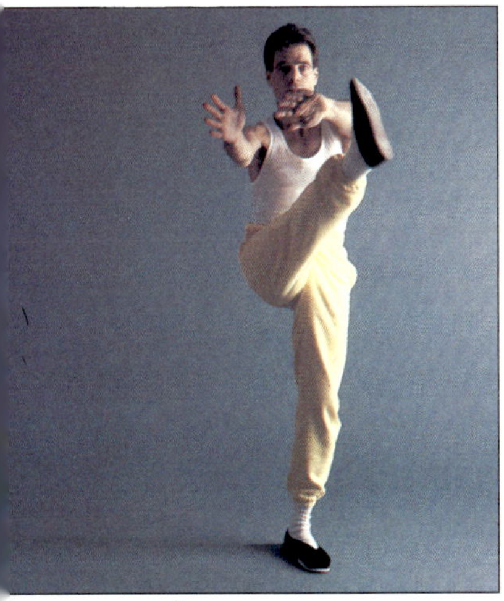

8. *Lotos-Kick*

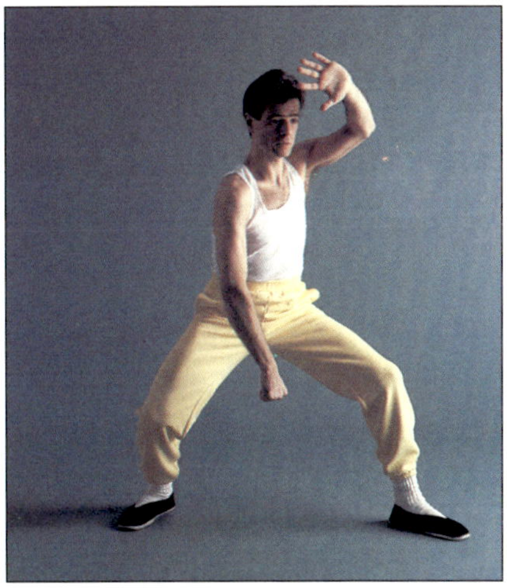

39. *Fauststoß nach unten*

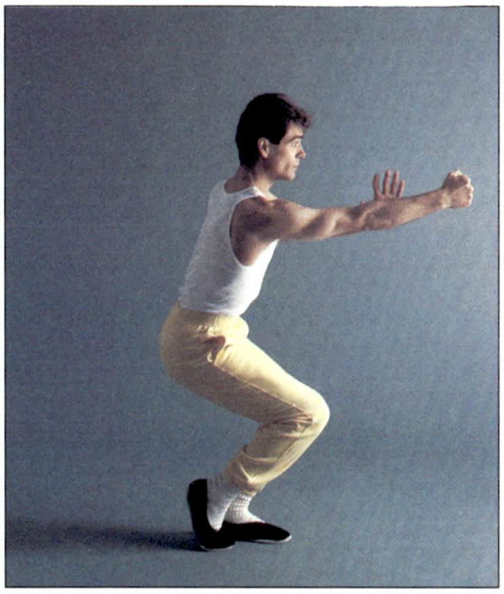

40. *Schritt nach vorn, Großer Bär*

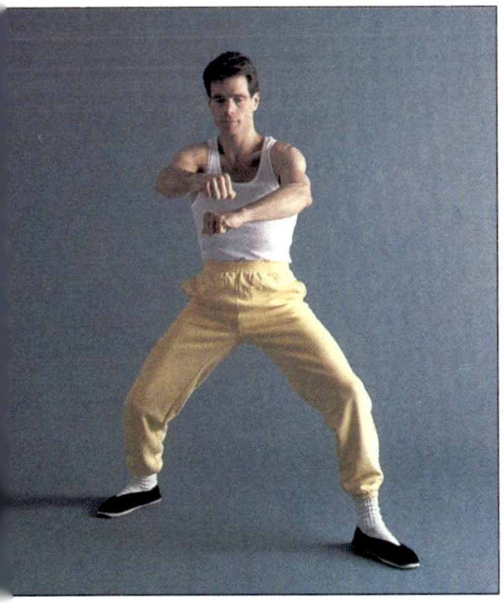

3. *Bogen spannen, den Tiger schießen*

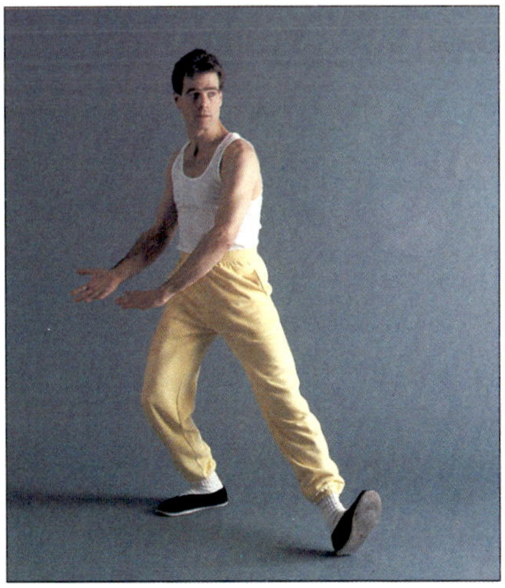

44. *Den Vogel beim Schwanz fassen*

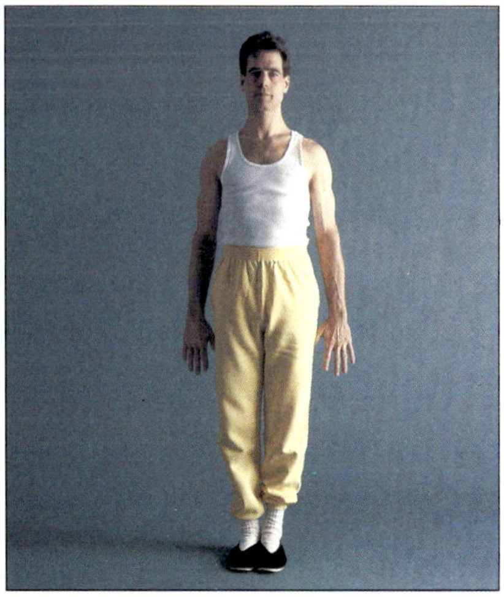

45. *Abschluß*

# Morgen-Massage/1

Die hier und auf den folgenden Seiten vorgestellte Massage-Technik hat ihren Ursprung in einer fernöstlichen Verjüngungs- und Heilmethode namens Do-in. Sie besteht aus einer sanften, aber stimulierenden Klopfmassage, die für eine bessere Durchblutung von Muskeln, Bindegewebe, Sehnen und Bändern sorgt und für alle erreichbaren Körperpartien angewendet werden kann.

Man braucht für diese Methode nicht den geringsten Kraftaufwand. Das Handgelenk bleibt locker, die Finger werden zu einer leichten Faust geschlossen, und die Knöchel bewegen sich mit einem sanften Trommeln über die Haut hin und her.

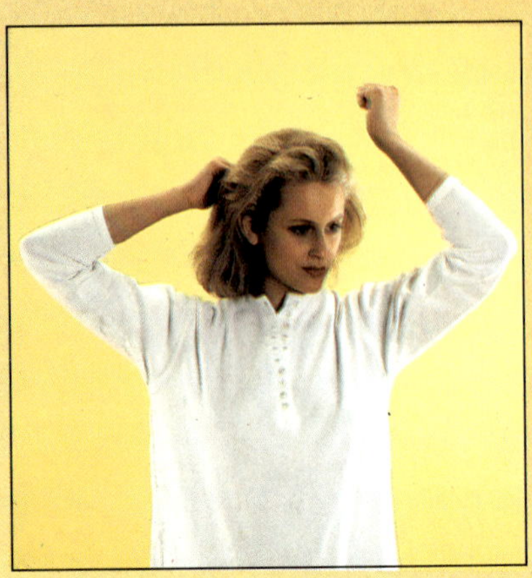

**Lassen Sie die Handgelenke locker, und bearbeiten Sie mit den Knöcheln rhythmisch den gesamten Kopfbereich.**

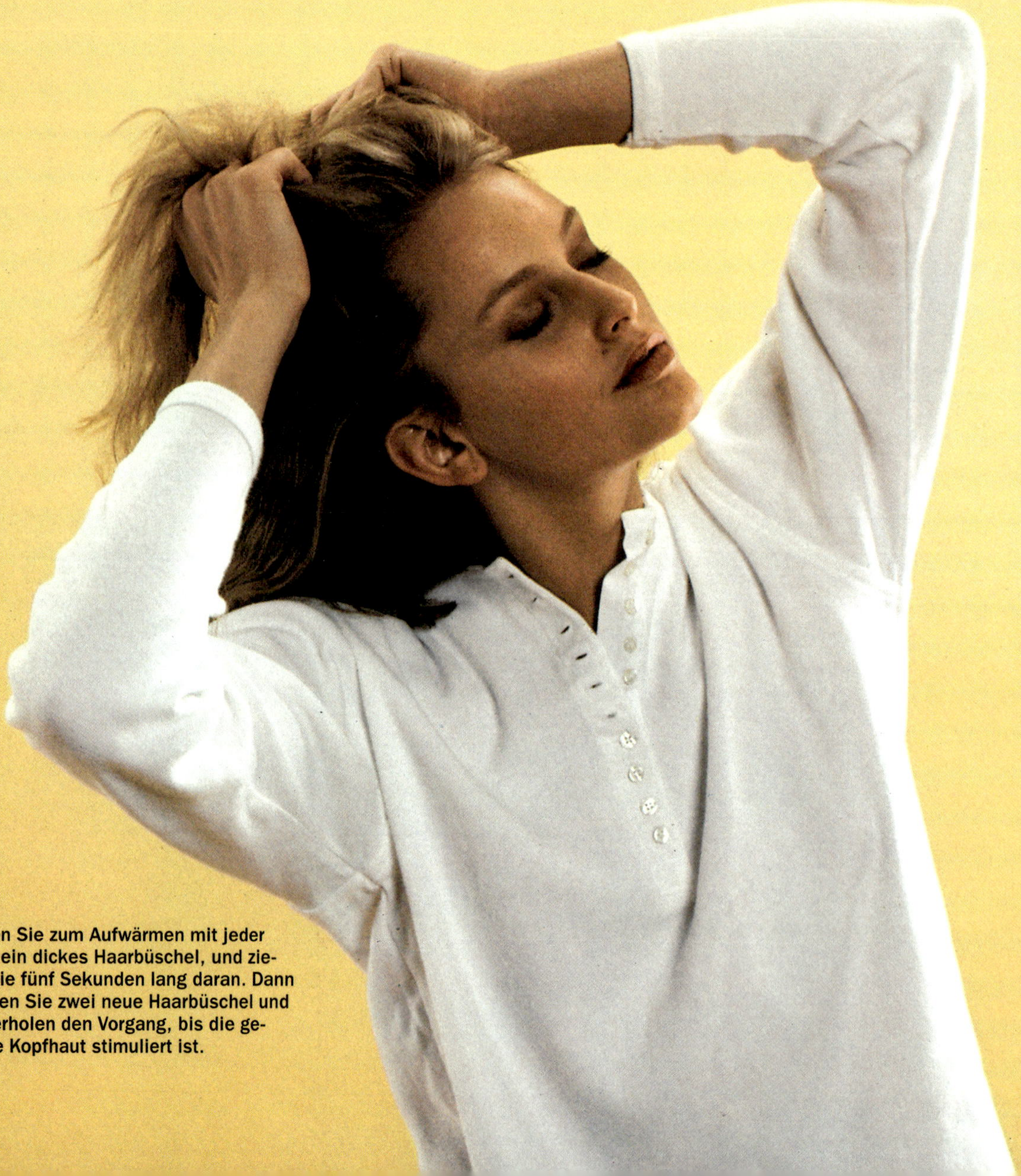

**Fassen Sie zum Aufwärmen mit jeder Hand ein dickes Haarbüschel, und ziehen Sie fünf Sekunden lang daran. Dann nehmen Sie zwei neue Haarbüschel und wiederholen den Vorgang, bis die gesamte Kopfhaut stimuliert ist.**

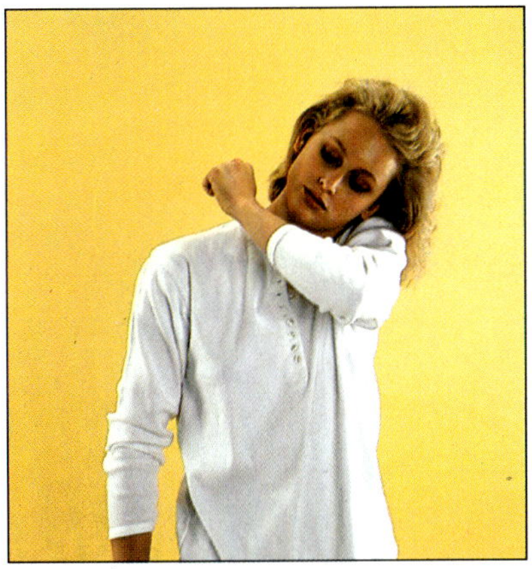

Trommeln Sie mit der linken Hand leicht über den Nacken und die rechte Schulter. Dann bearbeiten Sie mit der rechten Hand die linke Seite.

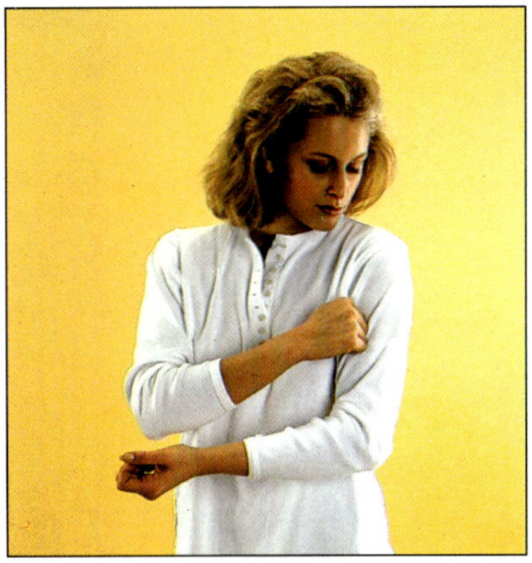

Setzen Sie die Klopfmassage vom linken Oberarm bis zum Ellbogen fort, und bearbeiten Sie anschließend die rechte Seite auf die gleiche Art.

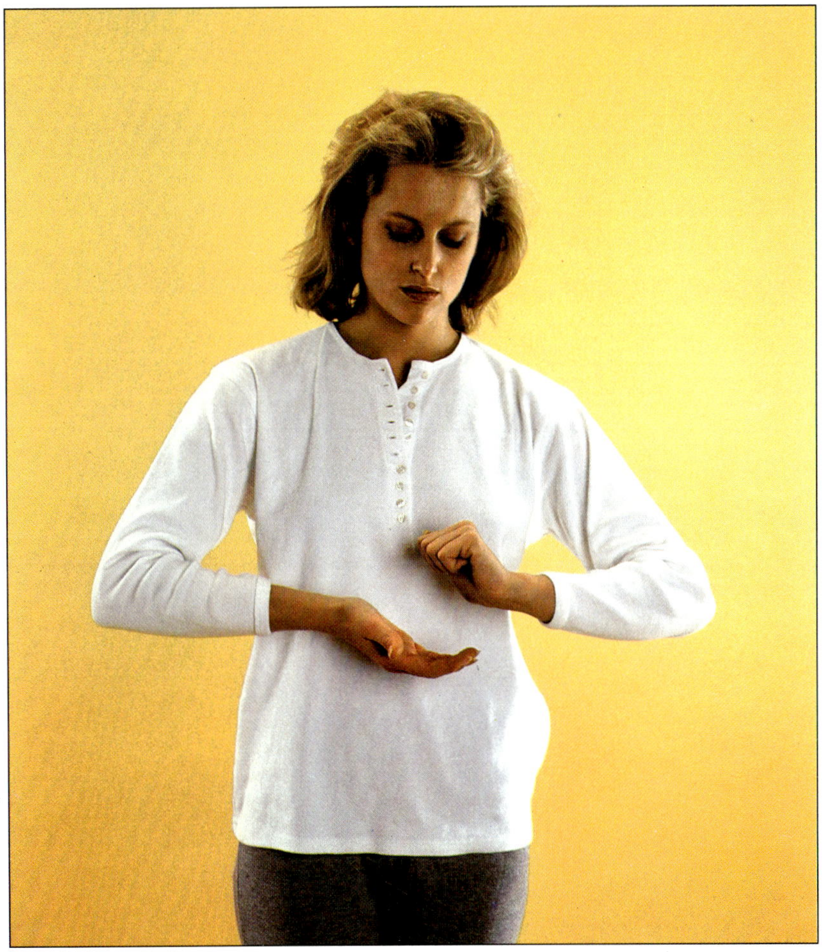

Massieren Sie mit sanftem Klopfen den Unterarm bis zum Handgelenk hin. Zum Schluß kommen die Innenfläche der Hand und die Finger an die Reihe.

# Morgen-Massage/2

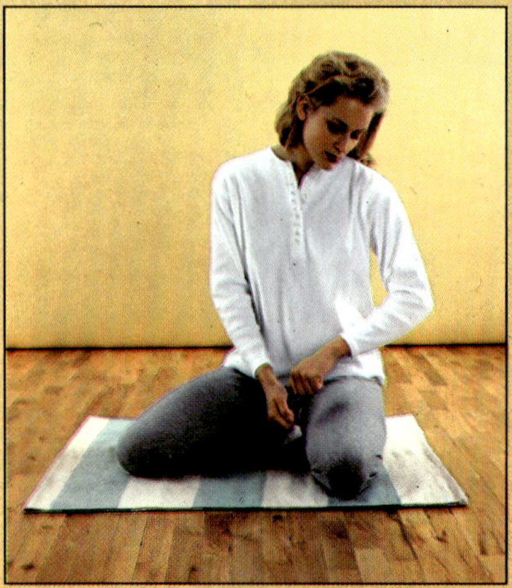

Auf den Fersen sitzend, mit den Fäusten auf die Innenseite des linken, dann des rechten Oberschenkels trommeln.

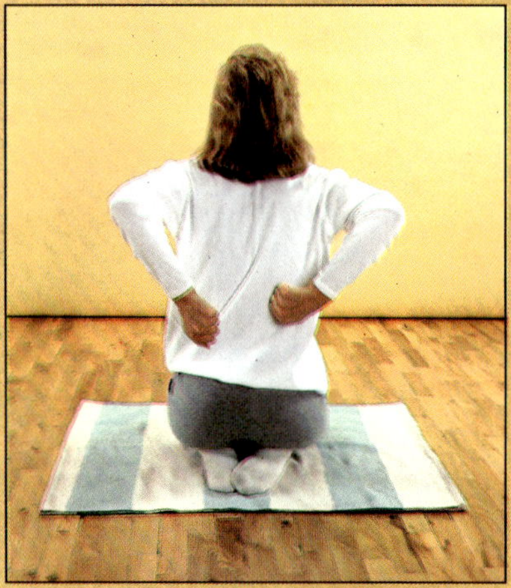

Vorsichtig die Rückenpartie entlang der Rippen bearbeiten. Dabei die Knöchel nahe der Wirbelsäule aufsetzen, ohne diese selbst zu treffen.

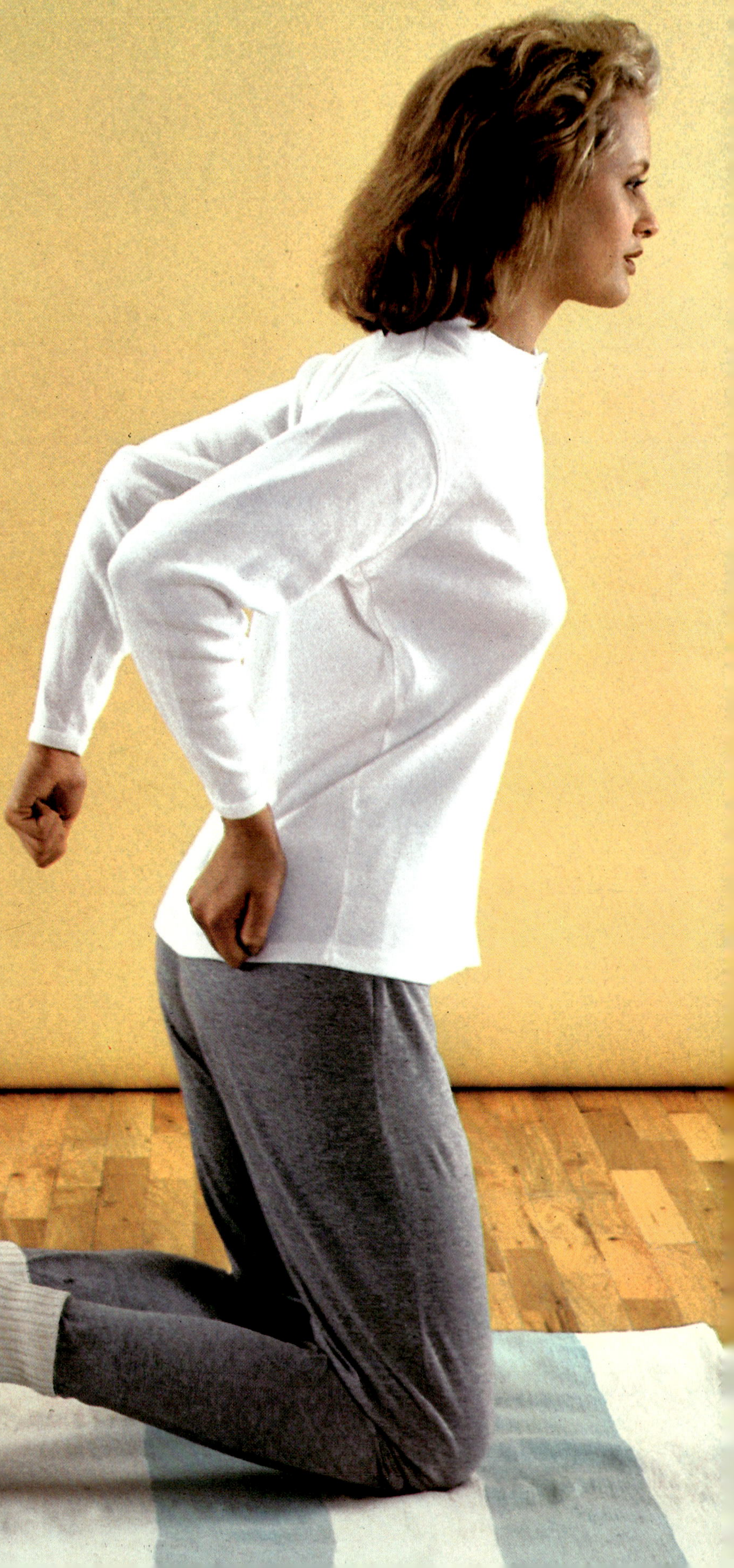

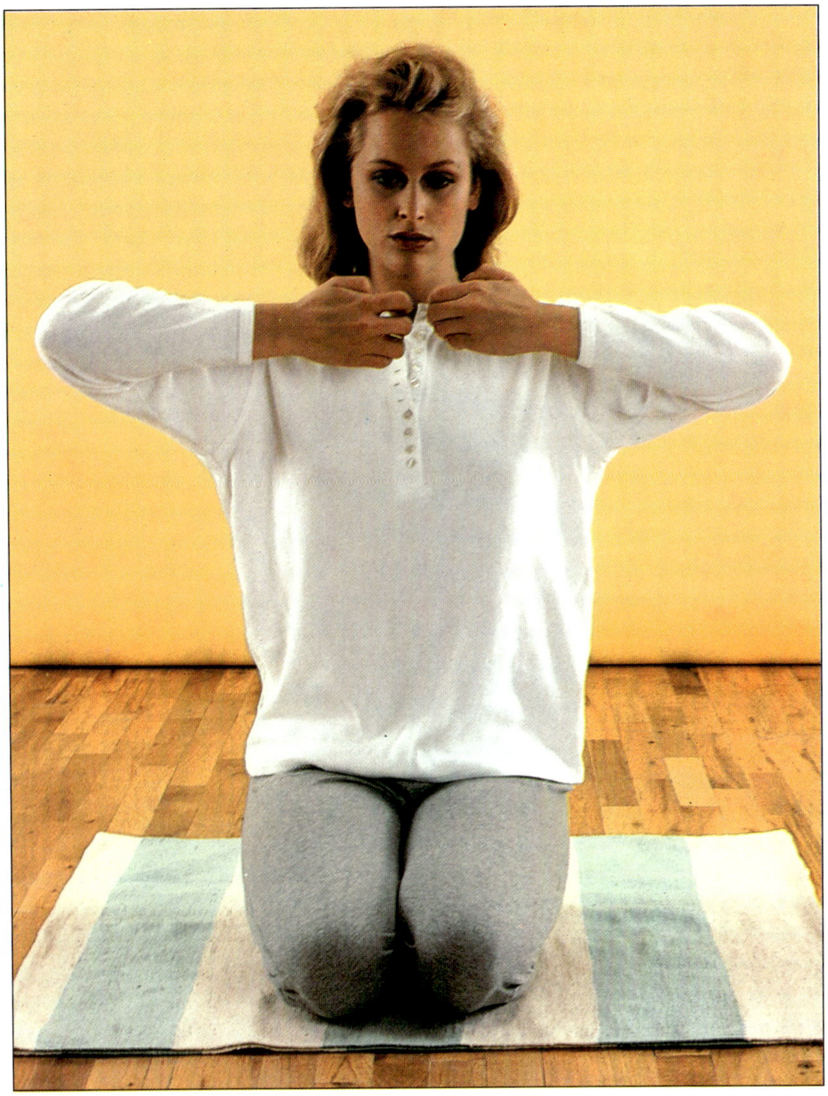

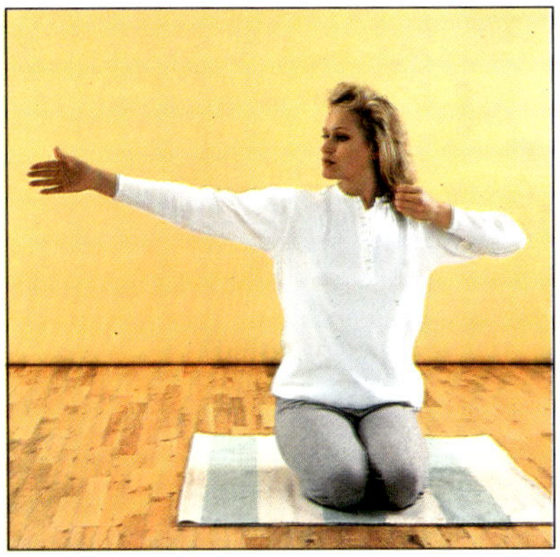

Beenden Sie Ihre Selbstmassage mit dieser entspannenden Atemübung. Sie setzen sich auf die Fersen und führen die Hände auf Schulterhöhe zusammen *(links)*. Atmen Sie kräftig aus; dann atmen Sie langsam ein, während Sie den rechten Arm ausstrecken und dabei die Muskeln anspannen, als wollten Sie einen Gummiriemen dehnen. Wenn der Arm vollkommen ausgestreckt ist, sind die Lungen prall mit Luft gefüllt. Nun öffnen Sie die Hand, als wollten Sie die Riemen loslassen, und atmen aus, während die Muskeln entspannt werden.

Behalten Sie die kniende Stellung bei, aber richten Sie sich von den Fersen auf. Trommeln Sie mit beiden Fäusten gegen Ihr Gesäß. Da in diesem Bereich Muskeln und Gewebe besonders dick sind, dürfen Sie etwas mehr Kraft anwenden.

# Morgen-Meditation

Es gibt eine Reihe von Meditationsrichtungen, die alle ihre eigenen Übungssysteme haben. Dr. Herbert Benson von der Harvard Medical School, der sich eingehend mit Meditation als Mittel zur Stress-Bewältigung befaßt hat, stellt hier ein Vierstufen-Programm vor, das ebenso wirksam zu einer Entspannungs-Reaktion *(S. 18)* führen kann wie eine der traditionellen Meditations-Techniken. Der Meditierende sollte sich am Morgen und noch einmal im Laufe des Tages 10 bis 20 Minuten Zeit für seine Übungen nehmen und dabei folgende Richtlinien beachten:

Erstens benötigt man einen ruhigen Raum, in dem man ungestört ist. Manche Leute meditieren leichter mit geschlossenen Augen oder in einem verdunkelten Raum, andere bei gedämpftem Licht. Und während manche Meditierende die Stille suchen, entspannen sich andere besser bei leiser Musik oder sanften Hintergrundgeräuschen.

Der zweite wichtige Punkt ist eine bequeme Haltung, die man mindestens 20 Minuten einnehmen kann, ohne daß die Muskeln steif werden und ohne daß man dabei einschläft. Jede der hier gezeigten Stellungen eignet sich hervorragend zur Meditation.

Drittens braucht man etwas, auf das man sich konzentrieren kann. Das kann eine Mantra sein, d. h. ein Wort, Laut oder Satz, den man bei jedem Ausatmen wiederholt. Oder man richtet seinen Blick auf einen bestimmten, unbewegten Gegenstand im Raum. Langsames, rhythmisches Atmen trägt ebenfalls zu geistiger Konzentration bei.

Schließlich sollte man sich um eine passive Grundeinstellung bemühen. Es ist möglich, daß die Gedanken zunächst abschweifen, aber mit etwas Übung kann man sich bald besser konzentrieren und damit die Entspannungs-Reaktion herbeiführen.

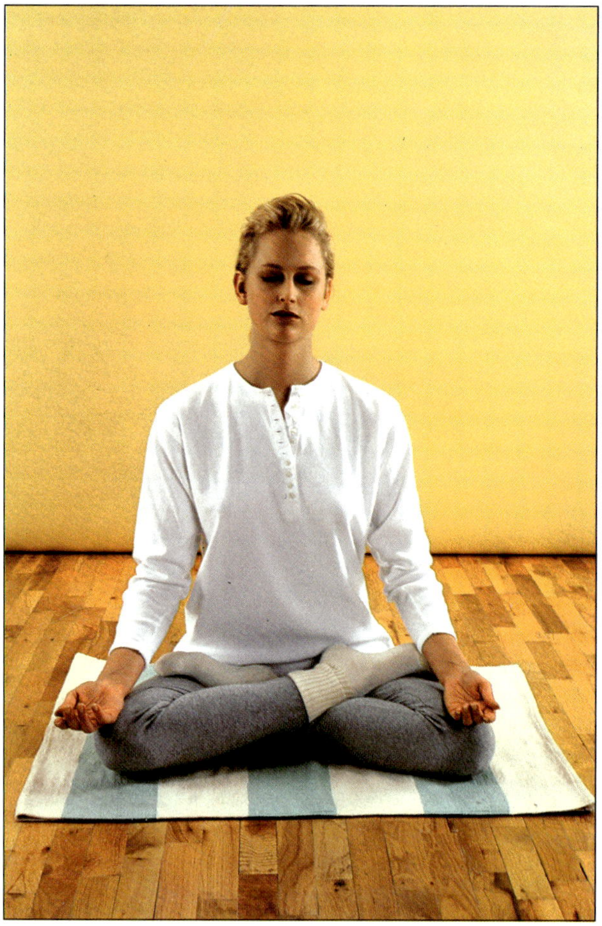

**Lotos-Stellung: Mit überkreuzten Beinen auf den Boden setzen und die Füße in die Leistenbeuge legen. Die Hände ruhen – Handflächen nach oben – auf den Knien. In dieser Position bleibt der Rücken gerade und die Atmung entspannt.**

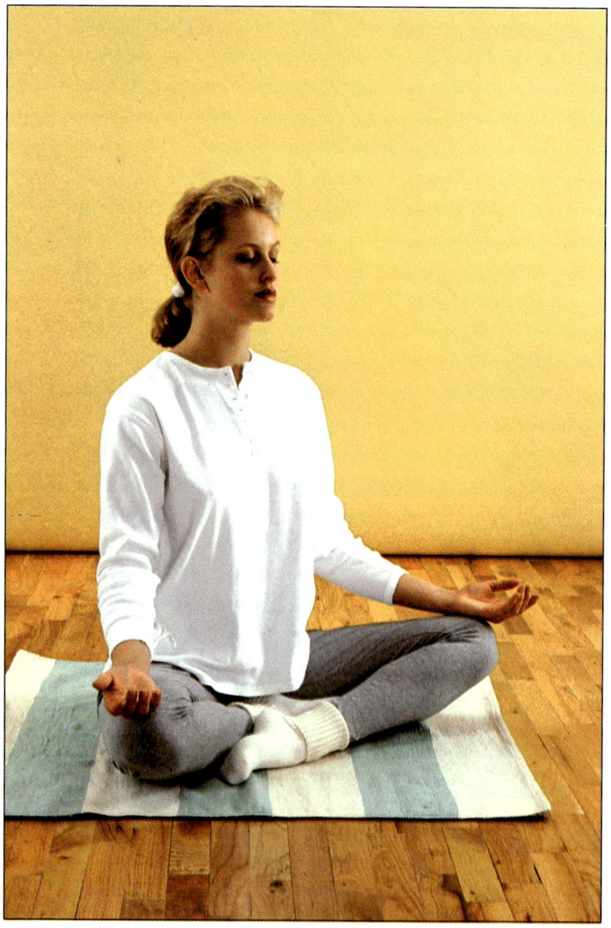

**Falls der Lotos-Sitz zu schwer fällt, versuchen Sie es mit der „Vollkommenen Stellung": Mit überkreuzten Beinen auf den Boden setzen, den Oberkörper aufrichten und die Arme entspannen. Die Hände liegen ganz leicht auf den Knien.**

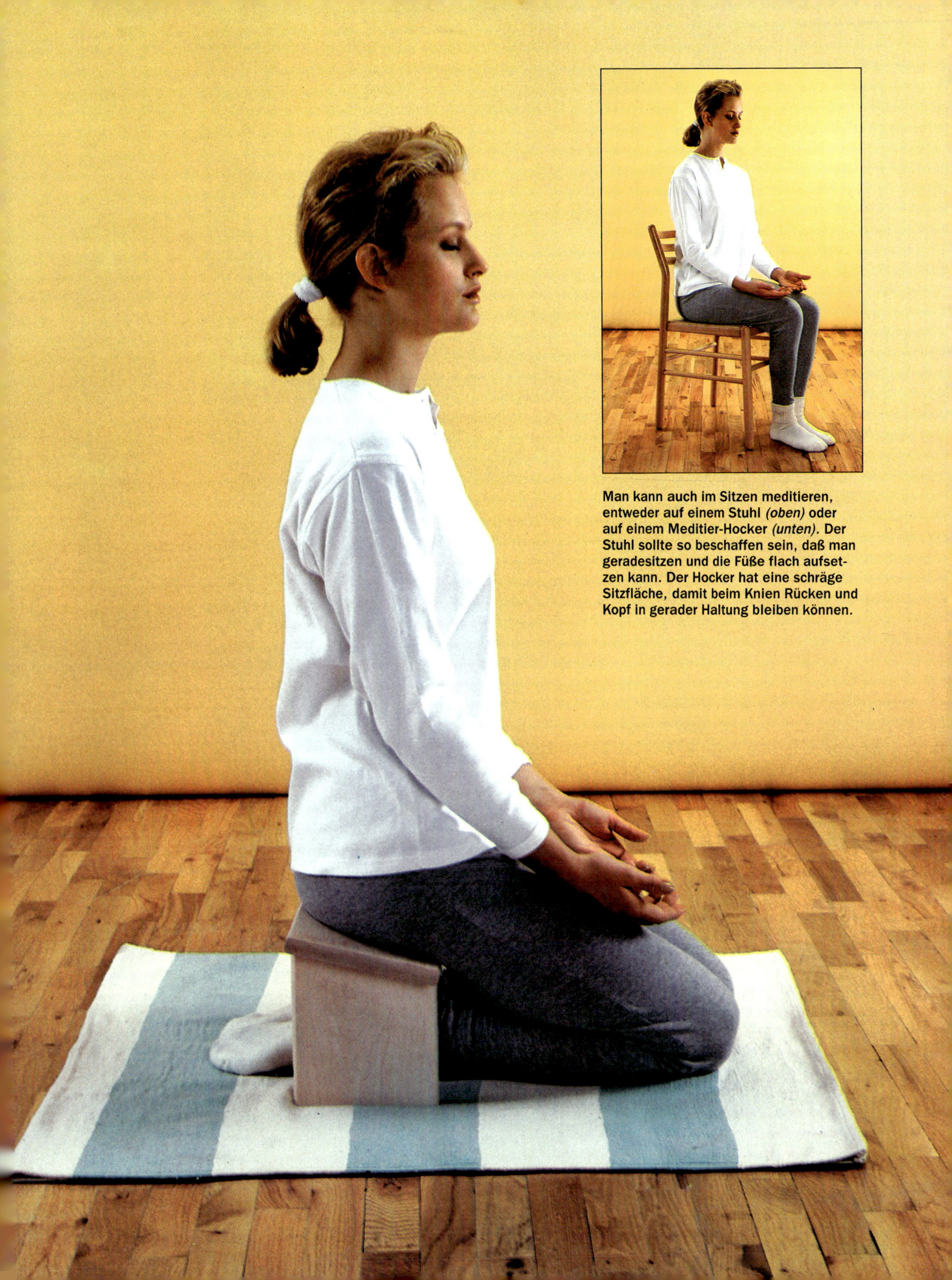

Man kann auch im Sitzen meditieren, entweder auf einem Stuhl *(oben)* oder auf einem Meditier-Hocker *(unten)*. Der Stuhl sollte so beschaffen sein, daß man geradesitzen und die Füße flach aufsetzen kann. Der Hocker hat eine schräge Sitzfläche, damit beim Knien Rücken und Kopf in gerader Haltung bleiben können.

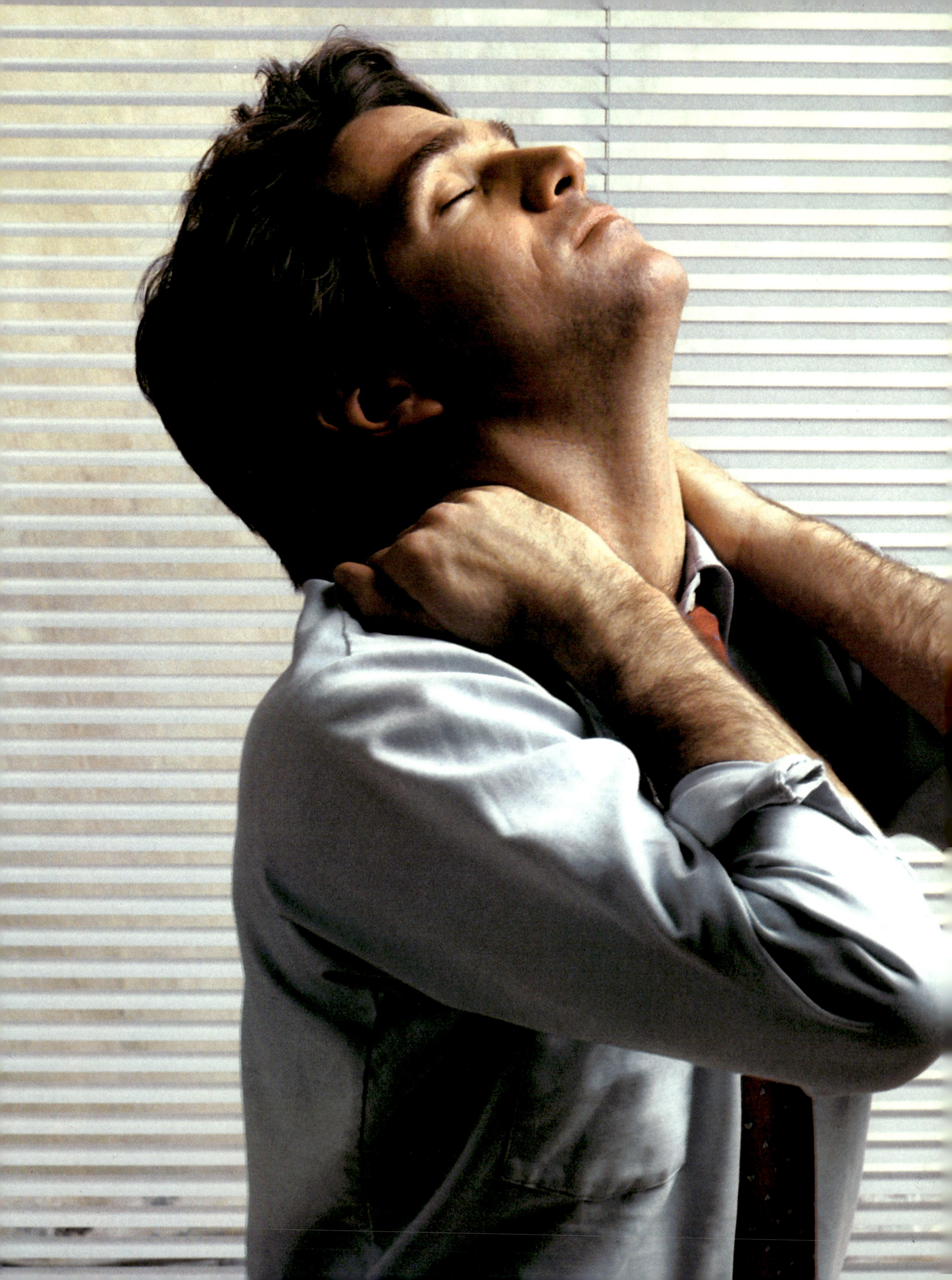

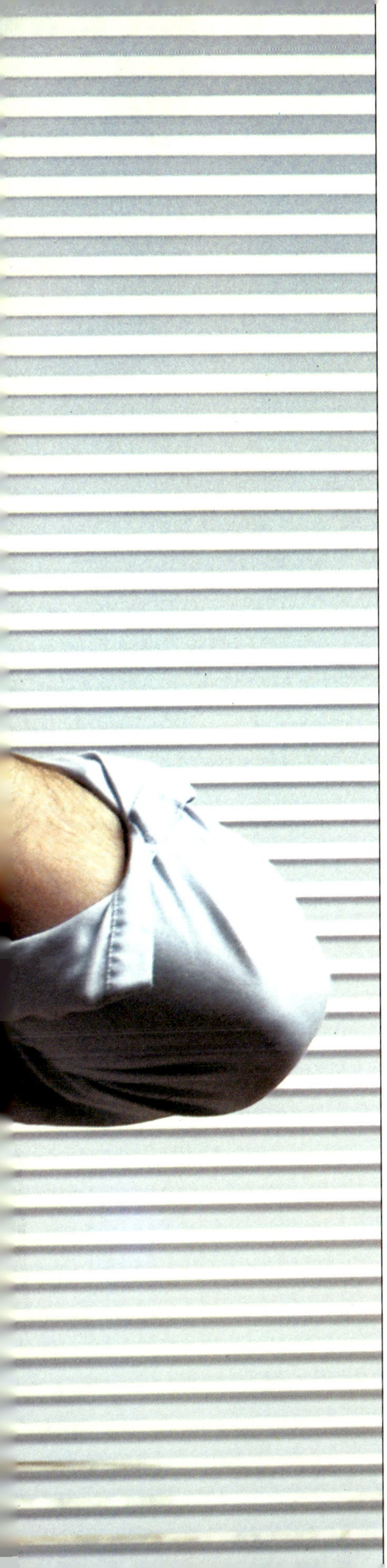

*Kapitel Drei*

# Von neun bis fünf

## *Stress-Bewältigung am Arbeitsplatz*

Hektischer Berufsverkehr, ein unangenehmer Chef oder Termindruck – Stress begleitet nur zu oft den beruflichen Alltag. Doch im Gegensatz zum Morgen-Stress, den man sich in der Regel selbst schafft, wird der Stress am Arbeitsplatz meist durch Faktoren verursacht, auf die man wenig oder keinen Einfluß hat.

In einer umfassenden Studie, an der 657 Angestellte und Arbeiter eines großen Automobilwerks teilnahmen, wurden vier Hauptfaktoren ermittelt, die zu Stress am Arbeitsplatz führen: Überbelastung durch zuviel Arbeit oder schlechte Arbeitsbedingungen, geringe Befriedigung bei der Arbeit, wenig Eigenverantwortung und Konflikte mit Kollegen und Vorgesetzten. Andere Untersuchungen kommen zu ähnlichen Ergebnissen: Wer gegen Bürokratie kämpfen, sich mit sinnlosen Aufgaben herumplagen oder ständig die Beschwerden von Kunden entgegennehmen muß, leidet bald unter Stress und stressbedingten Krankheiten. So fanden die Psychologen der amerikanischen Bundesluftfahrtbehörde heraus, daß hektischer Flugverkehr – eine Situation, die nach allgemeiner Ansicht ein Höchstmaß an Konzentration erfordert – den Fluglotsen die größte Befriedigung und den geringsten Stress brachte. Sehr viel mehr Stress verursachten dagegen Schichtdienst und Verwaltungskram. Bei einer Befragung von Polizeikräften in Florida stellte sich heraus, daß dramatische Autojagden und die Konfrontation mit einem Verbrecher – ja sogar ein Schußwechsel – in der Rangfolge der Stress-Ursachen weit hinter dem leidigen Papierkrieg und dem Ärger über das „unwirksame Gerichtswesen" lagen.

Mangel an Motivation, Erschöpfung und Drogenkonsum lassen sich mitunter auf eintönige, unpersönliche Jobs zurückführen. So ergab eine

Untersuchung von Sägewerksarbeitern, die eintönige Fließbandjobs verrichteten, daß sie einen weit höheren Adrenalinspiegel hatten als die Angestellten des gleichen Unternehmens, die nicht am Fließband standen. Und der Adrenalinspiegel stieg im Laufe des Tages noch an – ein Zeichen dafür, daß der Stress zunahm. Die Leute, die am wenigsten Befriedigung bei der Arbeit fanden, konnten sich am Feierabend am schlechtesten entspannen und fehlten häufig, wobei ihre Beschwerden von Brustschmerzen bis zu Depressionen reichten.

Daß ein guter Chef die Stress-Auswirkungen am Arbeitsplatz enorm verringern kann, zeigte sich drastisch in einer Studie über die Arbeitsbedingungen bei der Firma Illinois Bell. Angestellte, die unter starkem Stress standen, aber Verständnis bei ihrem Vorgesetzten fanden, waren weit seltener krank als jene, die sich ihre Bestätigung nicht beim Chef, sondern in der Familie holen mußten. Ein tüchtiger Vorgesetzter kann nach Ansicht von Experten sehr zur Stress-Bewältigung beitragen – und zwar nicht dadurch, daß er seinen Leuten die Probleme abnimmt, sondern indem er sie anspornt, die Probleme selbst zu lösen.

Aber nicht immer wird der Stress am Arbeitsplatz durch psychische Spannungen verursacht. Es gibt Leute, die ihren Beruf durchaus lieben und trotzdem sehr unter dem Stress der äußeren Arbeitsbedingungen leiden. Unzureichende Beleuchtung, schlechte Luft, Lärm, ungeheizte oder überheizte Räume stören ihr Wohlbefinden. Selbst Kleinigkeiten wie unbequeme Stühle oder das Flimmern eines Videoschirms können Stress verursachen. Eine amerikanische Regierungsumfrage bei Büroangestellten, die vorwiegend am Bildschirm arbeiteten, ermittelte, daß diese Leute nicht nur häufiger als andere an Augenschmerzen, sondern auch in hohem Maße an Stress litten.

Zu den besten Methoden, inneren und äußeren Stress im Beruf abzubauen, zählt regelmäßiges Bewegungstraining. Körperliche Betätigung baut Stress-Symptome wie Erschöpfung und Angst ab, und ein trainierter Mensch kann, wie zahlreiche Untersuchungen zeigen, den chronischen Stress am Arbeitsplatz leichter bewältigen. Außerdem hat sich herausgestellt, daß Leute, die regelmäßig Sport treiben, leistungsfähiger und auch produktiver im Beruf sind als sportlich inaktive Menschen. Ein weiterer Vorteil besteht darin, daß ein regelmäßiges Bewegungstraining den allgemeinen Gesundheitszustand verbessert, weil es sich günstig auf Blutdruck, Herztätigkeit und Gewicht auswirkt.

Einige Großfirmen haben versuchsweise Trainingsprogramme eingeführt, um die Produktivität zu steigern, Ausfälle durch Krankheit zu reduzieren und die Kosten für die Gesundheitsvorsorge zu senken. Es hat sich erwiesen, daß die Einhaltung solcher Trainingsprogramme die Produktivität tatsächlich verbesserte und die Krankmeldungen zurückgingen. So beobachtete ein amerikanischer Versicherungskonzern fünf Jahre lang 1389 Bürokräfte mit überwiegend sitzender Beschäftigung. Bei den Angestellten, die an einem Fitness-Programm der Gesellschaft teilnahmen, sanken die Krankenkosten um jährlich 46 Prozent, und die Abwesenheit vom Arbeitsplatz (nicht eingerechnet der Mutterschaftsurlaub) verringerte sich um 36 Prozent. Nach fünf Jahren stellte die Versiche-

## Vermeidung des Nachmittags-Tiefs

◆ Berufstätige klagen häufig über mangelnde Energie und Konzentration am späten Nachmittag. Ist das schlicht ein Zeichen von Ermüdung, oder steckt mehr dahinter? Wissenschaftler vermuten seit einiger Zeit, daß das Nachmittags-Tief etwas mit dem Mittagsmahl zu tun haben könnte.

◆ Eine Studie an der University of Sussex in England ergab, daß Studenten, die mittags viel aßen (mehr als 1000 Kalorien), über ein Nachlassen der Konzentration und eine Verlangsamung der Reflexe klagten, und zwar in einem Maße, als hätten sie nachts nicht geschlafen. Die Ursache dieses Phänomens ist noch unklar, aber offenbar spielt der Verdauungsprozeß dabei eine wesentliche Rolle. Je üppiger eine Mahlzeit, desto mehr Blut braucht der Magen zur Verdauung und desto schlechter durchblutet ist der übrige Organismus. Deshalb empfiehlt es sich, große Mittagsmahlzeiten zu vermeiden und statt dessen vormittags lieber eine kleine Zwischenmahlzeit einzunehmen.

◆ Außerdem hat sich gezeigt, daß auch die Zusammensetzung des Mittagessens beim Nachmittags-Tief eine Rolle spielt. So entdeckte man, daß nach Mahlzeiten, die reichlich Kohlenhydrate, aber kaum Proteine enthalten, Serotonin freigesetzt wird, eine Überträgersubstanz im zentralen Nervensystem, die u. a. auch das Schlafverhalten beeinflußt. Wer also mittags ein Nudelgericht ißt, sollte eine kleine Portion Fleisch, Bohnen oder sonstige Proteine als Beilage wählen.

◆ Auch eine gewisse Regelmäßigkeit im Eßverhalten kann von Vorteil sein. Wer mittags einmal viel und dann wieder wenig zu sich nimmt, wer das Frühstück ausläßt und dafür mittags um so mehr herunterschlingt, ist am Nachmittag wohl eher träge als jemand, der mäßig – und regelmäßig – ißt.

rungsfirma fest, daß sie mit jedem in das Fitness-Programm gesteckten Dollar 1,93 Dollar eingespart hatte. Natürlich bieten nicht alle Unternehmen umfassende Fitness-Programme an, aber bereits kurze Gymnastikpausen, die längeres Sitzen unterbrechen, können Stress abbauen.

Die in diesem Kapitel aufgeführten Trainingsprogramme zielen darauf ab, den Stress am Arbeitsplatz oder auf dem Weg zur Arbeit zu verringern. So können Sie sich im Auto, ja sogar in einem überfüllten Bus oder Zug mit Hilfe der sechs kurzen, auf S. 58–59 vorgestellten Übungen entspannen. Die aerobische Gymnastik auf S. 70–77 ist ein vollständiges Anti-Stress-Programm, das sich in der Mittagspause durchführen läßt.

Wir haben aber auch an spezifische Stress-Probleme gedacht. Wenn Sie beispielsweise häufig an der Schreibmaschine arbeiten, hilft Ihnen vielleicht die Hand- und Fingermassage auf S. 68–69. Außerdem können Spezialtechniken wie mentales Training und Biofeedback *(S. 78–81)* dazu beitragen, den täglichen Berufs-Stress zu lindern und zugleich Ihre Arbeitsleistung zu verbessern.

# Der Weg zur Arbeit

Ein Pendler ist einer Vielzahl von Stressoren ausgesetzt. Tierversuche haben ergeben, daß bereits eine geringe Umweltveränderung ausreicht, um den Hormonspiegel zu verändern und sonstige Stress-Signale zu verstärken. Zum Stress des Ortswechsels kommt der Fahrt-Stress durch Autoabgase, Dröhnen und Vibration, aber auch physischer Stress wie unbequemes Sitzen oder Stehen auf engem Raum und psychischer Stress bei unvermeidbaren Verzögerungen wie etwa einem Verkehrsstau.

Wer mit dem eigenen Auto zur Arbeit fährt, ist den meisten der oben genannten Stress-Reize ausgesetzt und muß sich obendrein konzentrieren, besonders bei hohem Tempo, dichtem Verkehr oder schlechtem Wetter. Beim Autofahren kann sich die Herztätigkeit und die Hormonproduktion verstärken, der Blutdruck steigt, man sondert mehr Schweiß ab, Nerven und Muskeln spannen sich an, es kommt zu Magen-Darm-Störungen und anderen physiologischen Stress-Symptomen.

Eines der einfachsten Mittel gegen den Stress auf dem Arbeitsweg besteht darin, daß man sich genügend Zeit nimmt. Erreicht man sein Büro normalerweise in einer halben oder in einer Stunde, sollte man etwa 20 Minuten zusätzlich einplanen, um gegen unerwartete Verzögerungen gefeit zu sein.

Der Stress im Berufsverkehr läßt sich aber auch durch Dehn- und Streckübungen ein wenig abbauen. Das hier gezeigte Gymnastikprogramm hilft bei Verspannungen der Nacken-, Schulter- und Rückenmuskulatur, wie sie bei längerem Sitzen oder Stehen in der gleichen Haltung auftreten. Und es hat den Vorteil, daß man es im Bus, Zug oder Flugzeug durchführen kann, ja sogar im Wagen vor einer Ampel auf Rot. Jede der Dehnungen sollte 20 Sekunden durchgehalten werden.

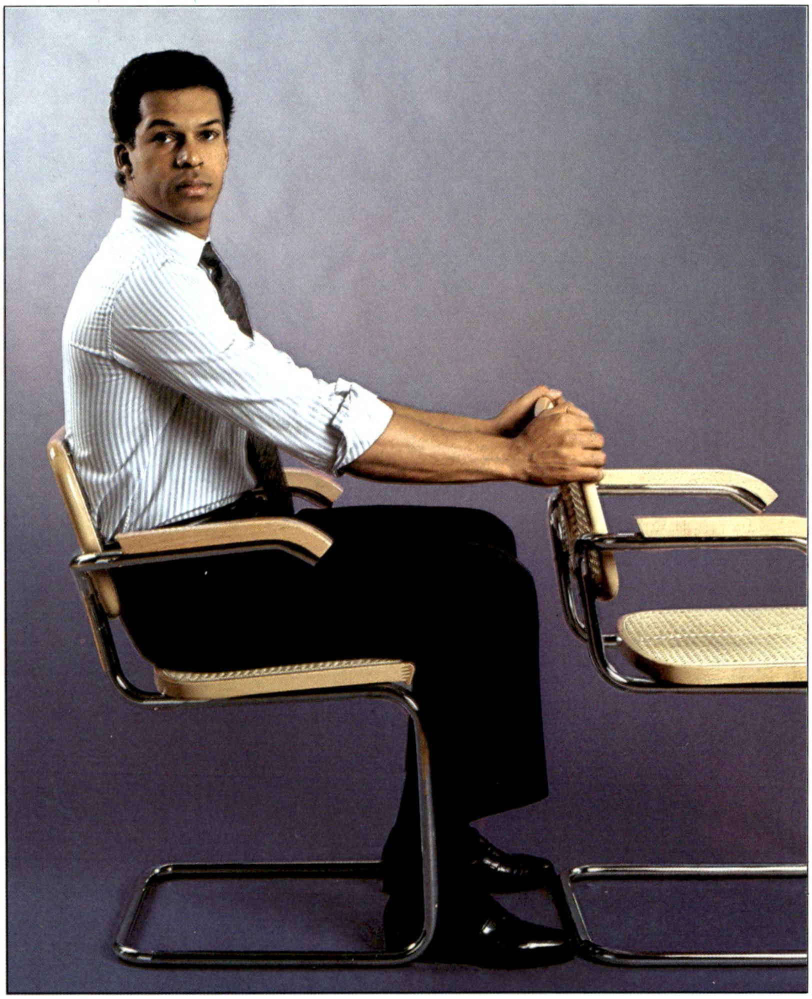

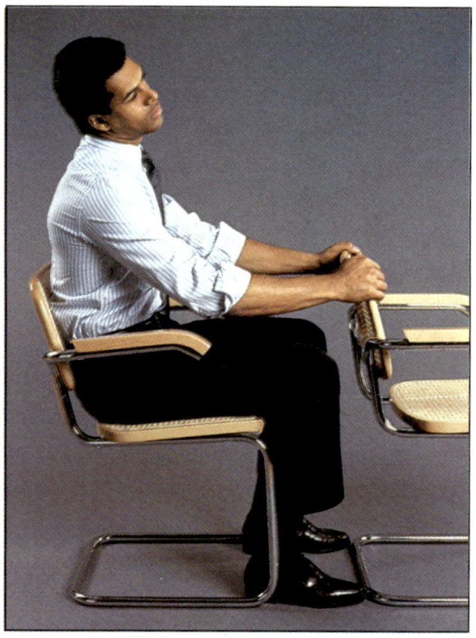

**Den Kopf nach rechts neigen, bis das Ohr fast die Schulter berührt, dabei aber auf keinen Fall die Schulter hochziehen *(oben)*. Die Übung links wiederholen.**

**Beidhändig das Steuerrad oder die vordere Sitzlehne umfassen, damit die Schultern sich nicht bewegen. Den Kopf langsam nach rechts, dann nach links drehen, die Halsmuskeln dehnen.**

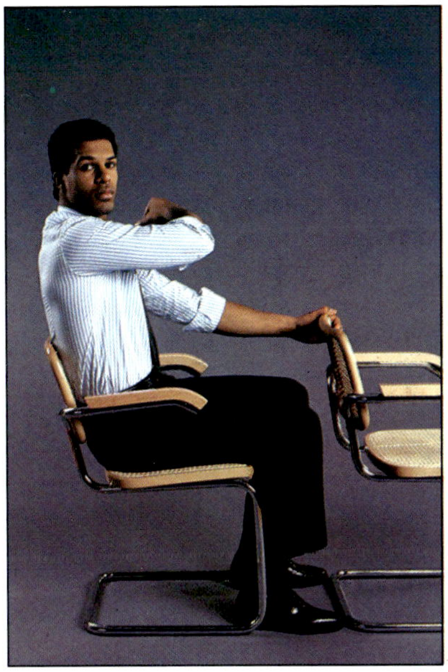

Den rechten Arm so weit wie möglich nach links ziehen. Das dehnt die rechte Schulter. Die Übung links wiederholen.

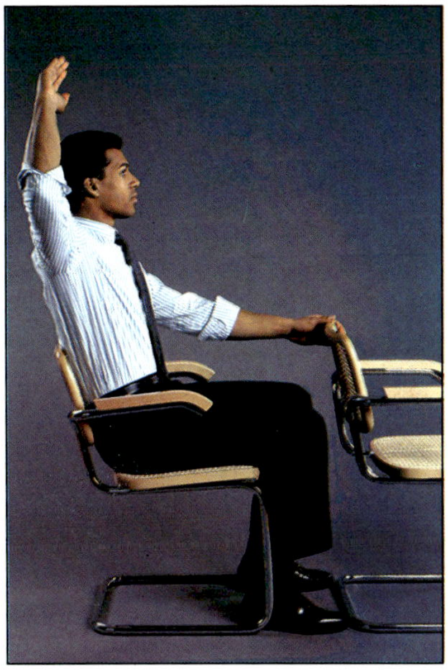

Die rechte Hand über den Kopf heben und Arm und Schulter nach hinten dehnen. Die Übung links wiederholen.

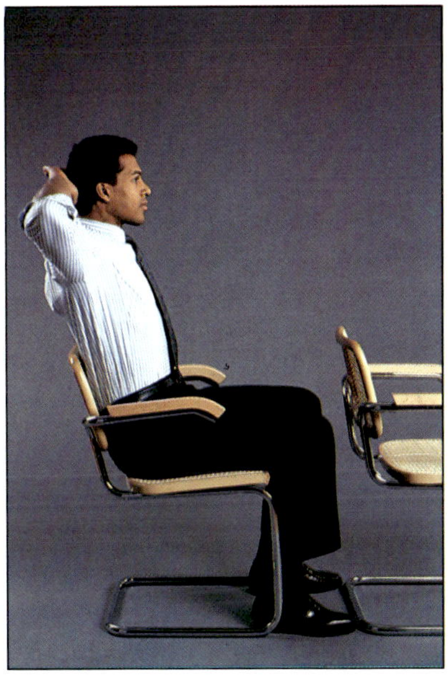

Die Hände im Nacken falten, das Kinn heben und die Ellbogen so weit wie möglich nach hinten ziehen. Dabei Hals und Kopf geradehalten.

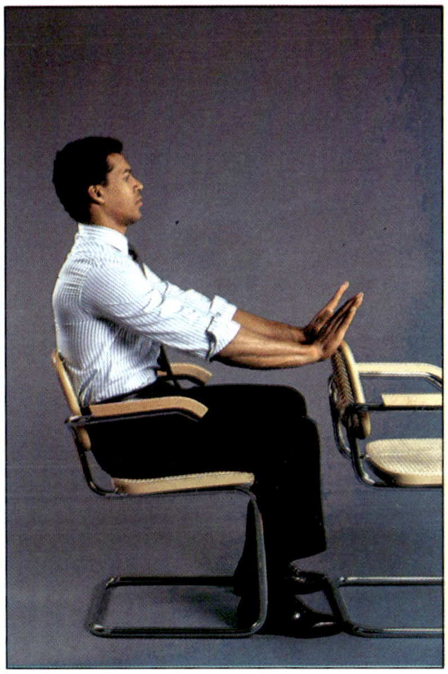

Beide Hände gegen das Armaturenbrett oder den Vordersitz stemmen. Die Arme durchstrecken und den Rücken gegen die Sitzlehne pressen.

# Entspannte Haltung

Eine gute Haltung vermittelt den Eindruck von Konzentration und Selbstvertrauen. Sie beugt aber auch einer Reihe von körperlichen Stress-Beschwerden vor. Ein krummer Rücken, Hängeschultern oder ein gesenkter Kopf können zu diversen Gesundheitsproblemen führen, etwa zu Kreuzschmerzen, Hohlbrust, Arm-, Schulter- und Nackenschmerzen sowie Knie-, Gelenk- und Knorpelschäden.

Ungeeignete Kleidung trägt ebenso zu schlechter Haltung bei wie ein falsch gewählter Stuhl oder Schreibtisch. Achten Sie darauf, daß die Kleidung Sie nicht in Ihrer Bewegungsfreiheit einschränkt und daß Sie an Ihrem Arbeitsplatz bequem und aufrecht sitzen können. Dann gilt es nur noch, die hier illustrierten Grundregeln für gesundes Sitzen und Stehen zu beherzigen.

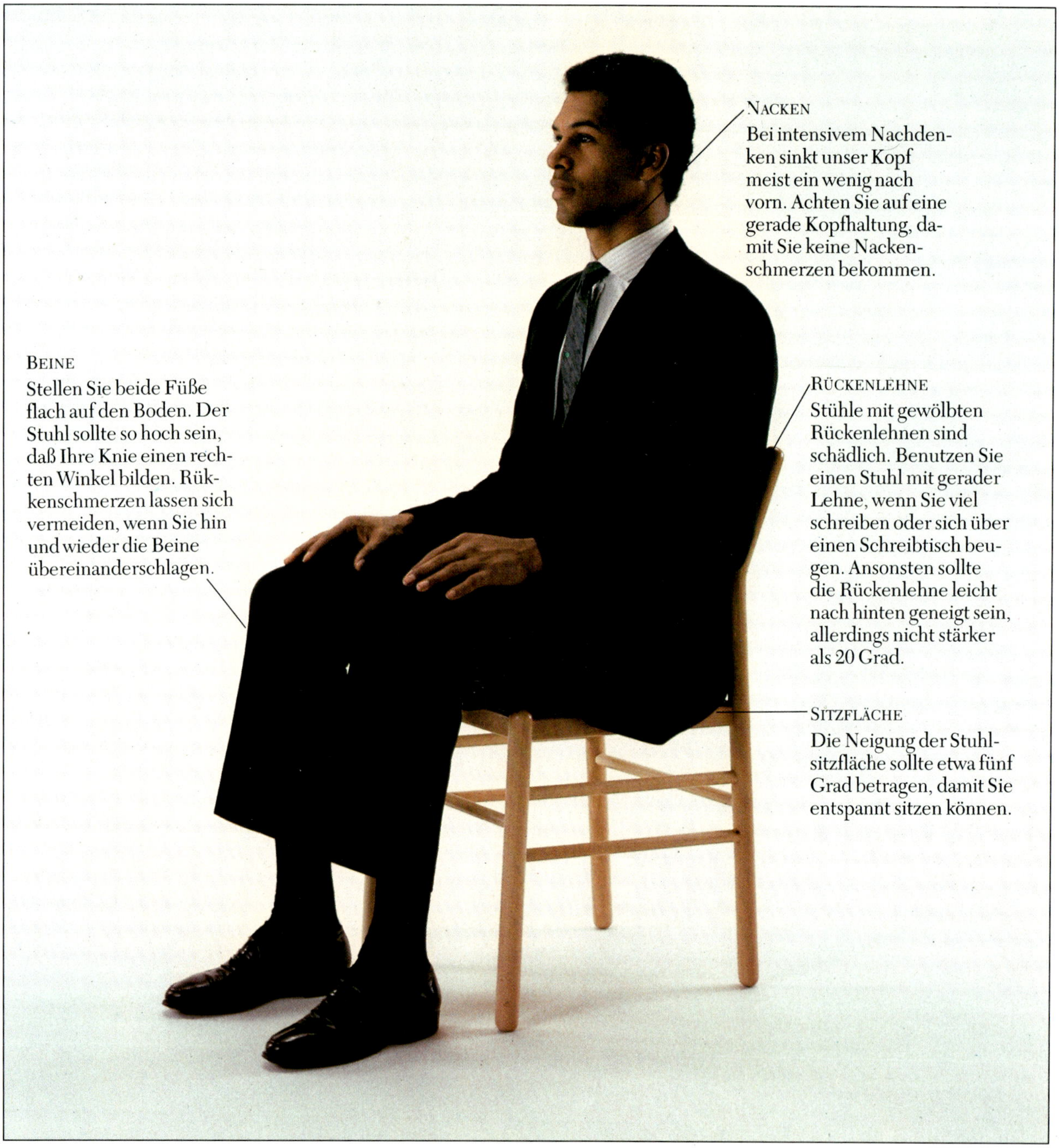

NACKEN
Bei intensivem Nachdenken sinkt unser Kopf meist ein wenig nach vorn. Achten Sie auf eine gerade Kopfhaltung, damit Sie keine Nackenschmerzen bekommen.

BEINE
Stellen Sie beide Füße flach auf den Boden. Der Stuhl sollte so hoch sein, daß Ihre Knie einen rechten Winkel bilden. Rückenschmerzen lassen sich vermeiden, wenn Sie hin und wieder die Beine übereinanderschlagen.

RÜCKENLEHNE
Stühle mit gewölbten Rückenlehnen sind schädlich. Benutzen Sie einen Stuhl mit gerader Lehne, wenn Sie viel schreiben oder sich über einen Schreibtisch beugen. Ansonsten sollte die Rückenlehne leicht nach hinten geneigt sein, allerdings nicht stärker als 20 Grad.

SITZFLÄCHE
Die Neigung der Stuhlsitzfläche sollte etwa fünf Grad betragen, damit Sie entspannt sitzen können.

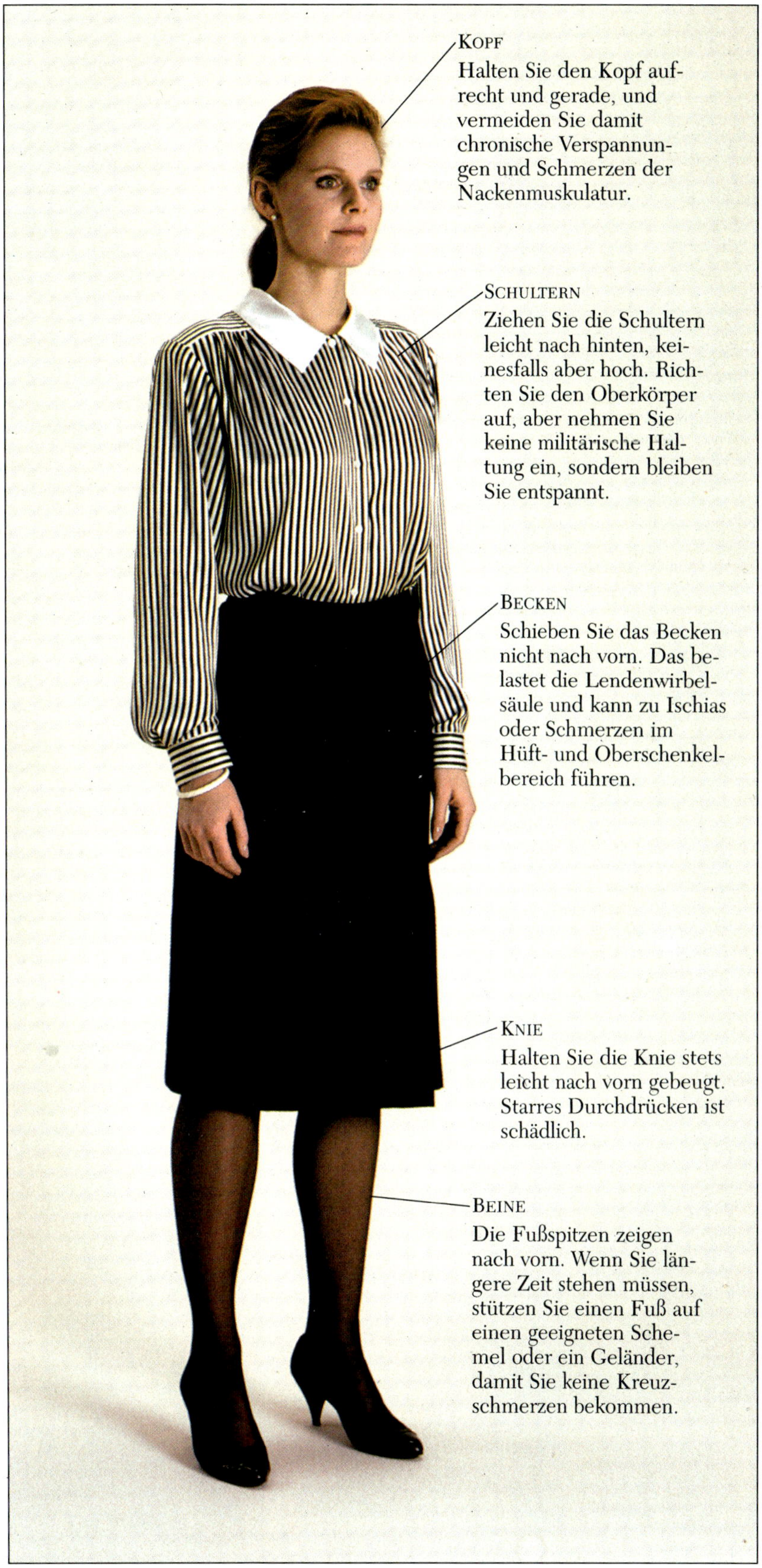


Halten Sie sich im Sitzen und Stehen gerade, aber nicht stocksteif. Von hinten gesehen, sollte Ihre Wirbelsäule eine Gerade, von der Seite her leicht S-förmig gekrümmt sein.

# Stretching am Schreibtisch/1

Wer den ganzen Tag an den Schreibtisch gefesselt ist, hat in der Regel eine Menge Stress zu verkraften. So geht aus einer entsprechenden amerikanischen Studie hervor, daß Leute mit sitzender Tätigkeit – Sekretärinnen, Verwaltungsangestellte und Führungskräfte – stärker als andere Berufsgruppen von Stress-Krankheiten wie Bluthochdruck und Herzinfarkt betroffen sind. Deshalb sollten Schreibtischarbeiter selbst an noch so hektischen Tagen ein wenig Zeit für ihre Gesundheit opfern. Das hier und auf den nächsten Seiten gezeigte Anti-Stress-Programm erfordert nicht einmal 15 Minuten, obwohl es ein vollständiges Entspannungstraining darstellt. Zum einen lenken die Übungen vom stresserzeugenden Arbeitsdruck ab, und das ist wichtig, denn es hat sich gezeigt, daß in vielen Fällen etwas Ablenkung ausreicht, um den Stress- und Angstpegel erheblich zu senken. Zum anderen aber bekämpft man damit auch körperliche Stress-Symptome wie zu schnelle, flache Atmung oder Muskelverspannungen.

Die Übungen dürfen weder heftig noch ruckartig erfolgen, sondern müssen langsam und bedächtig durchgeführt werden. Atmen Sie tief und gleichmäßig, niemals stoßweise. Am besten ist es, wenn man jede Übung 10 bis 20 Sekunden durchhält und dann noch ein- oder zweimal wiederholt.

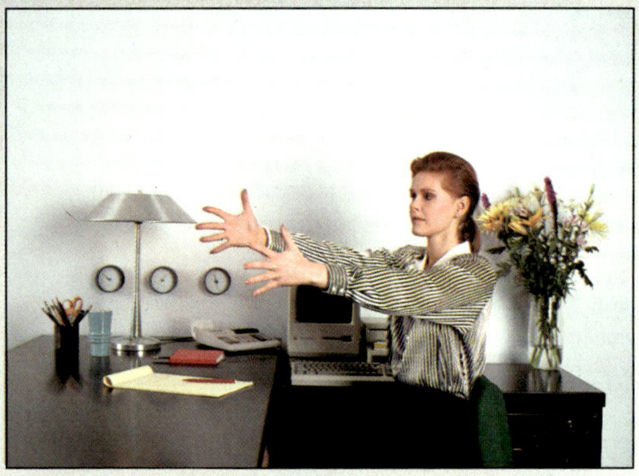

**Strecken Sie die Arme nach vorn aus, und spreizen Sie die Finger *(oben)*. Dann pressen Sie einen Finger nach dem anderen gegen den Daumen *(unten)*. Das lockert verkrampfte Finger und Hände.**

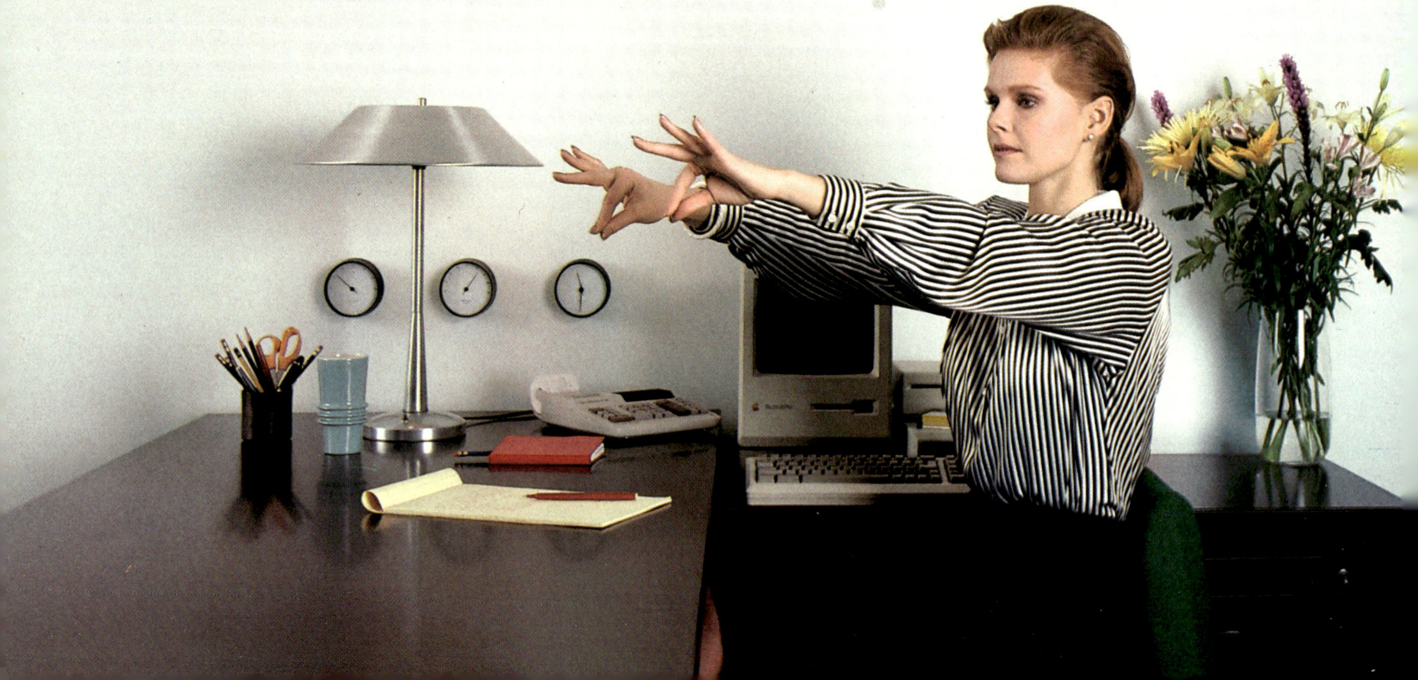

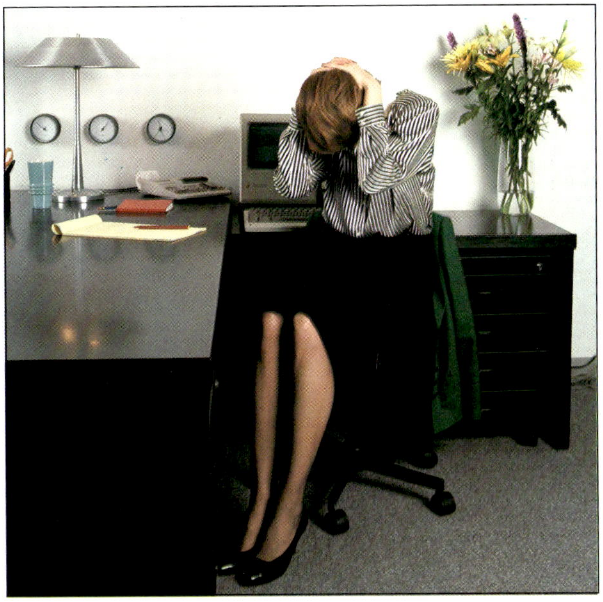

Verschränken Sie die Hände hinter dem Kopf, und senken Sie das Kinn auf die Brust. Dann drücken Sie den Kopf mit den Händen nach unten, bis Sie ein Ziehen in den Nackenmuskeln spüren.

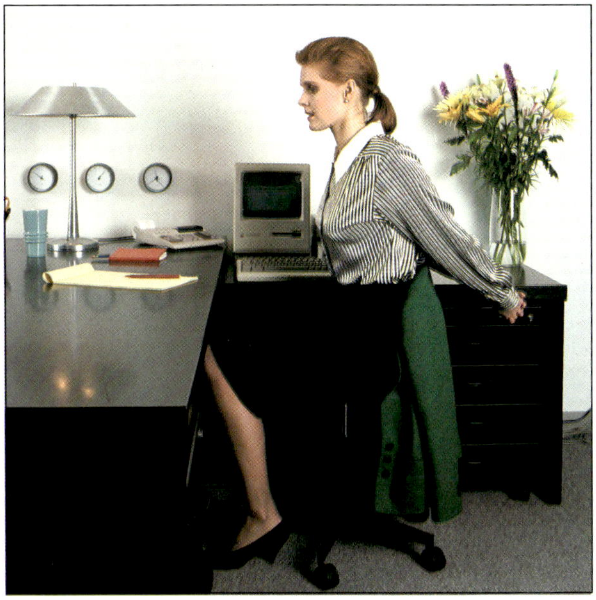

Setzen Sie sich aufrecht hin, und verschränken Sie die Hände hinter dem Rücken. Ziehen Sie die Arme vorsichtig nach oben. Das dehnt Brust, Schultern und Oberarme.

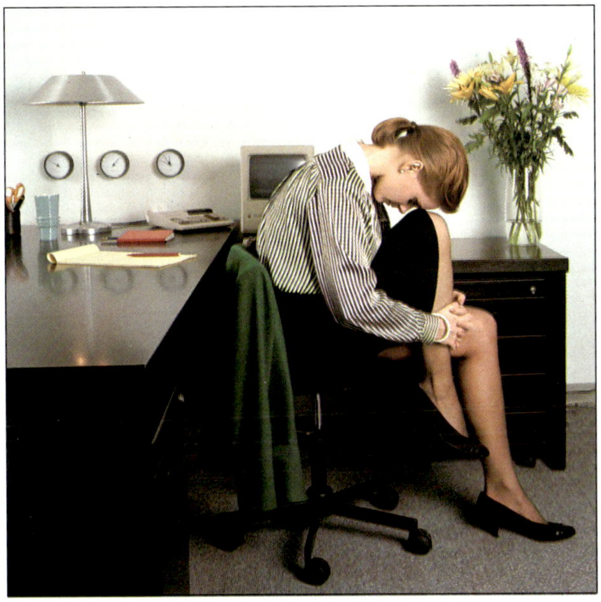

Drehen Sie den Stuhl vom Schreibtisch weg, und heben Sie das rechte Knie. Umfassen Sie die Wade mit beiden Händen, und ziehen Sie das Knie höher, bis es die Stirn berührt. Wiederholen Sie die Übung mit dem linken Bein.

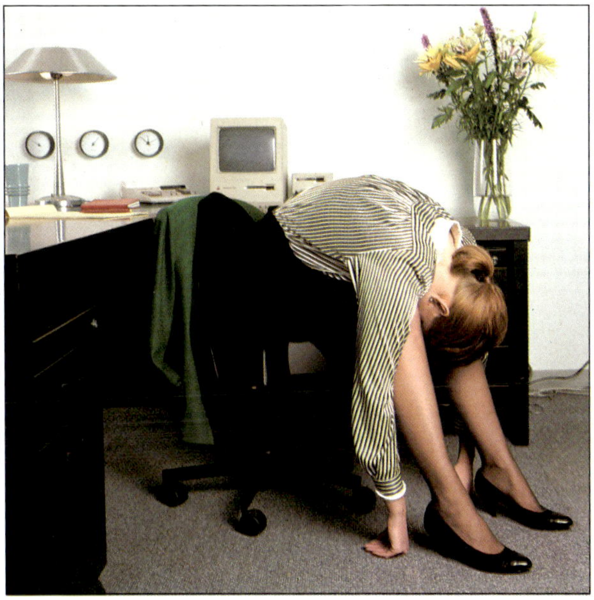

Stellen Sie beide Füße flach und auseinander auf den Boden, und senken Sie den Kopf bis zu den Knien. Die Arme fallen seitlich locker herab. Diese Haltung hilft gegen Rückenverspannungen und verbessert die Gehirndurchblutung.

# Stretching am Schreibtisch/2

Winkeln Sie die Arme in Schulterhöhe an, und legen Sie die eine Hand über die andere *(rechts)*. Drehen Sie den Kopf nach rechts, und ziehen Sie den rechten Ellbogen nach hinten, bis er eine Linie mit der rechten Schulter bildet *(ganz rechts)*. Strecken Sie nun den rechten Arm nach hinten aus *(unten)*. Das dehnt die rechte Seite des Oberkörpers. Wiederholen Sie die Übung mindestens einmal, und dehnen Sie dann die linke Seite.

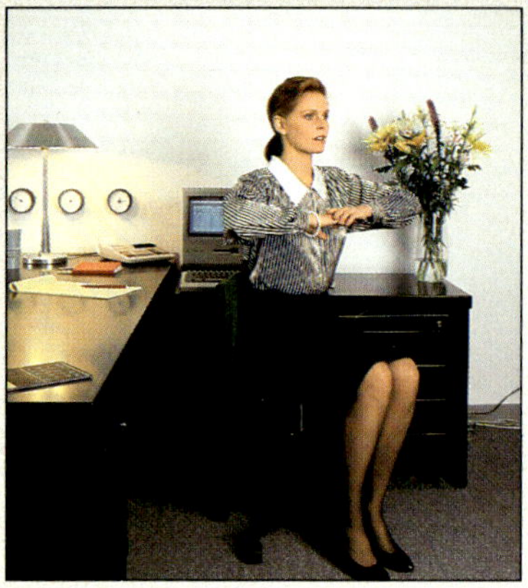

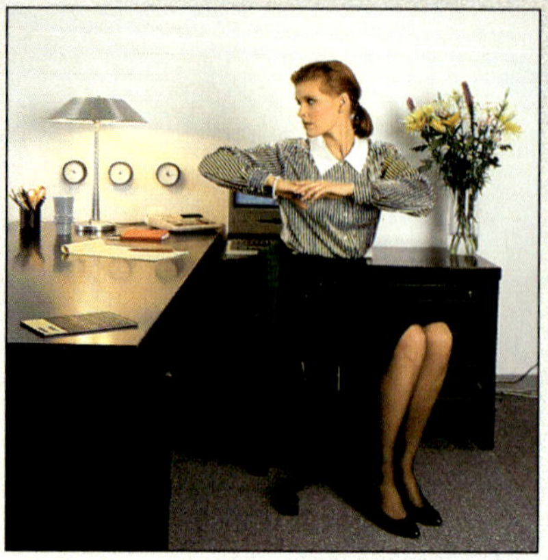

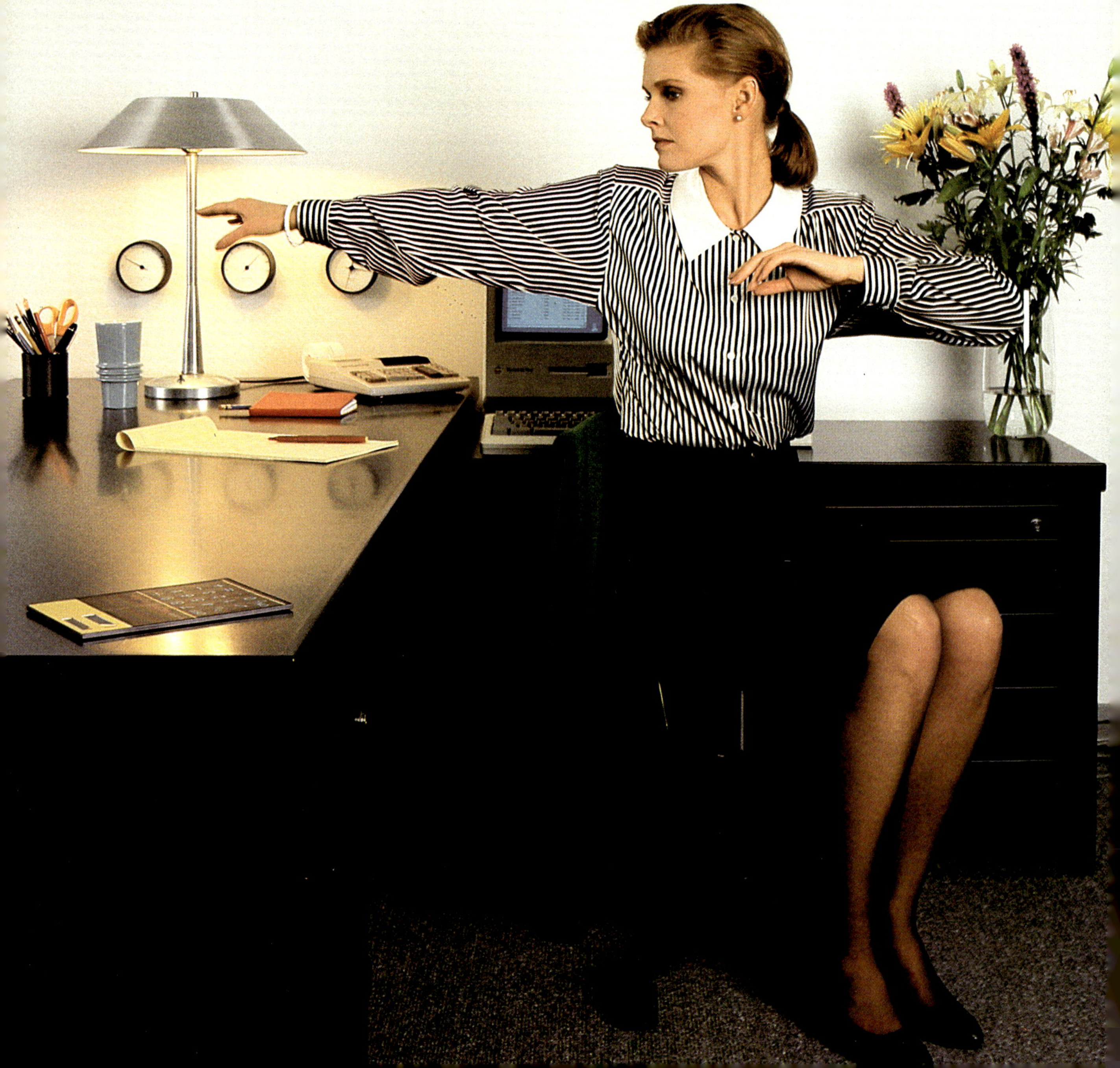

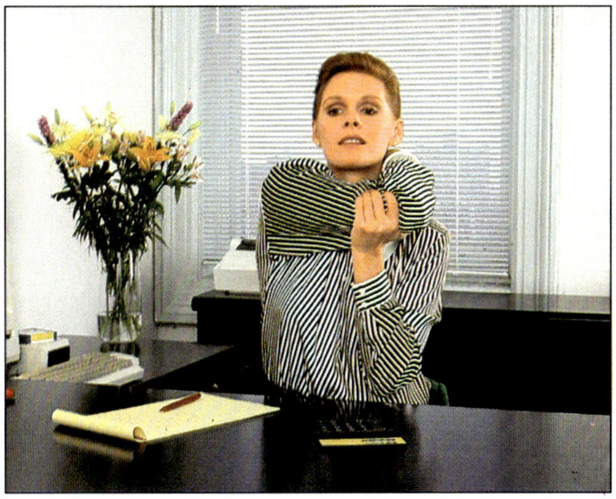

Den rechten Unterarm über die linke Schulter legen und den rechten Ellbogen mit der linken Hand umfassen. Den Ellbogen zur linken Schulter hin drücken.

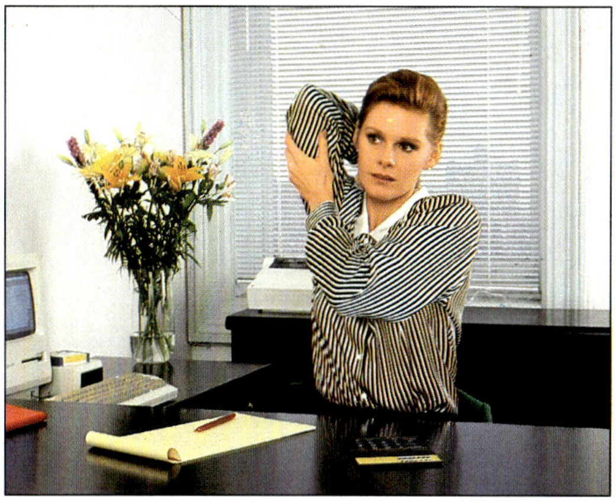

Mit der rechten Hand über die rechte Schulter greifen. Den rechten Ellbogen mit der linken Hand umfassen und nach hinten schieben, um den Oberarm zu dehnen.

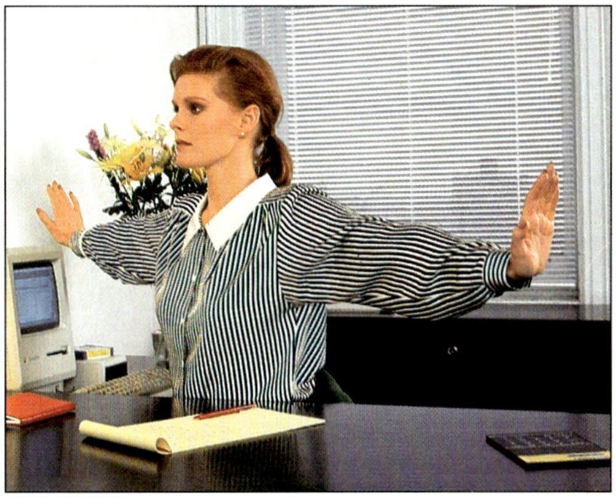

Beide Arme waagerecht zur Seite strecken und die Hände nach oben abwinkeln. Mit den Händen und Armen gleichzeitig kreisen.

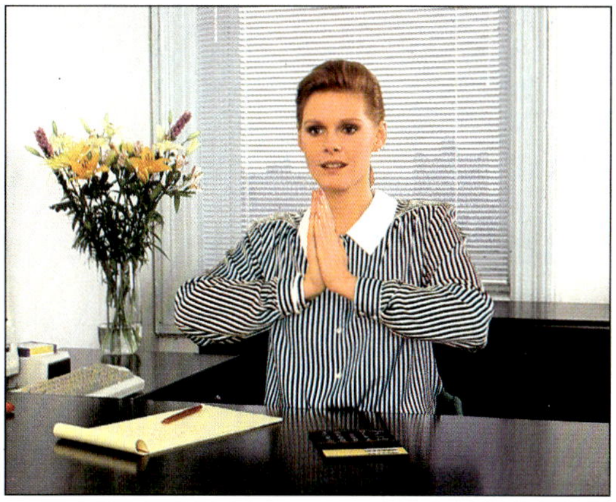

Die Hände vor der Brust zusammenlegen, die Handflächen fünf Sekunden lang kräftig zusammenpressen und dann locker lassen. Dreimal wiederholen.

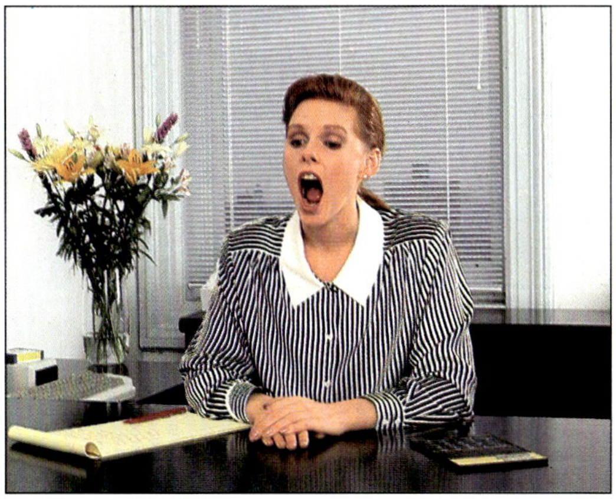

Die Hände auf den Schreibtisch legen und geradeaus schauen. Die Augen schließen, den Unterkiefer locker lassen und den Mund so weit wie möglich öffnen. Das Gesicht bleibt dabei völlig entspannt.

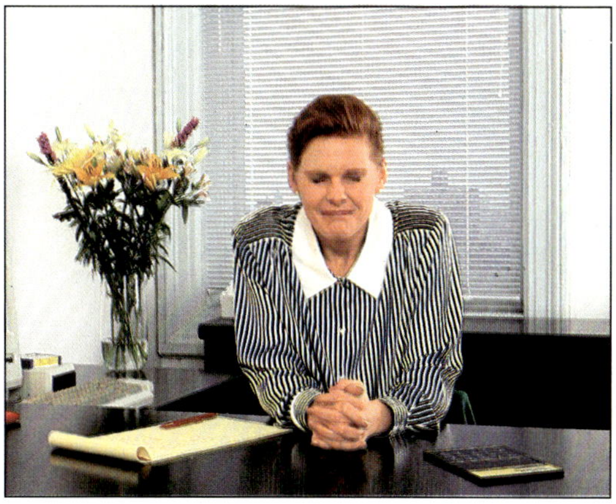

Den Mund schließen und die Gesichtszüge anspannen. Die Kiefer bleiben locker, aber die Lippen sind fest zusammengepreßt und die Augen geschlossen. Diese und die Übung links mehrmals im Wechsel machen.

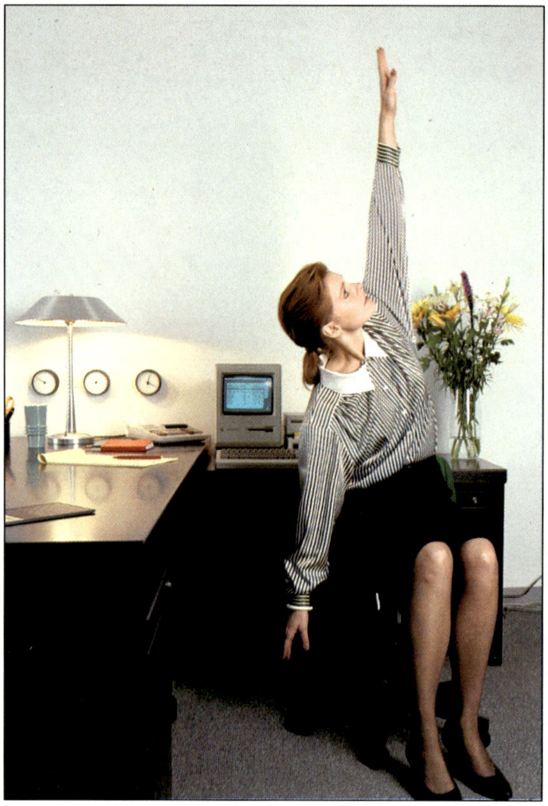

Drehen Sie den Stuhl vom Schreibtisch weg, und setzen Sie sich gerade hin. Den rechten Arm locker nach unten hängen lassen und den linken Arm zur Decke strecken, bis an der linken Körperseite ein leichtes Ziehen zu spüren ist. Die Übung mit dem rechten Arm wiederholen.

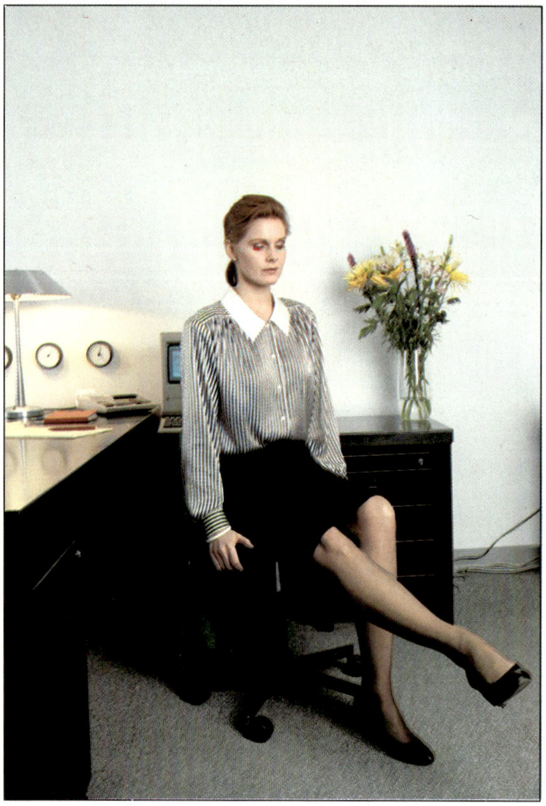

Mit beiden Händen seitlich am Stuhl festhalten. Der linke Fuß steht flach auf dem Boden. Nun das rechte Bein waagerecht ausstrecken und den Fuß anwinkeln, um die Kniebeuger zu dehnen. Die Übung mit dem linken Bein wiederholen.

# Stretching am Schreibtisch/3

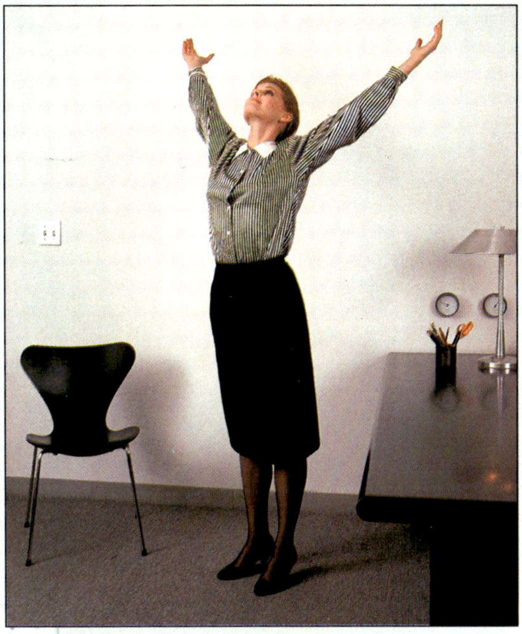

Stehen Sie auf, und holen Sie tief Luft. Legen Sie den Kopf in den Nacken, und strecken Sie die Arme weit ausgebreitet zur Decke *(oben).* Nun atmen Sie aus und entspannen sich langsam. Die Knie sind leicht gebeugt, die Arme fallen nach vorn und berühren den Boden *(unten).* Verharren Sie ein paar Sekunden in dieser Stellung, ehe Sie erneut tief Luft holen, sich aufrichten und die Sequenz wiederholen.

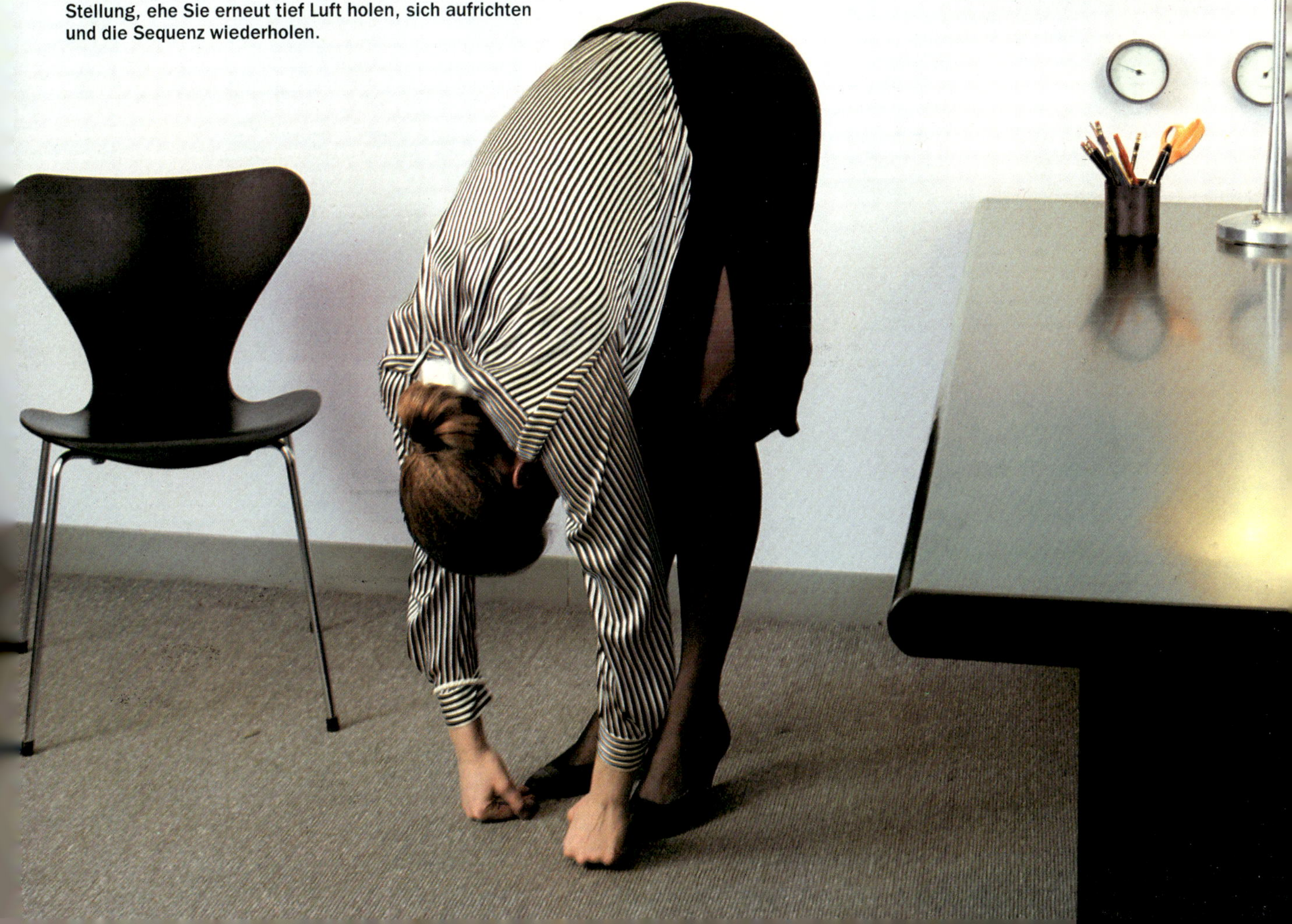

# Handmassage

Ein komplexer anatomischer Aufbau ermöglicht das enge Zusammenwirken von Muskeln, Sehnen und Knochen, das die menschliche „Fingerfertigkeit" ausmacht. Die Hände setzen Gedanken in Taten um – ob es sich nun um einen Kraftakt wie das Schwingen eines Tennisschlägers oder das Hochstemmen eines Heuballens handelt oder um eine feinmotorische Tätigkeit wie das Wählen einer Telefonnummer. Durch die Reichweite unserer Arme ist praktisch jede Körperstelle mit den Händen zu berühren. Außerdem besitzen Menschenhände den einmaligen Vorteil, daß der Daumen den Fingern gegenüberliegt und wir deshalb in der Lage sind, einen Gegenstand fest zu umklammern.

Büroarbeit kann ermüdend für die Hände sein, insbesondere wenn man ihnen den ganzen Tag über kaum eine Pause gönnt. Wer stundenlang schreibt, tippt oder den Computer bedient, bekommt steife Finger und verkrampfte Handmuskeln. Das hier gezeigte Trainings- und Massage-Programm dauert nicht länger als fünf Minuten und lockert und kräftigt die Hand- und Fingermuskulatur.

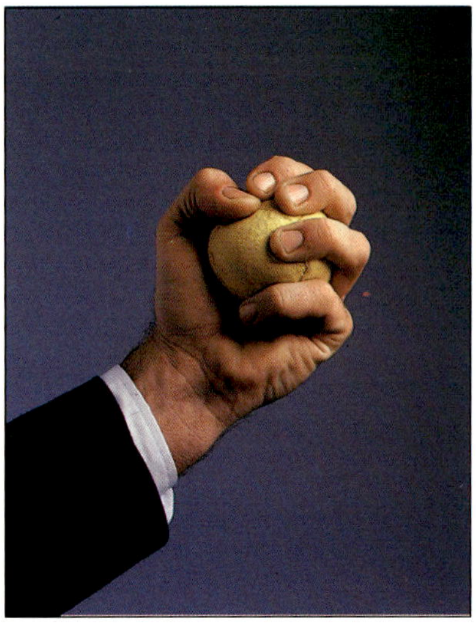

1. Einen Tennisball oder ein Stück Schaumstoff in die Hand nehmen. Die Finger fest zusammenpressen und dann wieder entspannen. 12mal wiederholen.

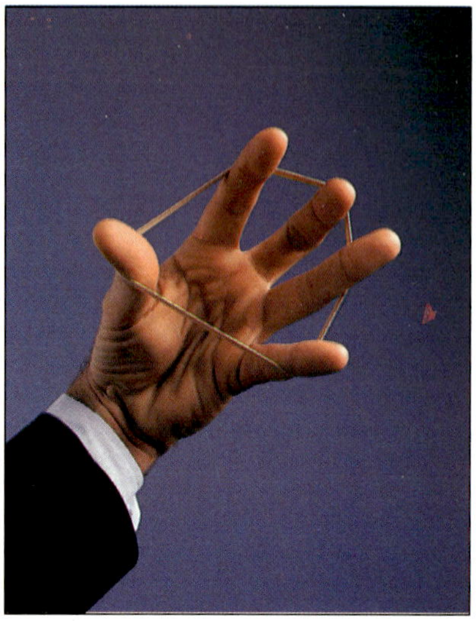

2. Ein Gummiband über die Finger streifen. Die Finger mindestens 20mal spreizen und schließen. Je kräftiger das Gummiband, desto besser hilft die Übung.

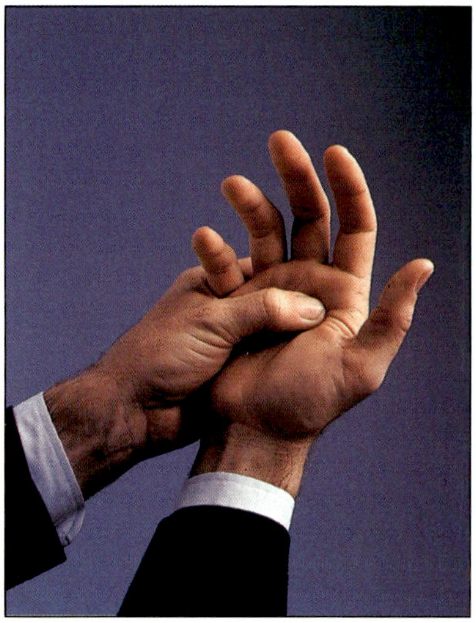

6. Nun den Druck auf die Stelle zwischen den ersten beiden Fingern verlagern. Die Übung für jeden Fingerzwischenraum wiederholen.

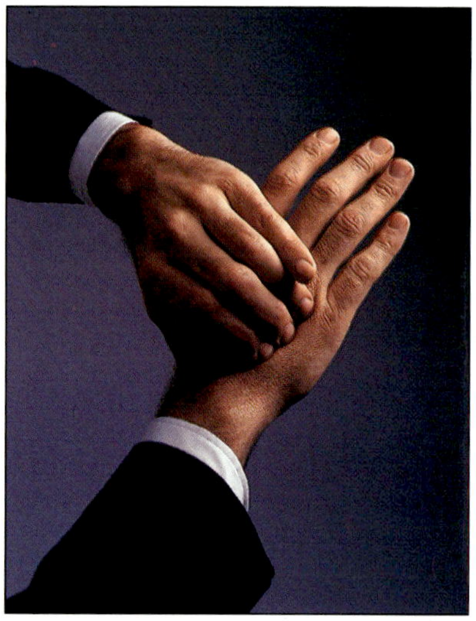

7. Die Hand umdrehen und anschließend den Handrücken vom Gelenk bis hinauf zu den Fingerspitzen gleichmäßig massieren.

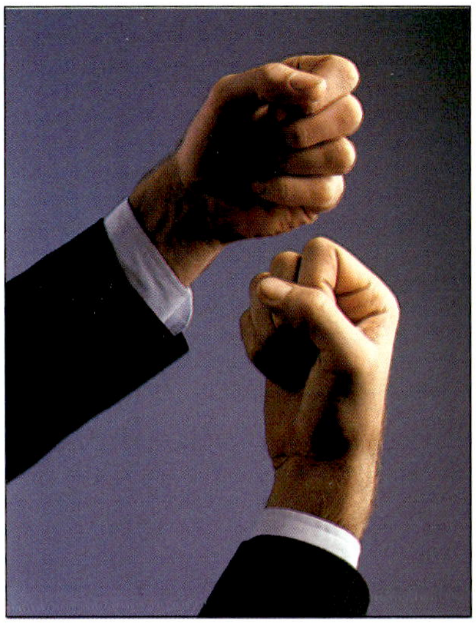

3. Beide Hände zu lockeren Fäusten schließen und große Kreise mit den Armen machen, um die Mobilität Ihrer Gelenke zu steigern.

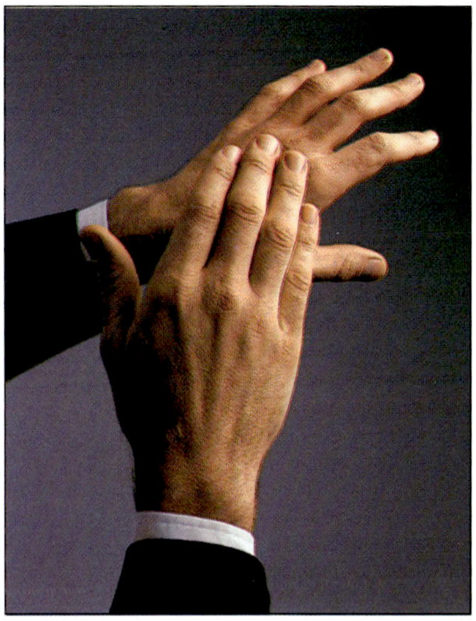

4. Die Hände mit leichten Klopfbewegungen bearbeiten, ganz besonders den Handrücken und die Finger. Das verbessert die Durchblutung.

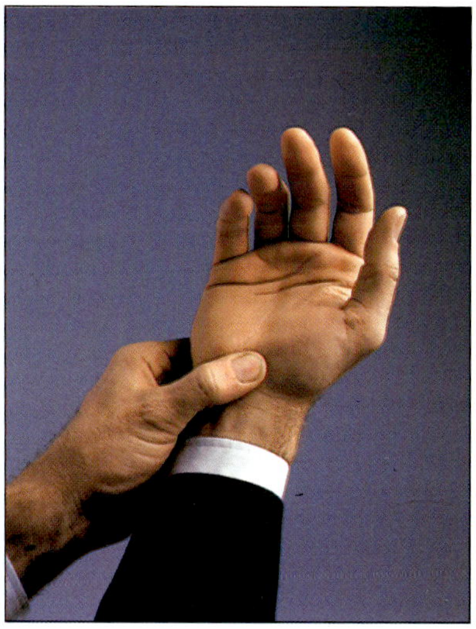

5. Eine Hand öffnen und das Gelenk mit der anderen umfassen. Den Daumen ein bis zwei Sekunden fest gegen die Handwurzel drücken.

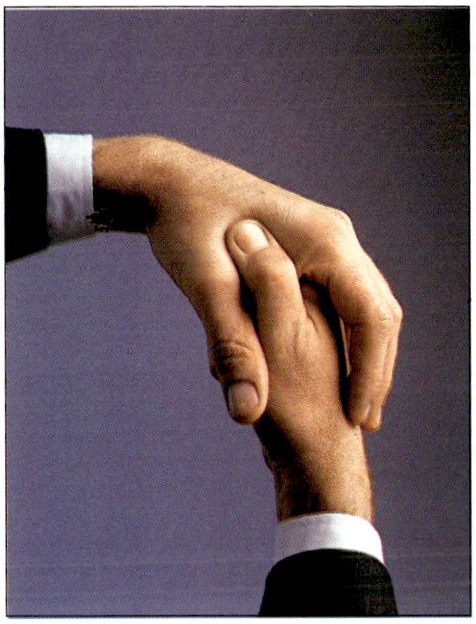

8. Die weiche Stelle zwischen Daumen und Zeigefinger umfassen. Fest zupressen, wieder locker lassen und diese Übung mindestens fünfmal wiederholen.

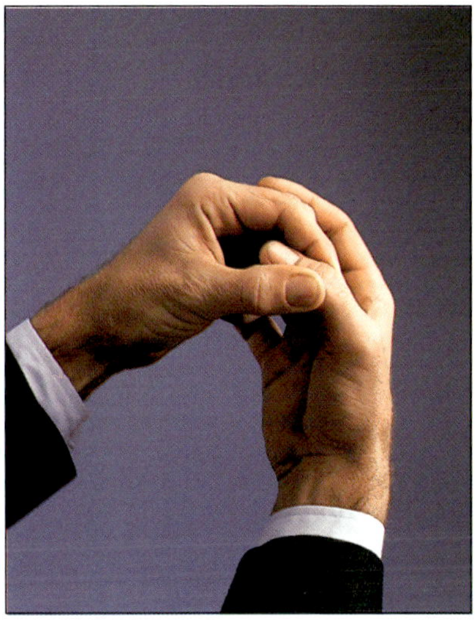

9. Den Daumenknöchel der einen Hand mit dem Daumen und Zeigefinger der anderen Hand fassen und den Daumen kreisförmig bewegen.

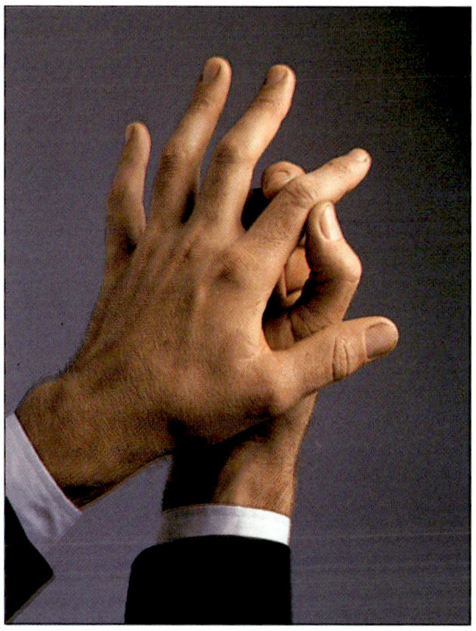

10. Nun den Zeigefinger am mittleren Gelenk fassen und im Kreis bewegen. Die Übung nacheinander mit den anderen Fingern machen.

# Aerobik für die Mittagspause/1

Aerobisches Training wie Laufen, Schwimmen oder Radfahren gehört zu den wirksamsten Anti-Stress-Therapien überhaupt. Viele dieser Sportarten kann man nur im Freien, im Schwimmbecken oder mit Spezialausrüstung betreiben, aber es gibt auch eine Reihe ausgezeichneter Aerobik-Übungen, die sich mittags im Büro durchführen lassen. Sie steigern die Herzfrequenz und trainieren die großen Muskelgruppen, aber es hat sich gezeigt, daß sie – richtig angewandt – auch eine hervorragende Methode zum Abbau von Stress sind.

Wie bei den meisten Aerobik-Programmen sollten Sie auch diese Übungsfolge mindestens dreimal die Woche eine halbe Stunde durchgehend trainieren, wobei sich das Training in fünf Minuten Aufwärmen, 20 Minuten aerobische Übungen und fünf Minuten Abkühlen gliedert. Steigern Sie Ihr Tempo so, daß Ihr Herzschlag während der aerobischen Phase zwischen 65 und 85 Prozent Ihrer maximalen Herzfrequenz liegt. (Die beiden Werte erhalten Sie, wenn Sie Ihr Alter von 220 abziehen und das Ergebnis mit 0,65 bzw. 0,85 multiplizieren.)

Stellen Sie zunächst eine Musikkassette zusammen, die auf die Länge Ihres Übungsprogramms abgestimmt ist. Geeignet ist jede Musik mit einem gleichmäßigen Rhythmus. Passen Sie das Tempo der Stücke den Übungen an – die Musik für die aerobische Phase sollte schwungvoller sein als für das Aufwärmen und Abkühlen.

Tragen Sie gute Gymnastikschuhe, und verzichten Sie auf Sprünge, bei denen beide Füße vom Boden abheben. So vermeiden Sie Verletzungen.

Die fünf hier beschriebenen Übungen dienen zum Aufwärmen. Jede davon sollte 30 Sekunden lang durchgeführt werden, und dann wird die ganze Übungsfolge wiederholt.

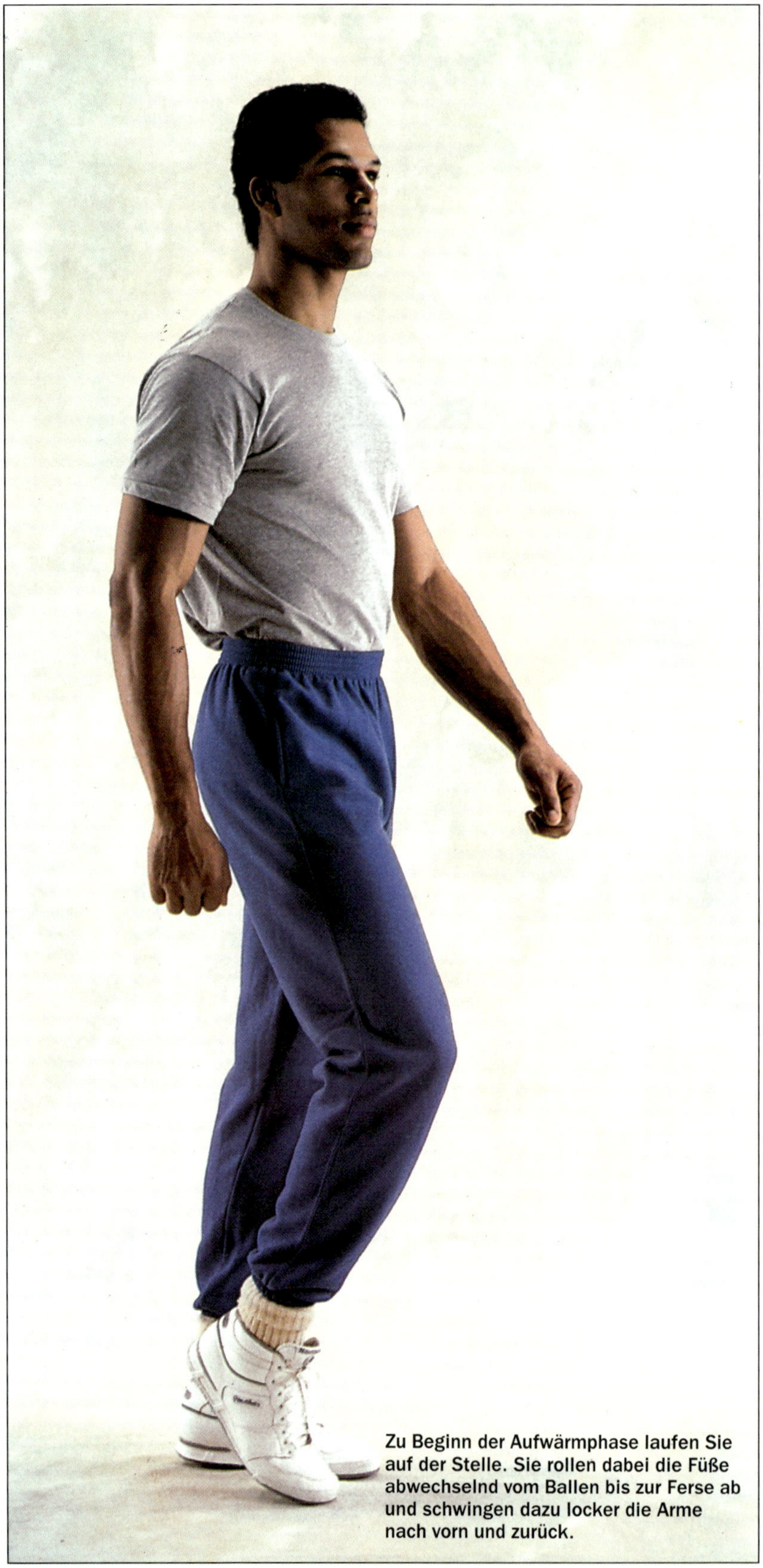

**Zu Beginn der Aufwärmphase laufen Sie auf der Stelle. Sie rollen dabei die Füße abwechselnd vom Ballen bis zur Ferse ab und schwingen dazu locker die Arme nach vorn und zurück.**

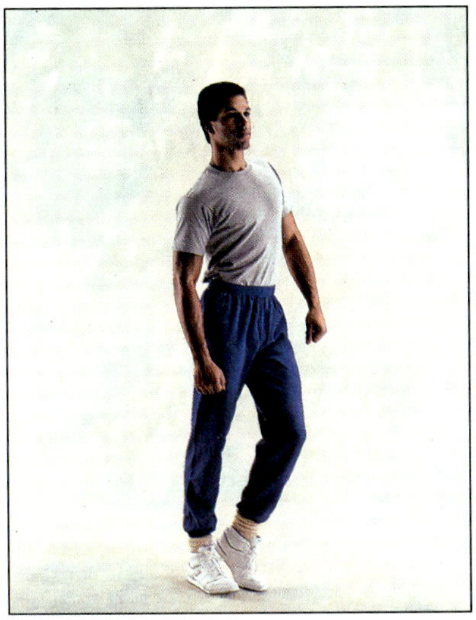

Weiter zum Takt der Musik auf der Stelle laufen. Abwechselnd die linke und die rechte Schulter kreisen und lockern.

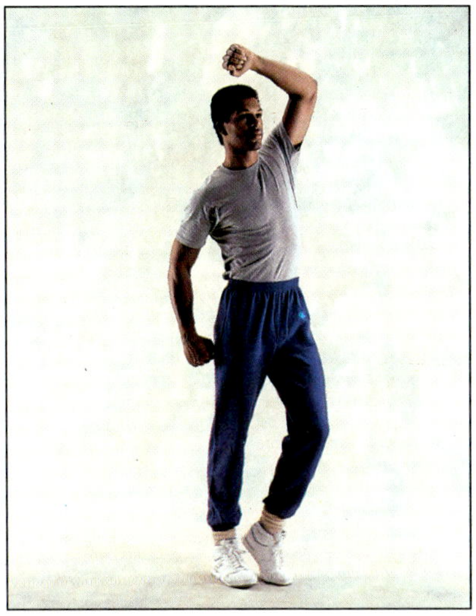

Sobald die Schultern gelockert sind, abwechselnd mit dem linken und rechten angewinkelten Arm nach hinten kreisen.

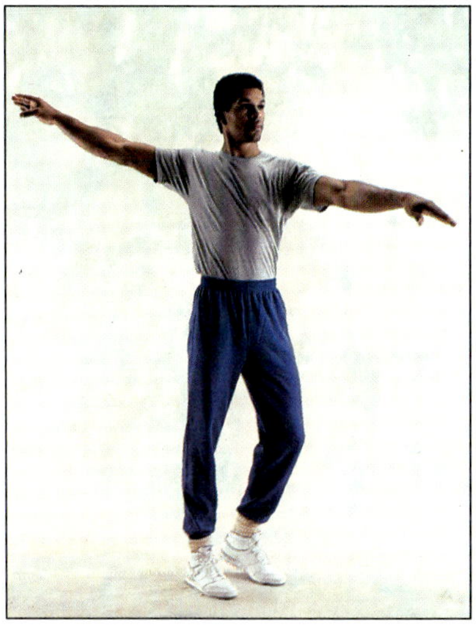

Weiter zum Takt der Musik auf der Stelle laufen. Dazu die ausgestreckten Arme in großen Kreisen schwingen.

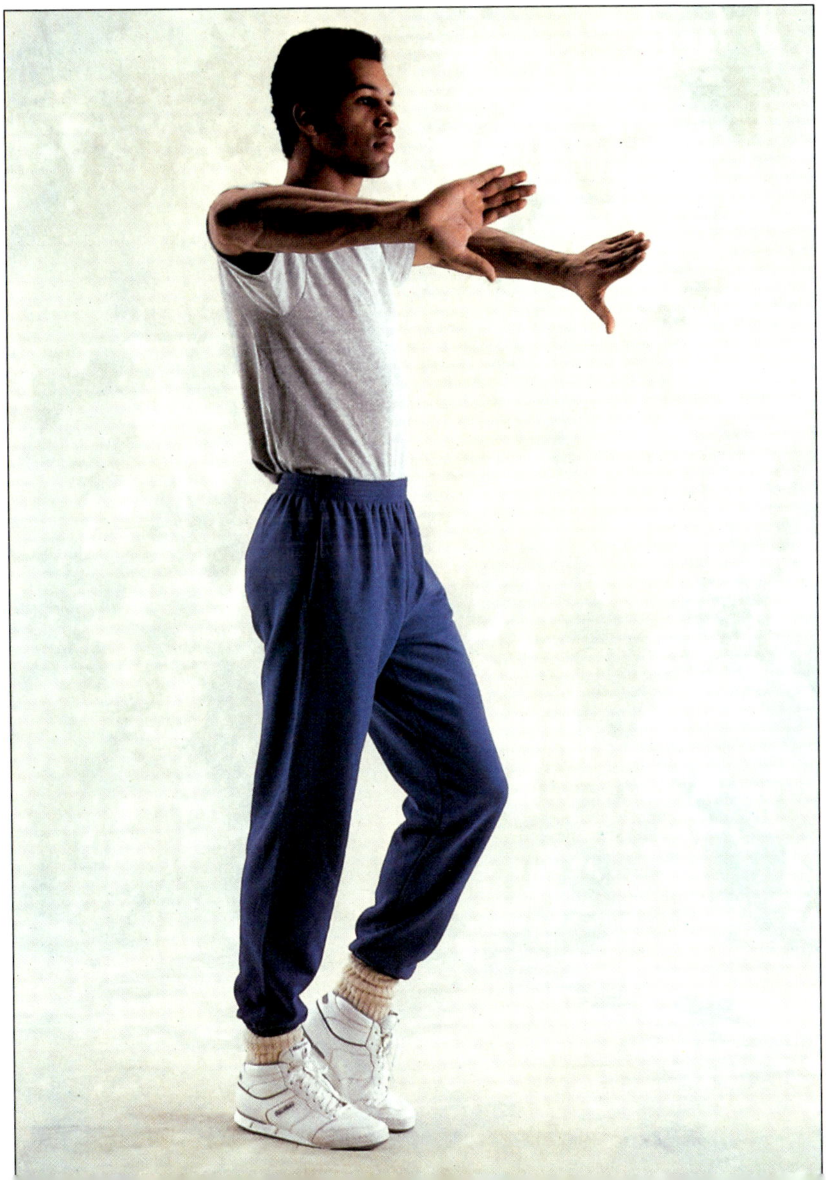

Diese Übung ist eine Art Trockenschwimmen. Sie strecken beide Arme nach vorn aus, winkeln die Ellbogen an und drükken die Handflächen seitlich und parallel zu den Schultern nach hinten. Winkeln Sie die Ellbogen wieder an, und kehren Sie in die Ausgangsposition zurück.

# Aerobik für die Mittagspause/2

Bei den hier und auf S. 74–75 gezeigten Übungen der aerobischen Phase wird das Trainingstempo gesteigert. Um sicherzugehen, daß es Ihrer angestrebten Herzfrequenz entspricht, sollten Sie alle fünf Minuten Ihren Puls messen – und zwar zehn Sekunden lang – und das Ergebnis mit sechs multiplizieren. Liegt der Wert niedriger als 65 Prozent Ihrer maximalen Herzfrequenz, sollten Sie sich etwas stärker belasten. Üben Sie 20 Minuten lang. Wer längere Zeit keinen Sport getrieben hat, beginnt bei fünf Minuten und steigert das Programm jede Woche um zehn Prozent.

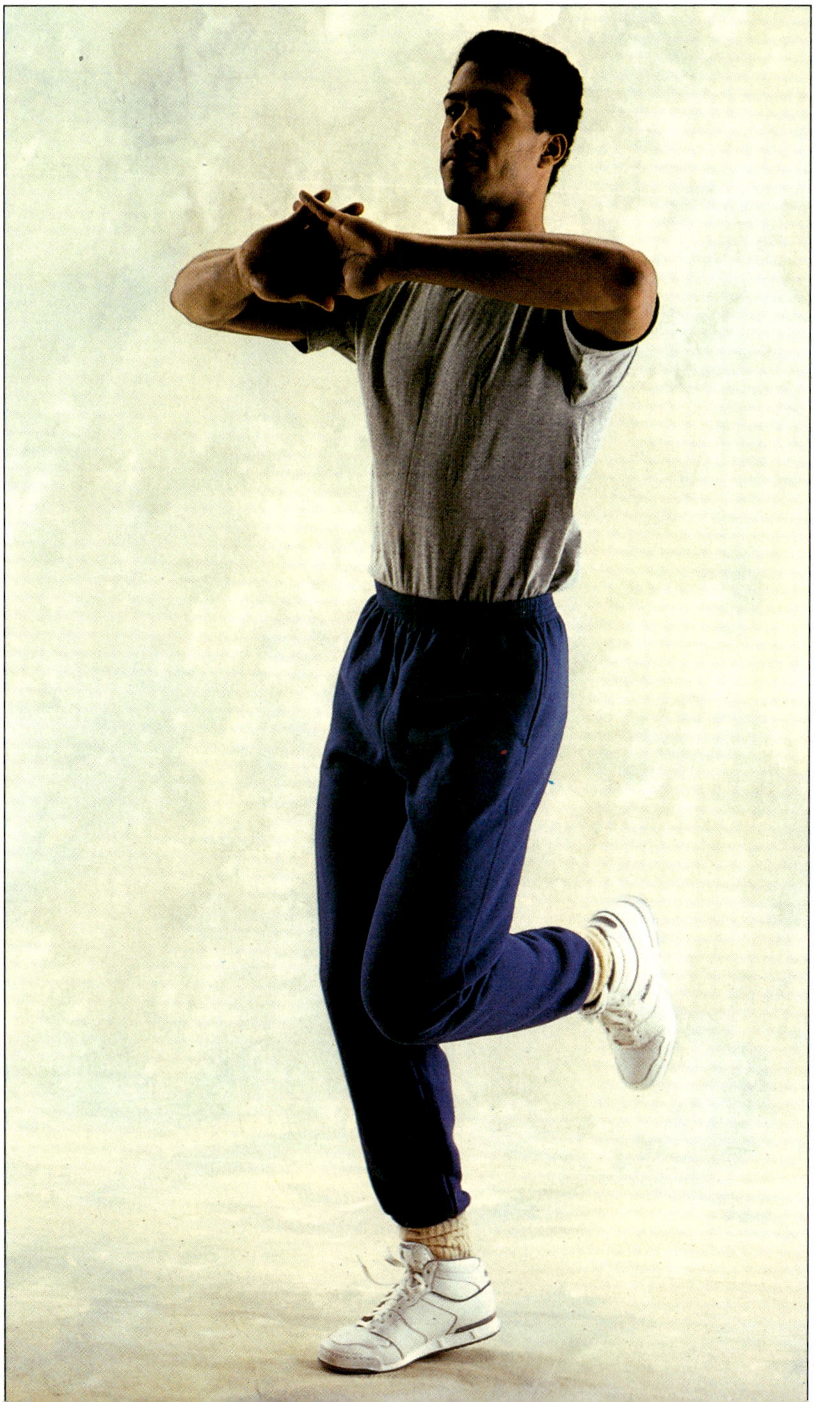

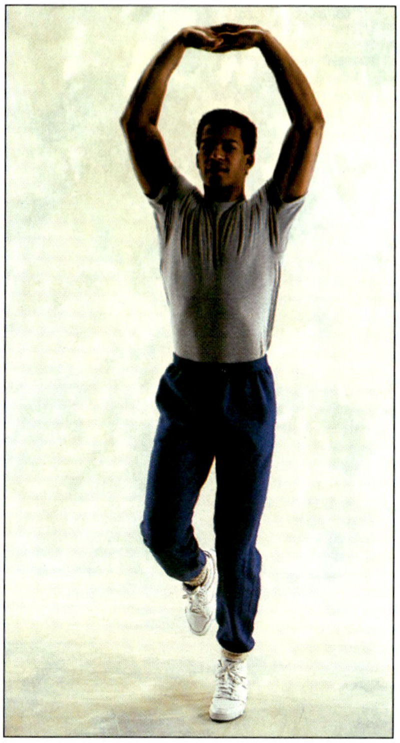

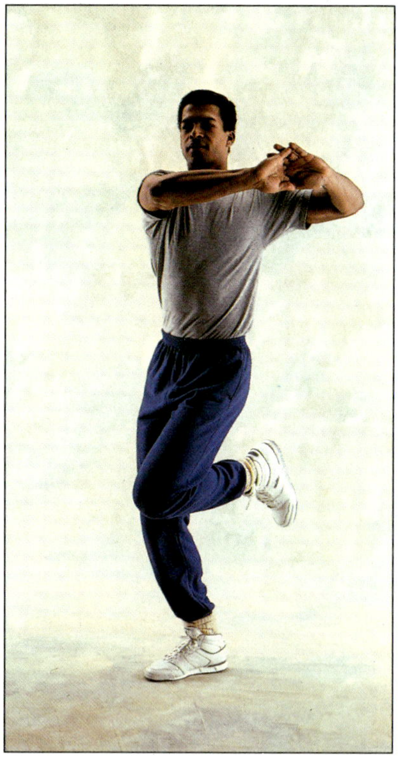

**Auf der Stelle joggen, Hände in Brusthöhe verschränken und nach außen drehen *(links)*. Arme verschränken und anschließend über den Kopf heben *(ganz oben)*, auf Brusthöhe senken, einmal nach links, einmal nach rechts ziehen *(oben)*. Zehnmal wiederholen.**

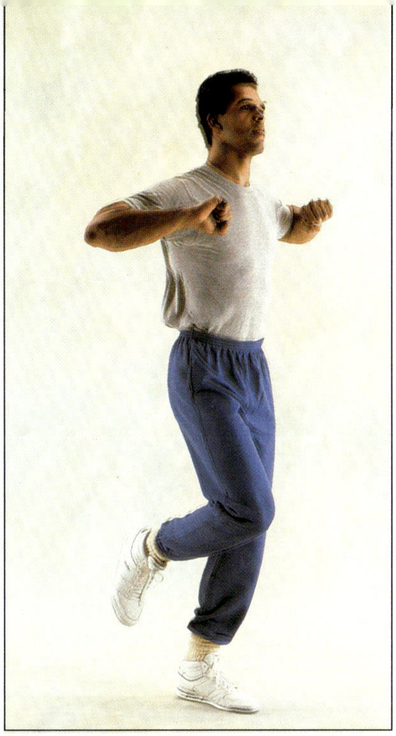

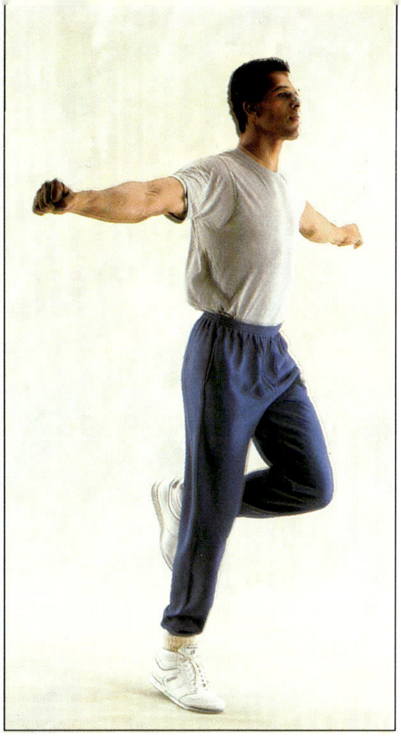

Joggen Sie auf der Stelle, und rudern Sie mit den Armen dazu. Strecken Sie die Arme aus, und ziehen Sie die Hände zurück zur Brust *(ganz links)*. Dann breiten Sie die Arme aus *(links)*. Wiederholen Sie die Übungsfolge 20mal.

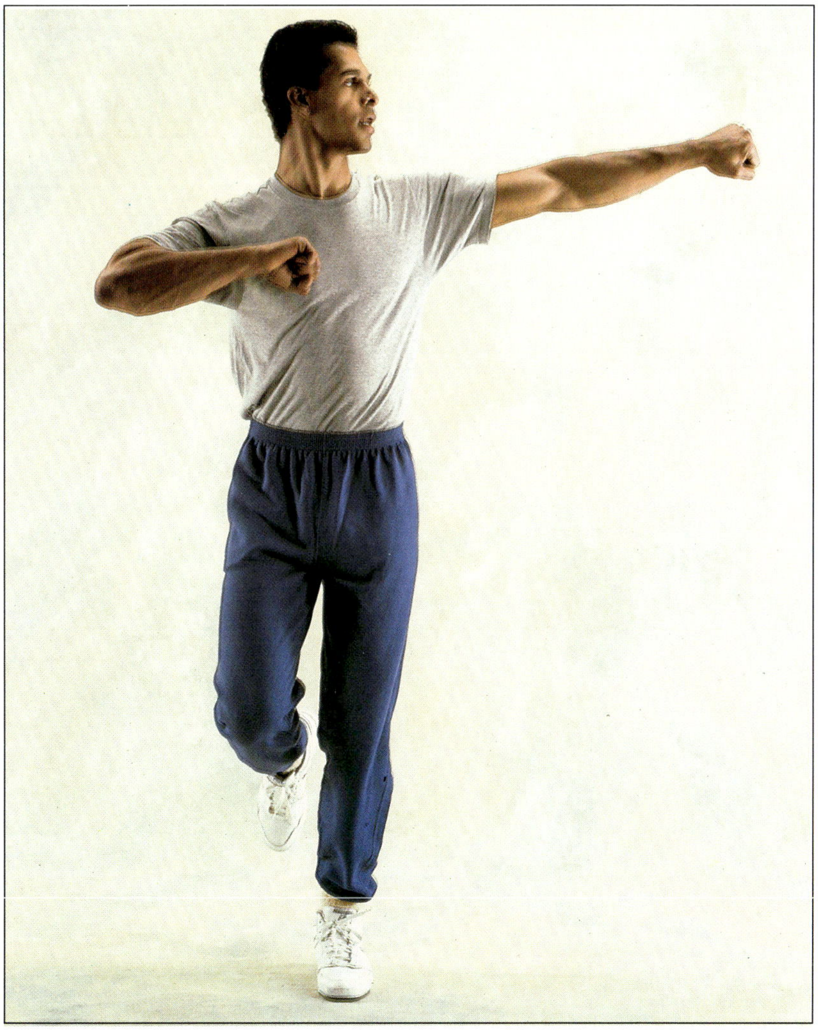

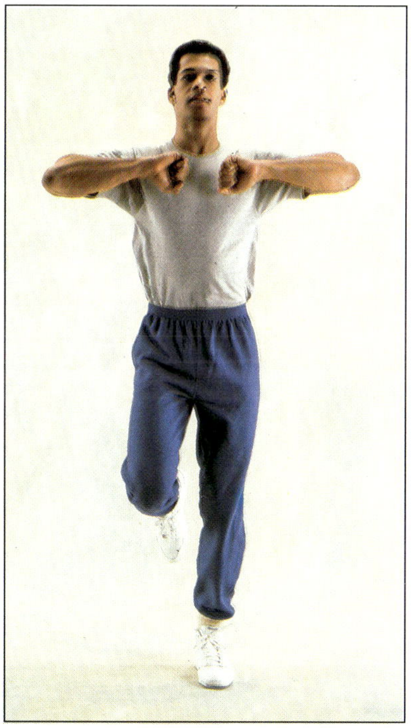

Während Sie auf der Stelle weiterjoggen, ziehen Sie die Fäuste zur Brust und stoßen die linke Faust zur Seite *(links)*. Ziehen Sie nun die linke Faust zurück *(oben)*, und stoßen Sie die rechte Faust zur Seite. Wiederholen Sie die Übung für jeden Arm 20mal.

# Aerobik für die Mittagspause/3

Schwingen Sie etwa zwei Minuten lang abwechselnd die Arme hoch, während Sie von einem Fuß auf den anderen hüpfen und das unbelastete Bein zur Seite strecken *(rechts)*.

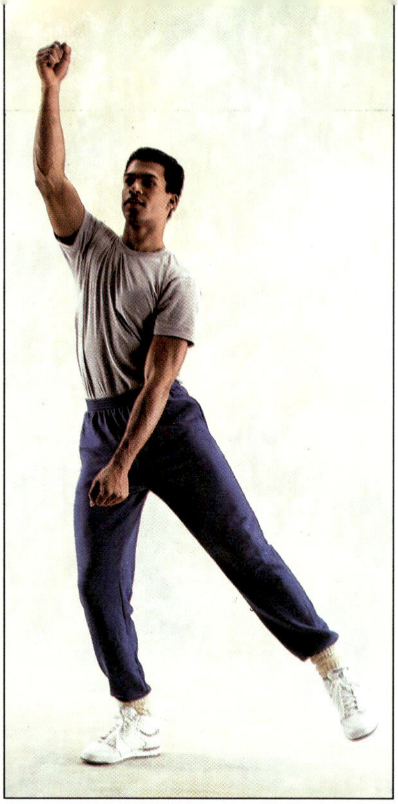

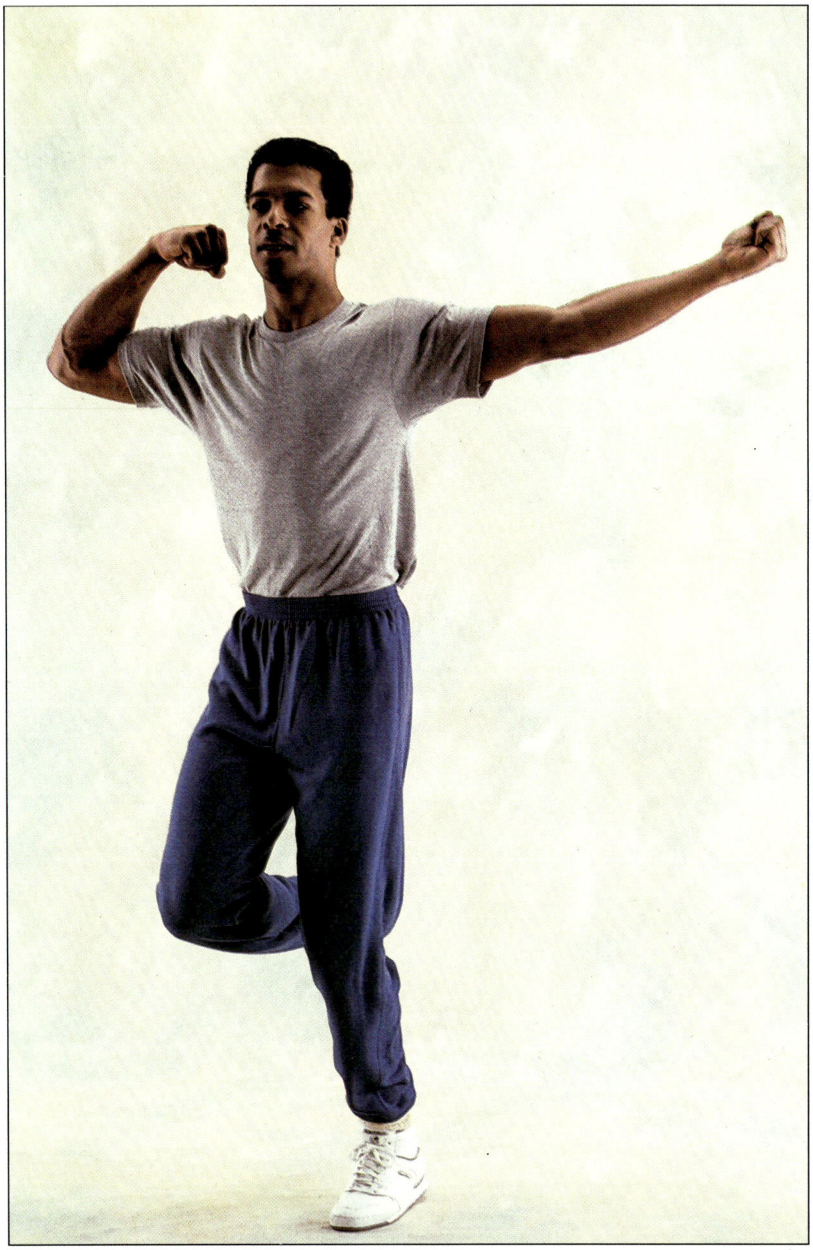

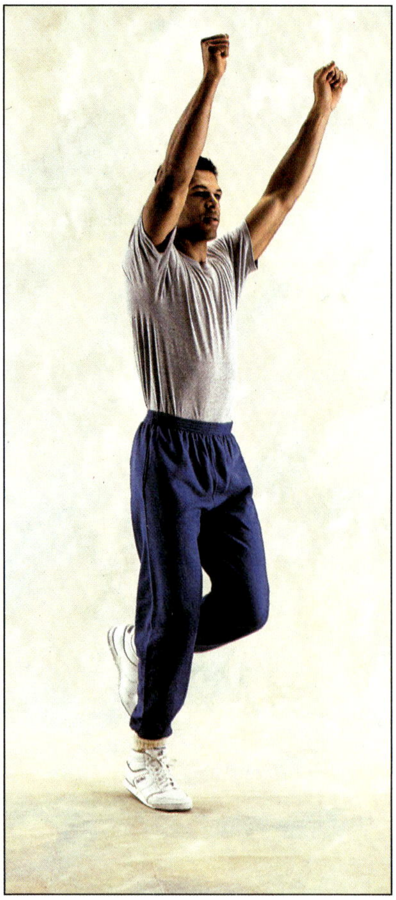

Auf der Stelle joggen. Abwechselnd die Arme beugen und strecken, wobei die Faust die Schulter berührt *(oben)*. Dann beide Arme über den Kopf heben und in großen Kreisen schwingen *(rechts)*.

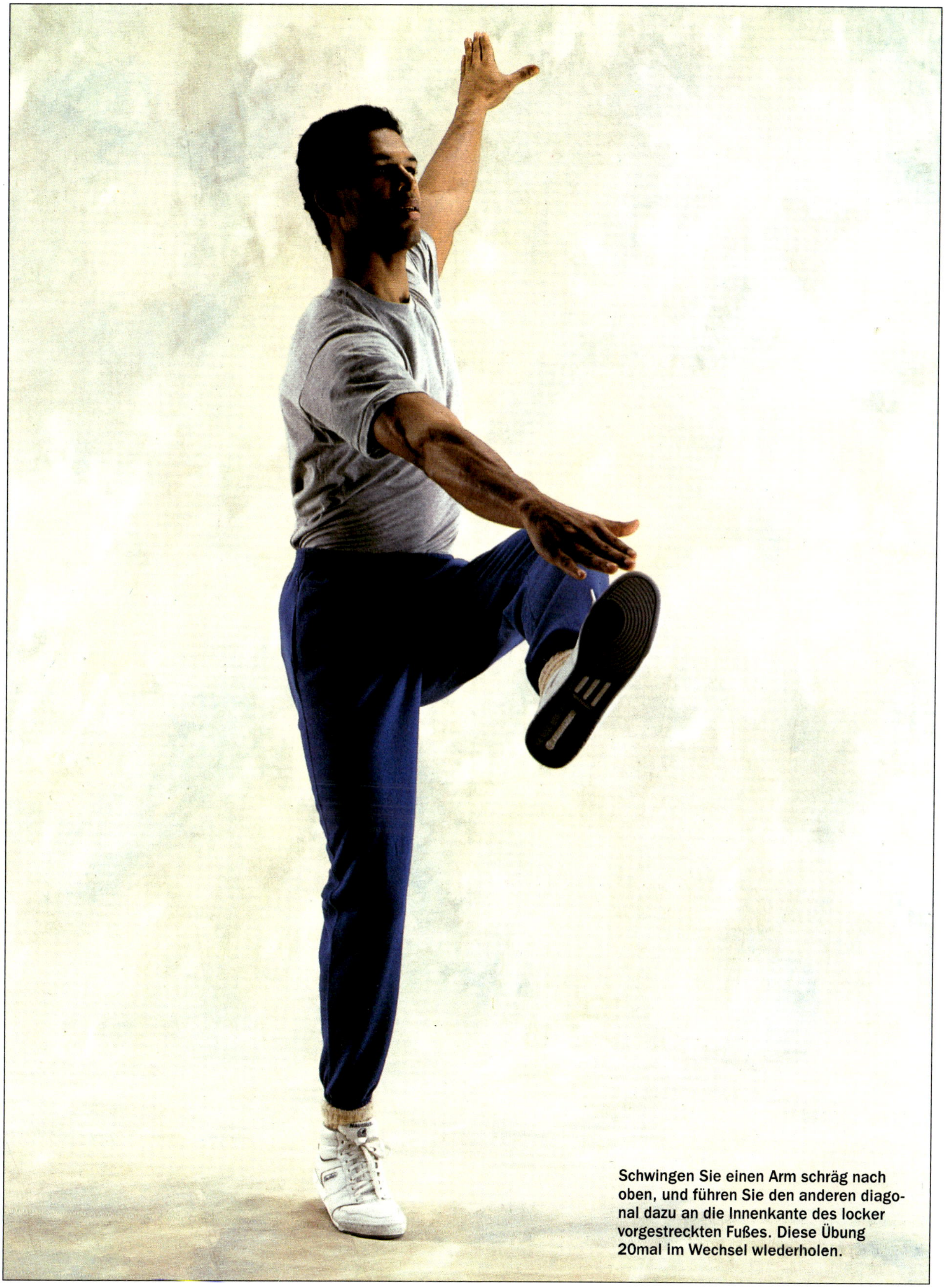

Schwingen Sie einen Arm schräg nach oben, und führen Sie den anderen diagonal dazu an die Innenkante des locker vorgestreckten Fußes. Diese Übung 20mal im Wechsel wiederholen.

# Aerobik für die Mittagspause/4

Wenn Sie mit dem aerobischen Teil Ihres Programms fertig sind, sollten Sie unbedingt eine fünfminütige Abkühlphase anfügen. Wer das Training unvermittelt abbricht, läuft Gefahr, daß der Blutdruck plötzlich abfällt und das Herz zu stark belastet wird.

Viele Leute wärmen sich mit Stretching für den Sport auf. Besser wäre es jedoch, die Stretches unmittelbar *nach* dem Training durchzuführen. Die folgenden Übungsvorschläge sind meist nur für eine Körperhälfte beschrieben; selbstverständlich sollten immer beide Seiten gedehnt werden. Jede Dehnung sollte mindestens 20 Sekunden durchgehalten werden.

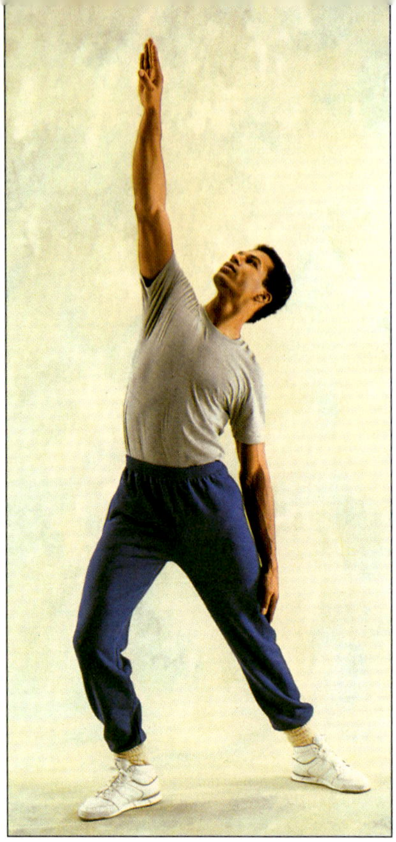

Das rechte Knie beugen und den rechten Arm hoch über den Kopf strecken *(oben)*, um die Rumpfmuskeln zu dehnen.

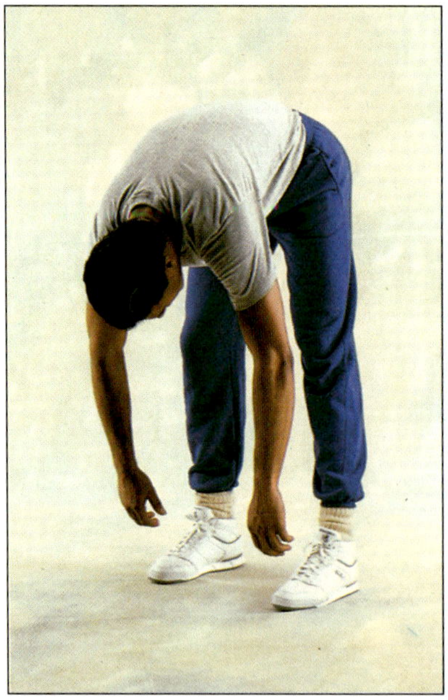

Den Rumpf nach unten beugen, die Arme hängen locker nach unten, das Gewicht liegt über den Zehen *(oben)*. Das rechte Knie leicht beugen, das linke bleibt gestreckt, um Kniebeuger und Wadenmuskeln zu dehnen.

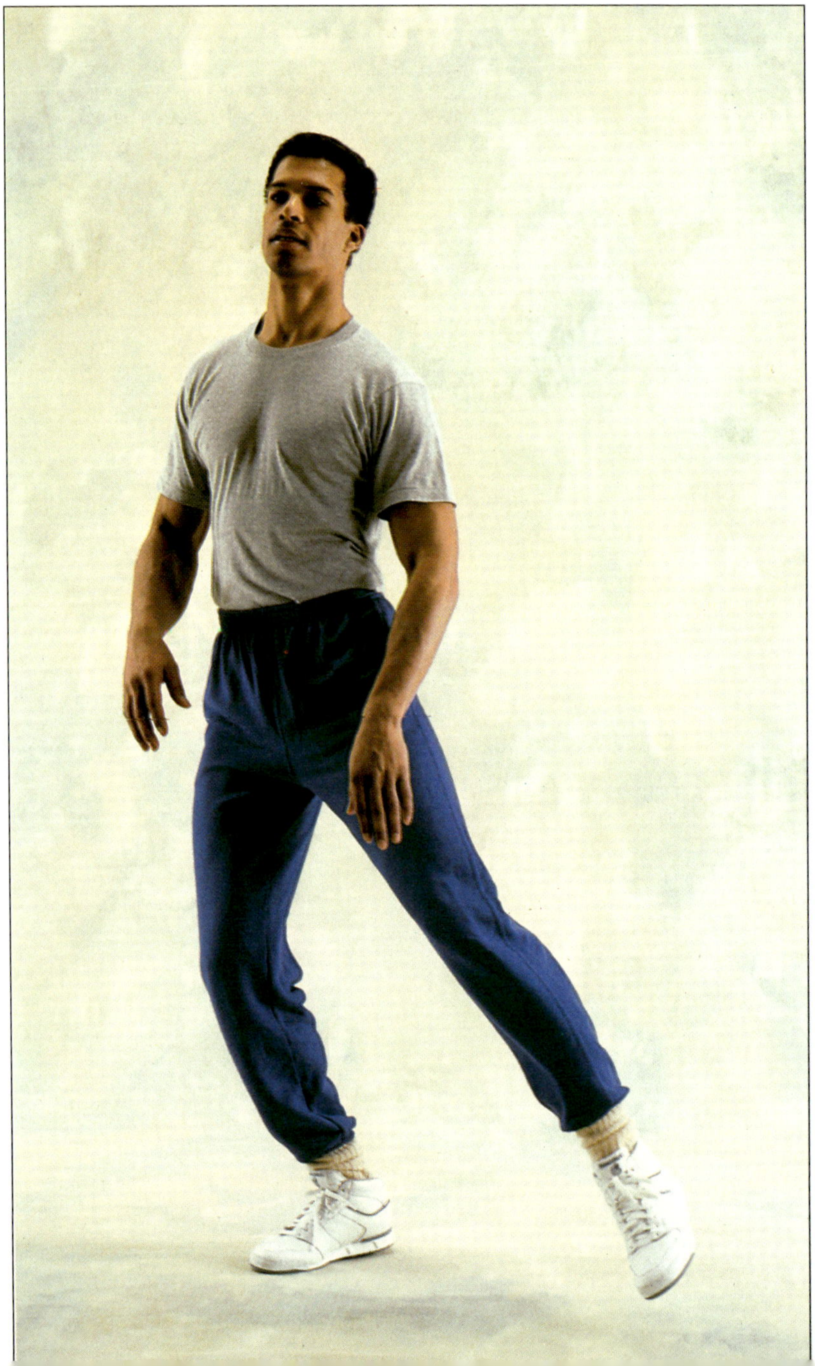

Zum Abkühlen auf der Stelle joggen; Arme hängen herab, Beine schwingen zur Seite.

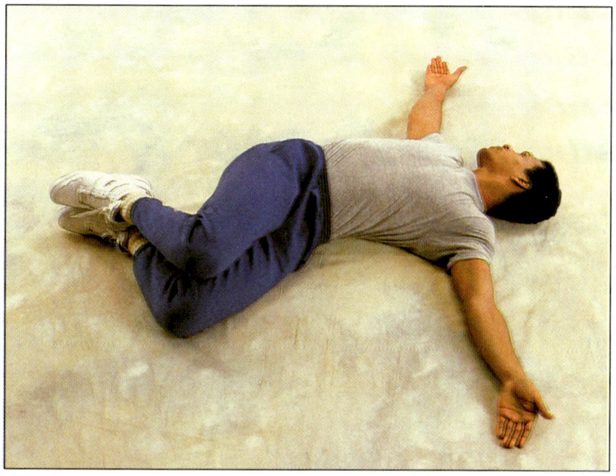

Auf den Rücken legen, Arme ausstrecken, Knie beugen und Fußsohlen auf den Boden setzen. Die Knie nach links, den Kopf nach rechts drehen, ohne die Armposition zu verändern.

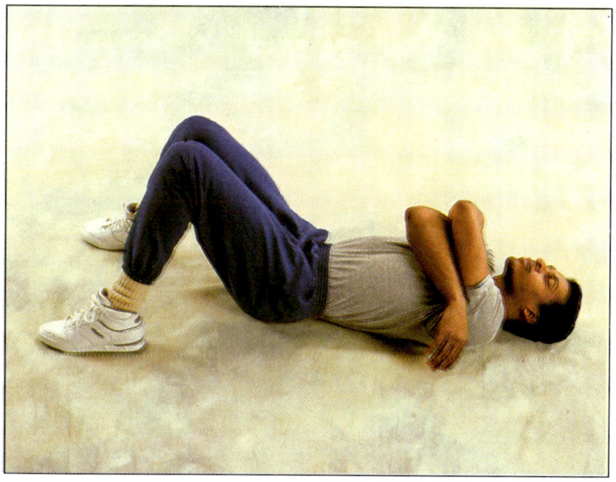

Die Knie wieder hochführen, die Fußsohlen bleiben flach auf dem Boden. Beide Arme über der Brust kreuzen und aus den Schultern herausziehen, bis die Hände den Boden berühren.

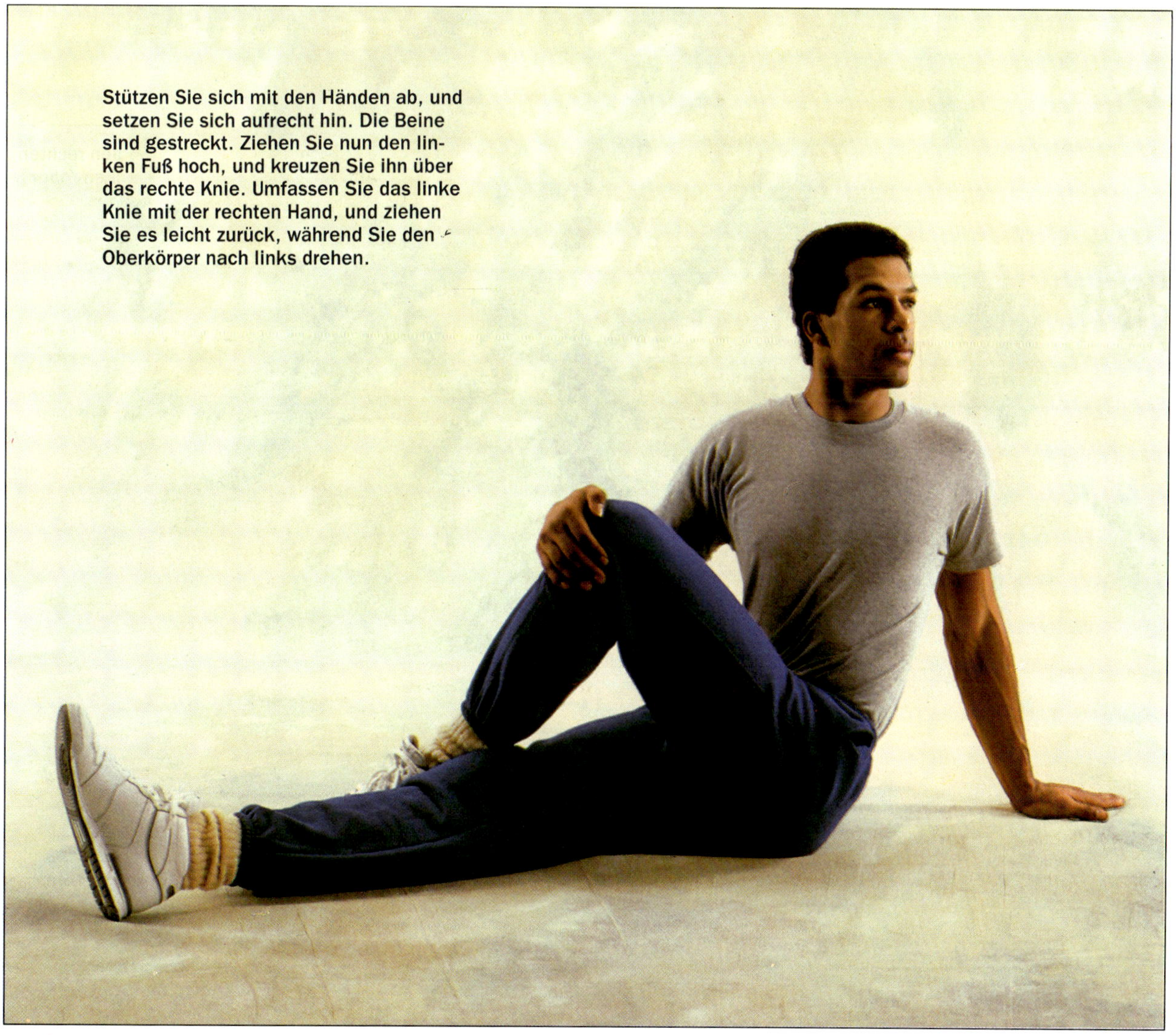

Stützen Sie sich mit den Händen ab, und setzen Sie sich aufrecht hin. Die Beine sind gestreckt. Ziehen Sie nun den linken Fuß hoch, und kreuzen Sie ihn über das rechte Knie. Umfassen Sie das linke Knie mit der rechten Hand, und ziehen Sie es leicht zurück, während Sie den Oberkörper nach links drehen.

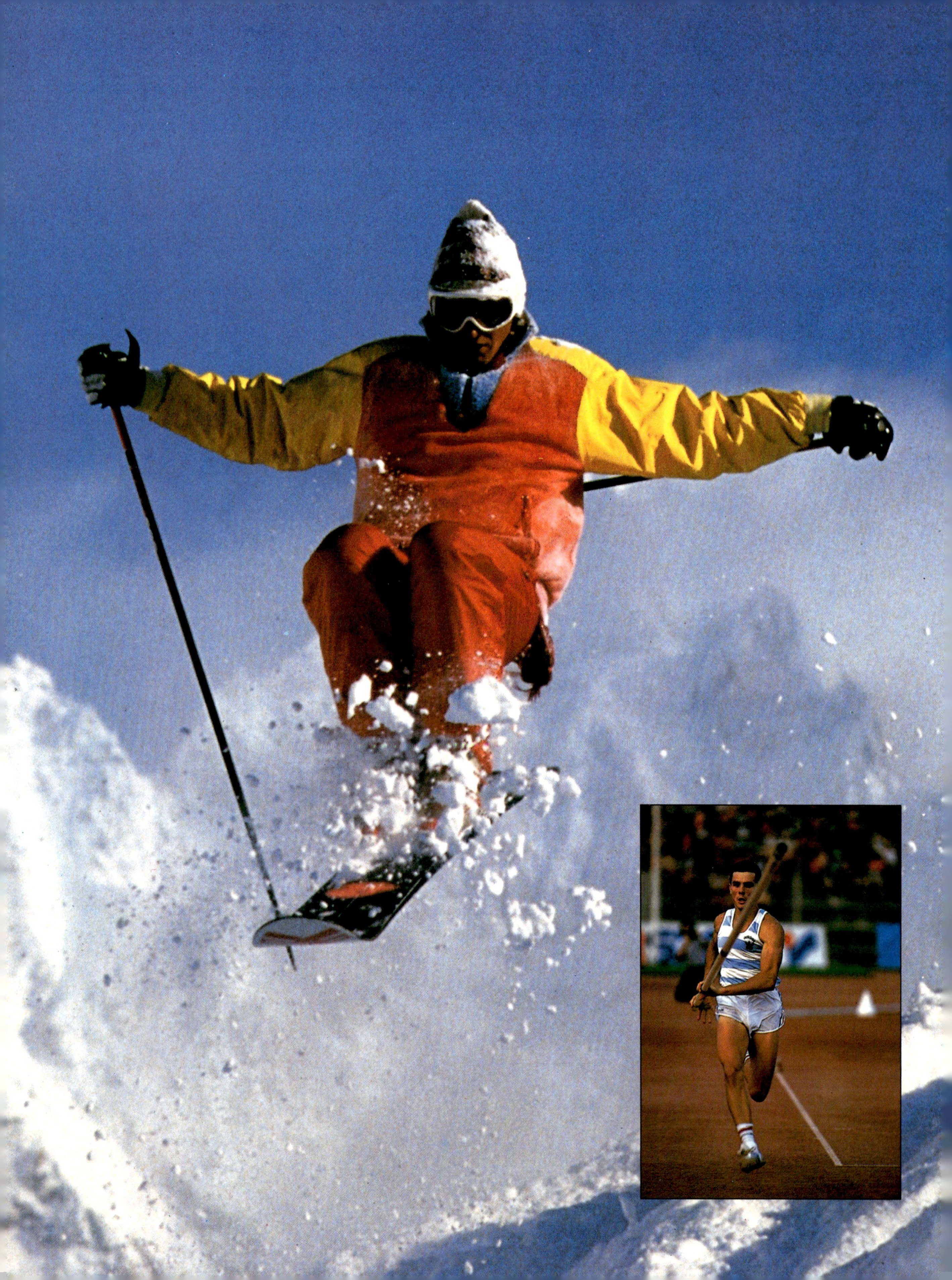

# Mentales Training oder „Bilderdenken"

Wer sich geistig auf bestimmte Gedanken und Bilder konzentrieren kann, scheint in der Lage zu sein, seine Angst dämpfen und sich in einen Zustand entspannter Wachsamkeit zu versetzen. Inzwischen betreiben viele Hochleistungssportler Mentales Training, um sich optimal auf einen Wettkampf vorzubereiten. Ein Hochspringer etwa steht am Rande der Sprunganlage, atmet einige Male tief durch, verdrängt alles aus seinen Gedanken, was ihn ablenken könnte, und entspannt sich. Dann folgen einige Sekunden intensiver Konzentration. Er spielt eine komplexe Bewegungsfolge gedanklich durch: wie er mit einer bestimmten Schrittzahl Anlauf nimmt, die Füße einstemmt, den Körper hochreißt und über die Latte schnellt. Manche Sportler sprechen daher vom „inneren Ablauf", wenn sie im Geiste die Bewegungsabfolge durchgehen. Bei der Vorstellung von dem, was man gleich tun wird, machen Geist und Körper eine Art Generalprobe, bei der tatsächlich elektrische Impulse vom Gehirn an die Muskeln ausgesandt werden.

Mentales Training bzw. „Bilderdenken" steigert aber nicht nur die körperliche Leistungsfähigkeit, sondern beeinflußt auch die organischen Reaktionen. Manche Techniken stärken das Immunsystem und vergrößern so z. B. die Chancen von Krebsleidenden im Kampf gegen ihre Krankheit.

Auch bei der Stress-Bewältigung hat sich das Mentale Training als wirksame Waffe erwiesen. In einer Untersuchung, die sich mit Entspannungs-Therapien für Bluthochdruck-Patienten befaßte, kam man zu dem Ergebnis, daß „Bilderdenken" den Blutdruck ebenso wirksam senkte wie ein kontrolliertes Anti-Stress-Programm, das die Behandlung und Nachsorge begleitete.

Wenn Sie Ihren Stress durch Menta les Training abbauen wollen, ziehen Sie sich am besten in einen ruhigen Raum zurück, wo Sie nicht gestört werden können. Nehmen Sie auf einem bequemen Stuhl Platz, schließen Sie die Augen, und atmen Sie tief durch – das erleichtert die Entspannung. Stellen Sie sich nun eine angenehme Szene vor. Die Details sind nicht wichtig, solange Sie sich selbst darin sehen und das Bild mit Frieden und Ruhe in Verbindung bringen.

Malen Sie sich beispielsweise aus, Sie lägen an einem tropischen Strand. Sie „sehen", wie sich die Palmen im Wind wiegen, und „fühlen" die warme Sonne auf der Haut. Schmücken Sie die Situation ruhig aus: Sie tragen leichte und buntgemusterte Freizeitkleidung, und dicht vor Ihren Zehen plätschern kleine Wellen an Land. Möwen kreisen über dem Wasser. Und denken Sie nicht nur an das, was Sie sehen, sondern auch an die Dinge, die Sie riechen, hören oder schmecken.

Konzentrieren Sie sich darauf, daß Ihr Körper wohlig entspannt ist. Gönnen Sie sich etwa 20 Minuten pro Sitzung, um den Stress abzubauen.

**Sportler bereiten sich oft durch Mentales Training auf den Wettkampf vor. Ehe beispielsweise ein Skirennläufer zu einem gewagten Sprung ansetzt, wird er jede Phase vor seinem geistigen Auge ablaufen lassen. Ähnlich stellt sich ein Stabhochspringer *(kleines Bild)* Anlauf und Absprung Schritt für Schritt vor, ehe er über die Latte hinwegsetzt.**

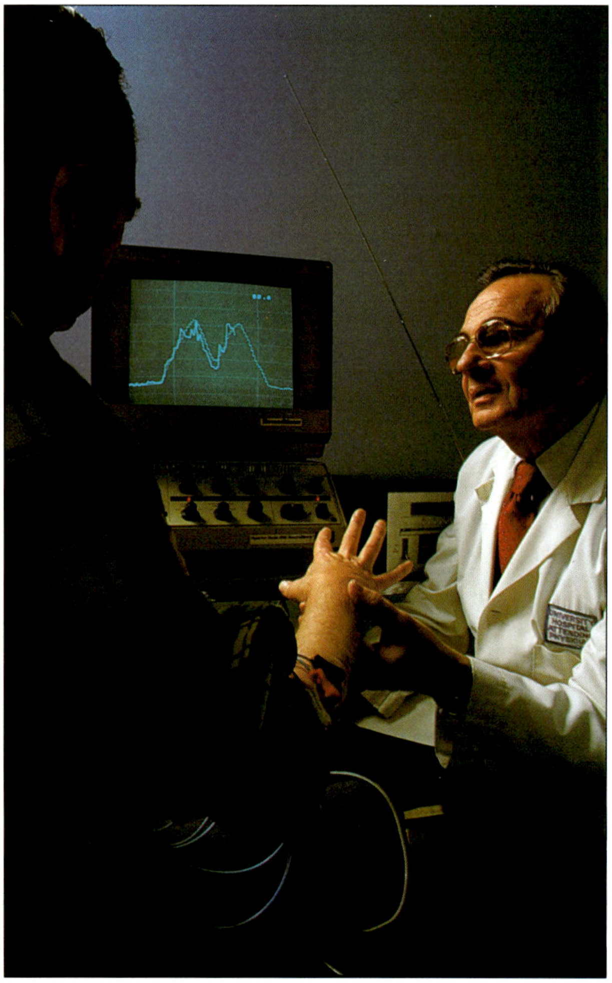

Biofeedback-Apparate messen Körperfunktionen wie Pulsfrequenz, Hauttemperatur oder Muskelspannung und übertragen sie auf einen Monitor. Die Versuchsperson kann die Werte ablesen und versuchen, sie durch Entspannungsübungen zu senken.

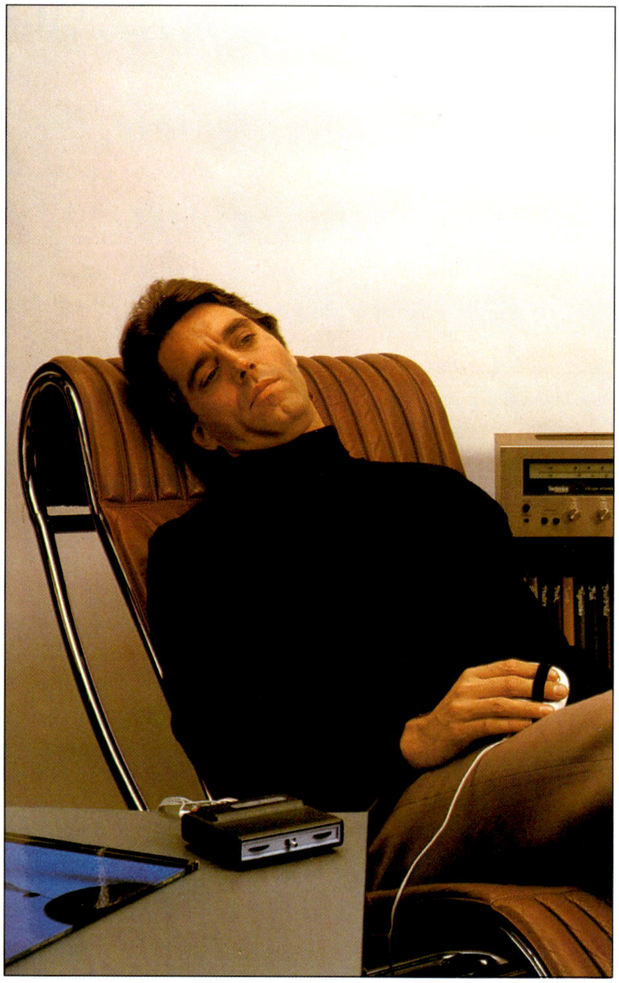

Mit Hilfe von preiswerten Mini-Geräten lassen sich Einzelfunktionen überwachen, z. B. Hauttemperatur oder Pulsfrequenz, die hier an den Fingerspitzen gemessen werden. Steigt die Anspannung über Normalwerte hinaus, ertönt ein akustisches Signal.

# Biofeedback

Die meisten Medizinforscher und Ärzte vertreten die These, daß Körperfunktionen, die vom vegetativen Nervensystem gesteuert werden – z. B. Herzfrequenz und Blutdruck –, unwillkürlich ablaufen. Die Regulierung dieser Prozesse erfolgt auf der Ebene des Unterbewußtseins und läßt sich daher nicht direkt durch das Denken beeinflussen. Wenn man die Funktionen nun aber durch Meßgeräte bzw. Monitore überwacht, kann man sie bewußter wahrnehmen und lernt vielleicht, sie zu steuern.

An Biofeedback-Monitore angeschlossene Versuchspersonen wissen aufgrund der Meßwerte, wann sie sich anspannen. Im allgemeinen erfaßt ein Biofeedback-Gerät winzige Veränderungen in der elektrischen Leitfähigkeit der Haut, die bei zunehmender Muskelverkrampfung stärker wird. Wenn ein bestimmter Grad der Anspannung erreicht ist, ertönt ein Warnsignal. Die Testperson muß dann versuchen, das Signal durch geistige und körperliche Entspannung zu stoppen. Den meisten Leuten gelingt es nach einigem Experimentieren, durch bestimmte Gedanken, Bilder und Atemtechniken das Signal zu dämpfen oder ganz auszuschalten.

Noch ist die Wirkungsweise von Biofeedback nicht genau erforscht. Fest steht aber, daß Testpersonen ihre Pulsfrequenz und Hauttemperatur durch Biofeedback bewußt senken können. In manchen Fällen hat sich die Methode auch bei der Behandlung von stressbedingten Krankheiten wie Bluthochdruck bewährt. Außerdem weiß man, daß Biofeedback *Tinnitus aurium* oder Ohrensausen günstig beeinflußt – ein Leiden, das nach Ansicht vieler Mediziner durch Stress verursacht oder zumindest verschlimmert wird. Bei einer Untersuchung von 132 *Tinnitus*-Patienten, denen bis dahin weder Hypnose noch Akupunktur, Operationen, Medikamente oder Psychotherapie geholfen hatten, berichteten 79 Prozent, daß sich ihr Zustand nach der Anwendung von Biofeedback-Techniken gebessert hatte und die Anfälle kürzer, leiser oder weniger schrill auftraten.

Am meisten aber profitieren von der Biofeedback-Therapie Menschen, die an häufigen Kopfschmerzen aufgrund nervöser Anspannung leiden. Die Patienten lernen, ihre Muskeln in Stress-Situationen bewußt zu entspannen; dadurch können Kopfschmerz-Anfälle vermieden oder bereits vorhandene Schmerzen gelindert werden.

Biofeedback ist zwar im wesentlichen eine Labor-Technik, aber etliche Firmen bieten bereits preiswerte Heimgeräte an. Für einfache Biofeedback-Übungen aber, in Verbindung mit Mentalem Training, brauchen Sie überhaupt keine Apparaturen: Ziehen Sie sich in einen ruhigen Raum zurück, und nehmen Sie auf einem bequemen Stuhl Platz. Schließen Sie die Augen, atmen Sie tief durch, und stellen Sie sich vor, Sie wären mit einer Maschine verbunden, die Ihren Angstpegel steuert. Um den Stress und die Anspannung zu senken, drehen Sie den Reglerknopf des Gerätes langsam herunter. Achten Sie dabei auf ihre Atmung – sie wird langsamer und tiefer. Halten Sie diese Entspannungsübung 20 Minuten lang durch.

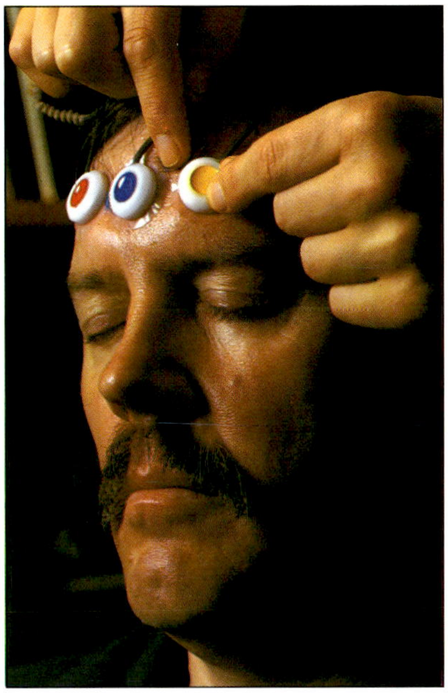

**Die Muskelspannung wird gewöhnlich im Stirnbereich gemessen. Sensoren melden selbst geringe elektrische Veränderungen in den Muskeln, die sich dicht unter der Hautoberfläche befinden.**

# Abschirmung vor Sinnesreizen

Zu den neueren Entspannungsmethoden zählt auch die Abschirmung von sensorischen Reizen, die ständig aus unserer Umwelt auf uns einstürmen. Zu den in Spezialkliniken angewendeten Methoden zählt die Entspannung in einem schalldichten, lichtarmen Badebecken, das mit tragfähigem Salzwasser gefüllt ist. In diesem auf Hauttemperatur erwärmten Wasser treibt der Patient und kann sich dabei völlig entspannen. Eine andere Version dieser Methode ist eine schalldichte Kabine, die nichts außer einem Ruhebett enthält. In einer Reihe von Untersuchungen wurde festgestellt, daß bereits eine Stunde Aufenthalt in einer solchen „reizfreien" Umgebung ein Gefühl von Wohlbefinden und tiefer Entspannung erzeugen kann, die sich im Absinken der Pulsfrequenz, des Blutdrucks und der Reduktion von Angstzuständen äußert. Zudem hat man entdeckt, daß der Entzug von sensorischen Reizen die Muskelspannung vor allem im Stirnbereich vermindert; diese Erkenntnis könnte unter Umständen neue Möglichkeiten der Behandlung von stressbedingten Kopfschmerzen bieten. Bei allen Versuchspersonen – ob sie nun an Bluthochdruck litten oder nicht – wurde während und nach der beschriebenen Therapie ein deutliches Absinken der systolischen und diastolischen Blutdruckwerte beobachtet.

Auch die Ausschüttung vieler Stress-Hormone nimmt ab, wenn der Organismus keinen äußeren Sinnesreizen ausgesetzt ist. Wie beim Biofeedback ist auch die Wirkungsweise von Reizentzug noch nicht in allen Einzelheiten erforscht. Eine Theorie lautet, daß die Entspannungs-Reaktion ausgelöst wird, weil dem Stress-Patienten die Abläufe in seinem Inneren stärker zu Bewußtsein kommen, wenn die Ablenkung von außen fehlt. Er kann sich deshalb besser auf seine Körperfunktionen, wie z. B. die Herztätigkeit, konzentrieren und sie dadurch beeinflussen.

Man braucht jedoch keine kostspieligen Spezialbecken, um sich von seiner Umgebung abzuschirmen und zu entspannen. Man kann sich auch in einem ruhigen Schwimmbecken mit warmem Wasser einfach treiben lassen und dabei entspannen. Salzwasser trägt zwar besser als Süßwasser, aber Sie können auch eine Schwimmweste oder etwas Ähnliches benutzen, um sich ohne Anstrengung über Wasser zu halten.

**Legen Sie sich in einem Wasserbecken auf den Rücken, und strecken Sie Arme und Beine seitlich leicht aus – Wassertreten ist nicht erlaubt. Konzentrieren Sie sich ganz auf die Entspannung. Schließen Sie die Augen, und atmen Sie langsam und tief, aber nicht stoßweise, da Sie dabei ins Schaukeln geraten. Versuchen Sie, an gar nichts zu denken, und bleiben Sie 15 bis 20 Minuten in dieser Stellung.**

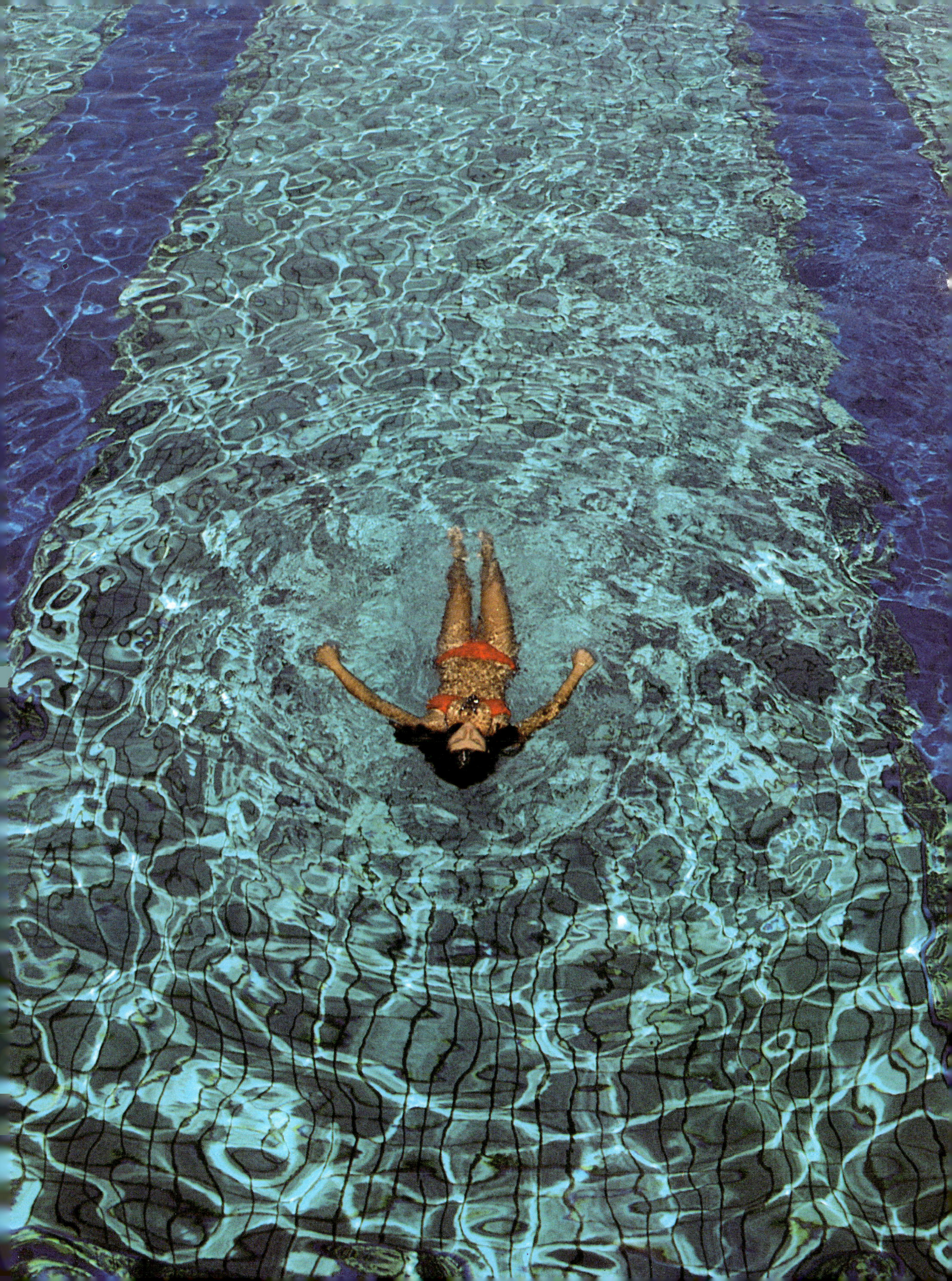

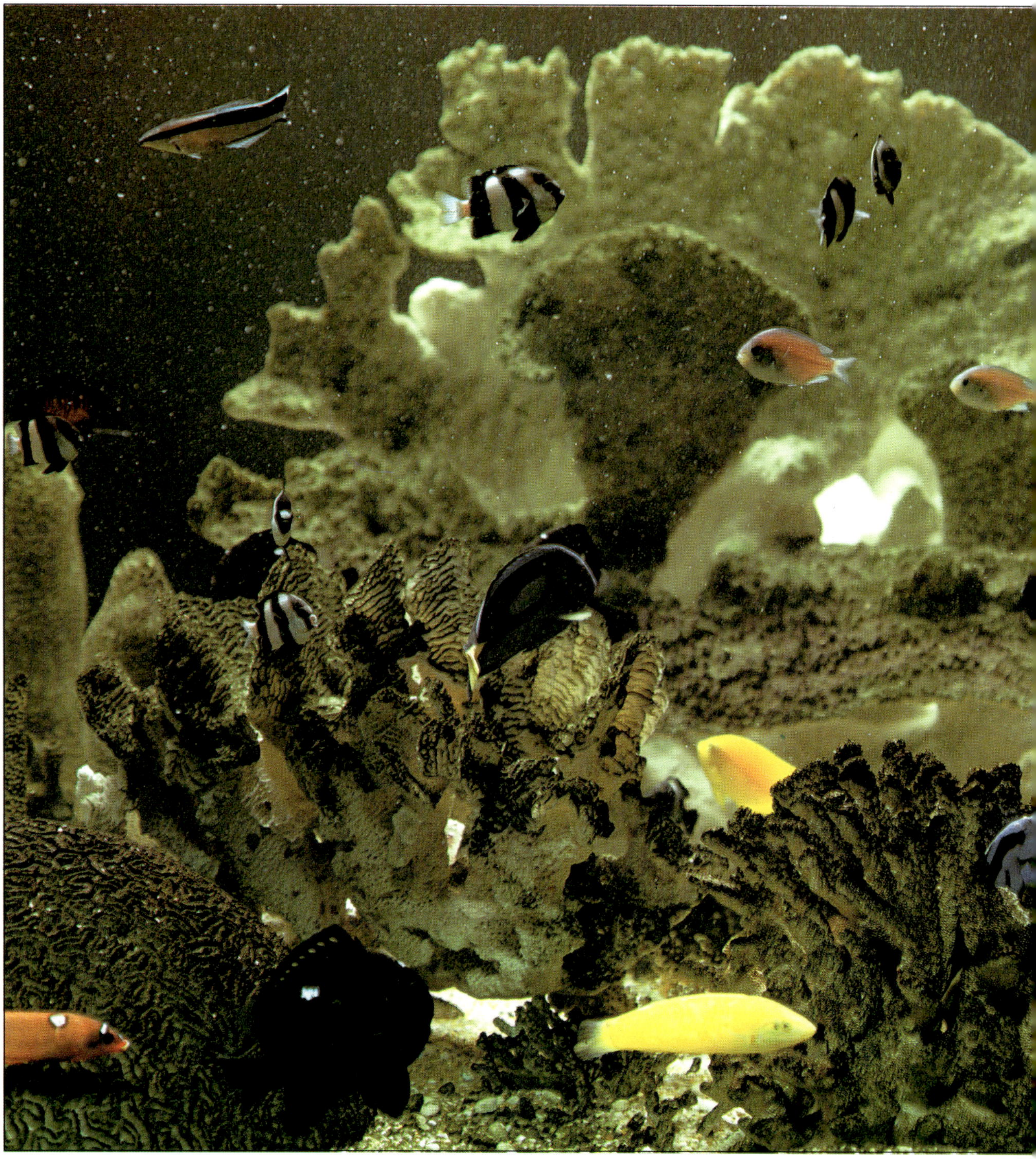

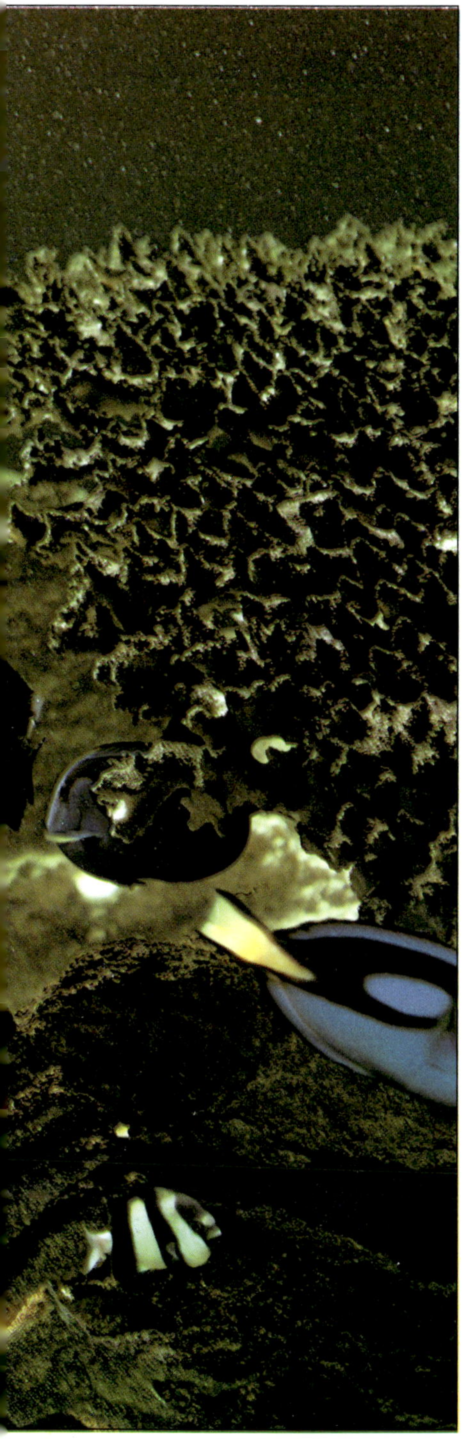

# Haustiere als Therapie

Unzählige Menschen auf der ganzen Welt leben mit Haustieren. Bis vor kurzem galt das ohnehin geringe Interesse der Wissenschaft am Zusammenleben von Mensch und Tier vorwiegend der Frage, welche Krankheiten von Haustieren verbreitet werden. Inzwischen hat sich jedoch erwiesen, daß vierbeinige, gefiederte oder geschuppte Hausgenossen einen wertvollen Beitrag zum Abbau von Stress leisten – eine Tatsache, die Tierbesitzern längst bekannt war. Die Sorge für ein Tier, so sagen die Forscher, gibt vielen Menschen einen neuen Lebensinhalt, bietet mancherlei Abwechselung und Gelegenheit zu Spiel und Unterhaltung.

Wissenschaftliche Untersuchungen beweisen, daß Tierbesitzer den Stress des Alltags leichter bewältigen. Ein Tier im Haus kann bewirken, daß der Blutdruck sinkt, Angstzustände abgebaut werden und der Stress, zumindest vorübergehend, reduziert wird. Allein die Anwesenheit von Tieren wirkt in bestimmten Situationen beruhigend. So wurde eine Reihe von Kindern sowohl im Ruhezustand als auch beim Vortragen eines Gedichts untersucht. Dabei zeigte sich, daß Kinder, die sich mit einem braven Hund in einem Zimmer befanden, niedrigere Blutdruck- und Herzfrequenzwerte hatten als andere ohne ein Haustier in der Nähe.

Haustiere sind vor allem auch eine wirksame Therapie gegen Einsamkeit, unter der besonders alte Menschen und körperlich oder geistig Behinderte leiden. In einer Psychiatrischen Anstalt beispielsweise waren die Patienten, die Aquarien im Zimmer hatten, weniger aggressiv und unternahmen auch weniger Selbstmordversuche.

**Ein Aquarium kann beruhigend wirken. Bei einer Stress-Studie in Zahnarzt-Praxen zeigte sich, daß ein Aquarium im Wartezimmer wesentlich dazu beitrug, die Angstgefühle der Patienten zu reduzieren. Das Betrachten der Fische verringerte die Angst sogar wirksamer als eine Hypnose.**

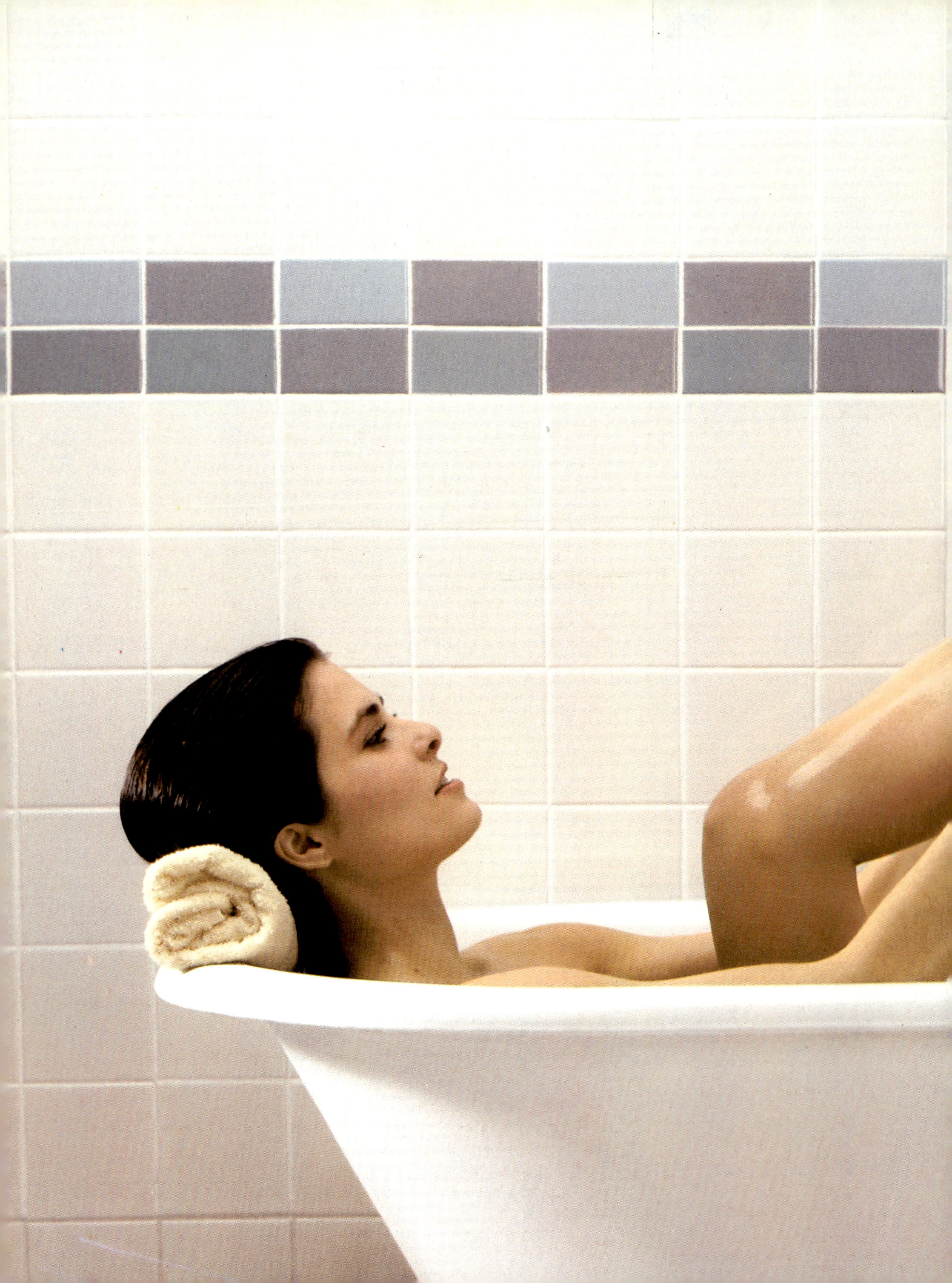

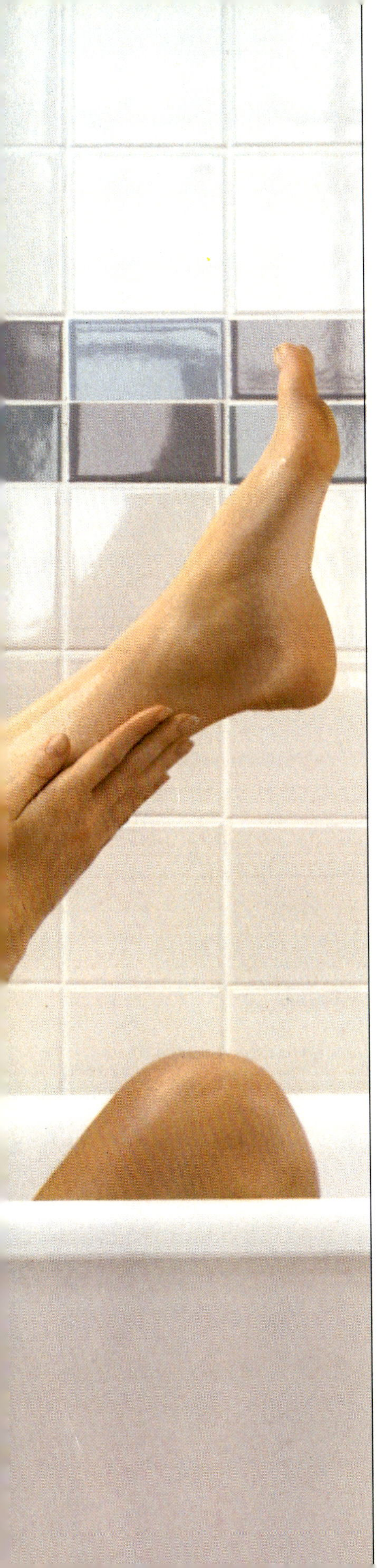

*KAPITEL VIER*

# Der Abend

## *Stress und Erholung – im Familien- und Freundeskreis*

Der Abend gehört in der Regel der Familie, die traditionsgemäß als ruhender Pol und Zuflucht vor den Härten, Niederlagen und Ungerechtigkeiten des Berufslebens gilt. Zwar ist diese Ansicht in den letzten Jahren zunehmend angezweifelt worden, trotzdem gilt auch heute noch die Familie als eine Art ruhiger Hafen in einem Meer von Stress.

Leider bietet das Leben in einer Familie kein perfektes Anti-Stress-Programm; im Gegenteil, es kann eine der schlimmsten Stress-Ursachen überhaupt sein. Primäre Stress-Faktoren sind z. B. Hochzeiten, Scheidungen, Geburten und der Tod der Eltern oder des Partners. Solche Ereignisse können so viel Unruhe und Stress auslösen, daß sie zu stressbedingten Leiden oder Unfällen führen.

Andere Formen von Stress in der Familie mögen zwar weniger schicksalhafte Auswirkungen haben, stellen nach Ansicht der Wissenschaftler aber eine aufreibende Dauerbelastung dar. Zu den häufigsten dieser Stress-Faktoren zählen die Überforderung, etwa wenn sich Familien- und Berufspflichten überschneiden; die Unterforderung, deren typisches Beispiel die frustrierte Hausfrau ist; und die „Fessel", wenn sich einer der Partner in seiner ihm zugewiesenen Rolle mit ihren Aufgaben eingeengt fühlt. Der primäre Stress kann verstärkt werden durch sekundären, außerhalb der Familie entstandenen, besonders dann, wenn der Betroffene seine Umgebung nicht mit seinen Problemen belasten möchte. So bemühen sich viele Leute, ihren Berufs-Stress nicht mit heimzubringen, doch dieser Versuch schlägt in der Regel fehl. Die Familienangehörigen merken, daß etwas nicht stimmt, und nehmen zu Unrecht an, das veränderte Verhalten des Stress-Geplagten habe mit ihnen zu tun. Aufgestauter oder in die falsche Richtung gelenkter Stress erzeugt oder verstärkt zudem oft primären Familien-Stress. So entsteht eine Stress-Spirale, die leicht außer Kontrolle gerät.

Stress kann sich auch negativ auf das Sexualleben auswirken. So haben entsprechende Untersuchungen gezeigt, daß bei Frauen und Männern unter Stress der Sexualhormonspiegel und damit die Lust an der Liebe sinkt. Unbefriedigender oder zu seltener Geschlechtsverkehr aber mündet wiederum in Stress, und die Spirale dreht sich weiter.

Vielen Menschen fällt es schwer, über ihre Ängste zu sprechen und sich jemandem anzuvertrauen. Dennoch ist ein Gespräch über ganz konkrete Schwierigkeiten – die Psychologen nennen so etwas „problembezogene" Stress-Bewältigung – die beste Methode, Stress-Faktoren abzubauen. Wenn man sich etwa ärgert, daß man am Arbeitsplatz zu wenig Einfluß hat, oder wenn die ungleiche Pflichtenverteilung im Haushalt stört, dann sollte man das gezielt zum Ausdruck bringen und gemeinsam versuchen, realistische Lösungen zu erarbeiten. Es wird dem Stress-Geplagten zwar auch guttun, wenn ihn jemand „aufmuntert", seine Probleme werden dadurch aber sicherlich nicht geringer.

Wir sehen, daß die Familie für eine Menge Stress sorgt. Andererseits aber kann sie im wahrsten Sinne des Wortes „Lebensretter" sein. Es ist erwiesen, daß Ledige und Geschiedene deutlich höhere Sterblichkeitsraten haben als Verheiratete. So geht aus Untersuchungen hervor, daß Alleinstehende zwei- bis zehnmal häufiger einen vorzeitigen Tod erleiden als Verheiratete. Und eine amerikanische Statistik kommt zu dem Ergebnis, daß geschiedene Männer mehr als doppelt so häufig an Herzinfarkt, Leberzirrhose, Bluthochdruck oder Lungen- und Magenkrebs sterben als verheiratete. Auch bei den Frauen haben Ledige, Geschiedene und Witwen eine viel höhere Sterblichkeitsrate als die Verheirateten.

Neuere Studien deuten darauf hin, daß ein großer Freundeskreis ebenfalls einen wirksamen Schutz gegen den Lebens-Stress bietet. Freunde können eine ähnliche Rolle übernehmen wie Familienangehörige und besonders in Krisenzeiten Unterstützung geben. Menschen, die keine Wärme, Selbstbestätigung und emotionelle Hilfe von Freunden bekommen, sind nach wissenschaftlichen Untersuchungen besonders anfällig für stressbedingte Krankheiten.

Freunde, Ehepartner und andere Familienangehörige können bei der Bewältigung von Ängsten und Problemen entscheidend helfen. Eine andere Möglichkeit besteht darin, daß man sich abends ein wenig Zeit nimmt, um den tagsüber angestauten Stress zu verarbeiten. Häufig äußert sich Stress in ganz spezifischen Beschwerden. Der Rücken oder der Nacken schmerzt, obwohl man sich körperlich nicht angestrengt hat. Man beißt die Zähne fest zusammen, obwohl man sich einbildet, völlig entspannt zu sein. Manchmal beklagt sich auch der Partner darüber, daß man im Schlaf mit den Zähnen knirscht. Das alles sind Anzeichen von Stress. Die Übungen in diesem Kapitel sollen vor allem solche Stress-Symptome lindern oder ihnen vorbeugen helfen.

Ein hervorragendes Mittel zum Abbau von Stress ist Yoga, das seit vielen Jahrhunderten praktiziert wird, um Körper und Geist zu entspan-

## Gesunder Schlaf

*Der Schlaf sorgt für körperliche und geistige Regeneration. Befragungen haben jedoch ergeben, daß 15 bis 20 Prozent aller Erwachsenen an Schlafstörungen leiden, einem Oberbegriff für Einschlaf- oder Schlafprobleme. Chronische Schlaflosigkeit wird oft durch Angstzustände ausgelöst, bleibt aber weiterbestehen, wenn die Stress-Ursache beseitigt ist. Wenn Ihnen das Einschlafen schwerfällt oder wenn Sie sich beim Aufwachen häufig müde und zerschlagen fühlen, sollten Sie die nachstehenden Ratschläge beachten:*

◆ Halten Sie regelmäßige Schlafzeiten ein, aber versuchen Sie nicht, den Schlaf zu erzwingen. Wenn Sie nicht innerhalb von 15 bis 20 Minuten einschlafen, lesen Sie, bis Sie schläfrig werden. Stehen Sie immer zur gleichen Zeit auf, ganz gleich, wann Sie einschlafen. Es hat keinen Sinn, versäumten Schlaf durch Mittagsruhe oder langes Ausschlafen am Wochenende nachholen zu wollen.

◆ Nehmen Sie vier Stunden vor dem Zubettgehen weder Kaffee, Tee, Cola oder sonstige koffeinhaltige Getränke zu sich. Vermeiden Sie auch Alkohol und Medikamente, die Ihren Schlafrhythmus stören. Rauchen Sie nicht direkt vor dem Einschlafen: Nikotin kann anregend wirken.

◆ Nehmen Sie Schlaftabletten höchstens bei gelegentlichen Schlafstörungen und nie länger als drei Nächte hintereinander. Medikamente können den natürlichen Schlafzyklus des Körpers stören und die REM- oder Traumphasen unterdrücken, die durch schnelle Augenbewegungen gekennzeichnet sind.

◆ Nehmen Sie Ihre Probleme nicht mit in den Schlaf. Machen Sie sich geistig frei von belastenden Gedanken, und versuchen Sie den körperlichen Stress durch progressive Entspannung *(S. 116–117)* abzubauen. Näheres über die günstigsten Lese- und Schlafpositionen im Bett finden Sie auf S. 118–119.

nen. Die Yoga-Technik liegt auch den meisten Dehnübungen zugrunde, mit deren Hilfe stressbedingte Muskelverkrampfungen gelöst oder die Heilung von Verletzungen beschleunigt wird, die auf Verschleiß oder Überbeanspruchung zurückgehen.

Eine neuere Methode ist dagegen die sogenannte progressive Entspannung, bei der man die Muskeln systematisch von Kopf bis Fuß anspannt und dann lockert. Mit progressiver Entspannung kann man eine Reihe von Stress-Symptomen lindern, darunter nervöse Kopfschmerzen und Rückenbeschwerden. Als besonders wirksam hat es sich vor dem Schlafengehen erwiesen, denn es hilft den Körper zu entspannen und einen klaren Kopf zu bekommen. Für einen besseren Schlaf sorgt im übrigen auch die richtige Liegeposition. Am Ende dieses Kapitels wird deshalb gezeigt, welche Schlafhaltung man einnehmen sollte, um entspannt und frei von Rückenschmerzen zu ruhen.

# Linderung von Kopfschmerzen

Druck und Stress, die sich im Laufe eines Tages ansammeln, führen oft zu Kopfschmerzen. Und obwohl Millionen von Menschen an chronischen Kopfschmerzen leiden, hat man diese Krankheit noch nicht vollständig im Griff. Zu den häufigsten Formen gehören Kopfschmerzen, die durch Gefäßkrämpfe ausgelöst werden – darunter die gefürchtete Migräne –, und solche, die auf Muskelverspannungen beruhen.

Gefäßbedingte Kopfschmerzen entstehen durch Zusammenziehen und anschließende Erweiterung der Kopfarterien. Migräneanfälle, die schlimmsten und dauerhaftesten Kopfschmerzen überhaupt, sind in der Regel erblich und treten bei Frauen häufiger auf als bei Männern.

Am häufigsten sind jedoch spannungsbedingte Kopfschmerzen, die oft durch Muskelverspannungen im Kopf- und Nackenbereich verursacht werden. In der Regel klagen die Patienten über einen dumpfen Druck oder Schmerz, der Stirn und Hinterkopf bzw. Nacken wie mit einem Ring zusammenpreßt. Eine Massage der angespannten Muskelpartien kann in vielen Fällen die Schmerzen völlig beheben oder wenigstens lindern.

Sobald die Kopfschmerzen einsetzen, taucht man ein Handtuch in warmes Wasser und legt es als Kompresse auf die Stirn oder in den Nacken. Das lockert die Muskeln und bereitet sie auf die Massage vor, die wir hier ausführlich beschreiben.

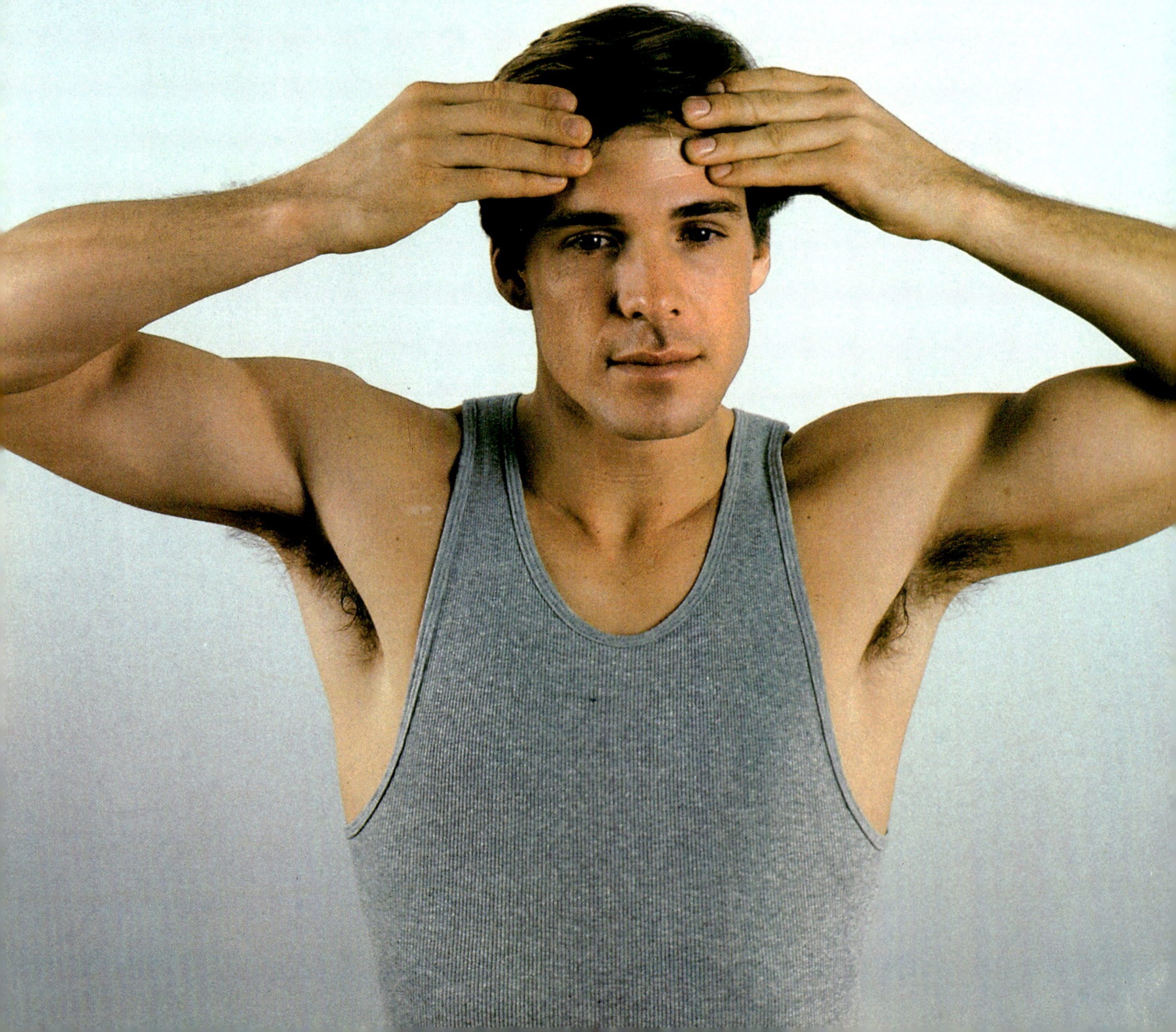

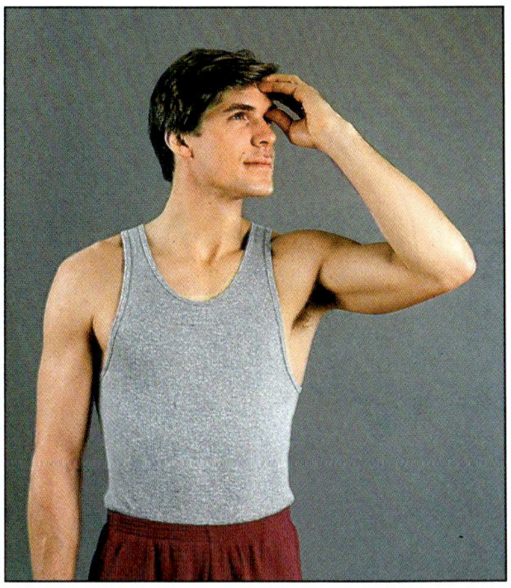

Stützen Sie die Finger einer Hand an der Stirn ab, und drücken Sie mit dem Daumen oben gegen die Augenhöhle.

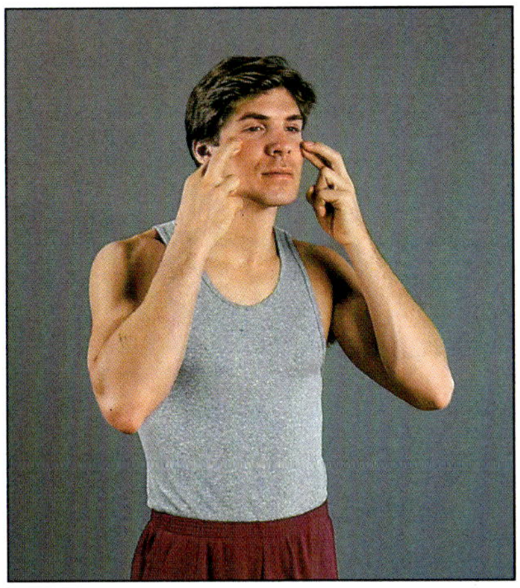

Legen Sie den Mittel- über den Zeigefinger, und streichen Sie mit starkem Druck über die Partie unterhalb der Augen.

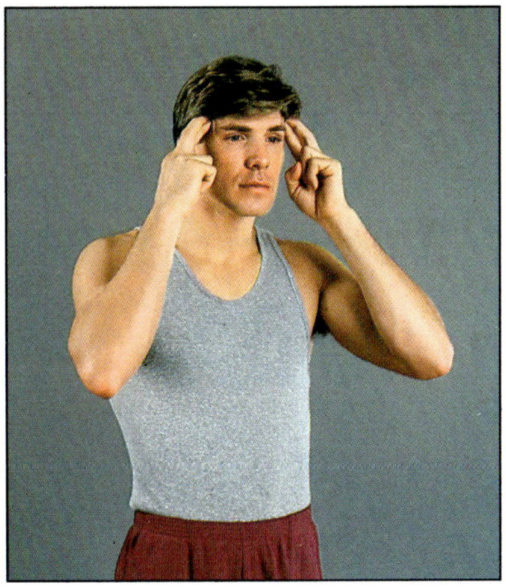

Pressen Sie die Finger gegen die Schläfen über den Wangenknochen, massieren Sie sie mit kreisenden Bewegungen.

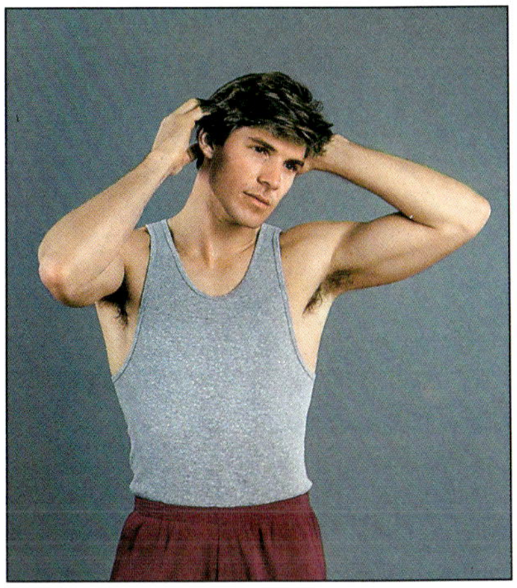

Sorgen Sie für bessere Durchblutung des Hinterkopfes, indem Sie ihm eine kräftige Knetmassage angedeihen lassen.

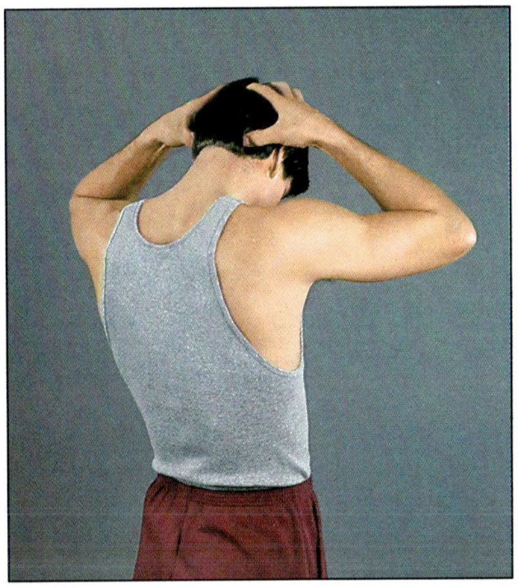

Beugen Sie den Kopf nach vorn, und massieren Sie den Nackenansatz durch kräftigen Daumendruck.

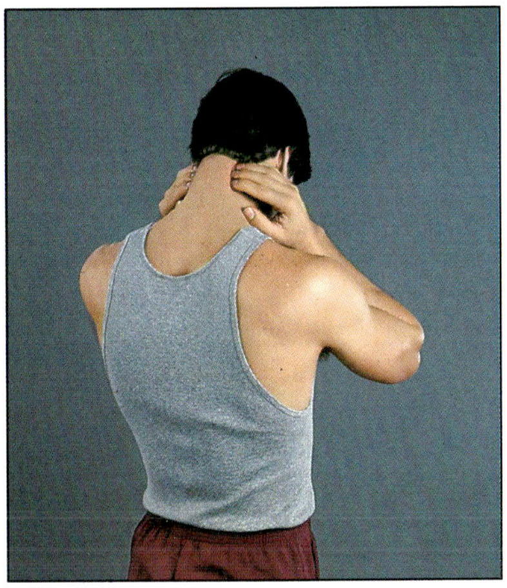

Nun die Fingerkuppen in das Muskelgewebe links und rechts der Halswirbelsäule pressen und auf und ab massieren.

Legen Sie die Fingerspitzen beider Hände auf die Stirn dicht über der Nasenwurzel *(linke Seite)*. Streichen Sie anschließend unter kräftigem Druck von der Stirnmitte zu den Schläfen.

# Übungen gegen Kreuzschmerzen/1

Zirka acht von zehn Menschen klagen über sporadische Kreuzschmerzen, und Millionen über chronische, ein Teil davon so stark, daß sie auf Dauer arbeitsunfähig sind. Dennoch gibt es in den meisten Fällen keine erkennbare Ursache für das Übel.

Kreuzschmerzen lassen sich fast immer vermeiden. Über 80 Prozent aller Beschwerden gehen nämlich vom Muskelapparat aus und sind zumindest indirekt eine Folge von Muskelschwäche, -steifheit oder -verspannungen. Auch Übergewicht ist ein Risikofaktor. Häufig führt aufgestauter psychischer Stress zu verkrampfter Rückenmuskulatur, besonders, wenn man aus einem der obengenannten Gründe anfällig für Kreuzschmerzen ist.

Eine gute Haltung *(S. 60–61)* und die richtige Schlafposition *(S. 118–119)* tragen dazu bei, die Beschwerden zu lindern. Auch sein Idealgewicht sollte man halten, entweder durch eine geeignete Diät oder mit Hilfe von Ausdauersportarten. Eine andere Möglichkeit ist, die gefährdeten Muskelpartien zu kräftigen und zu dehnen. Die auf diesen Seiten vorgestellte Gymnastik kann Sie dabei unterstützen.

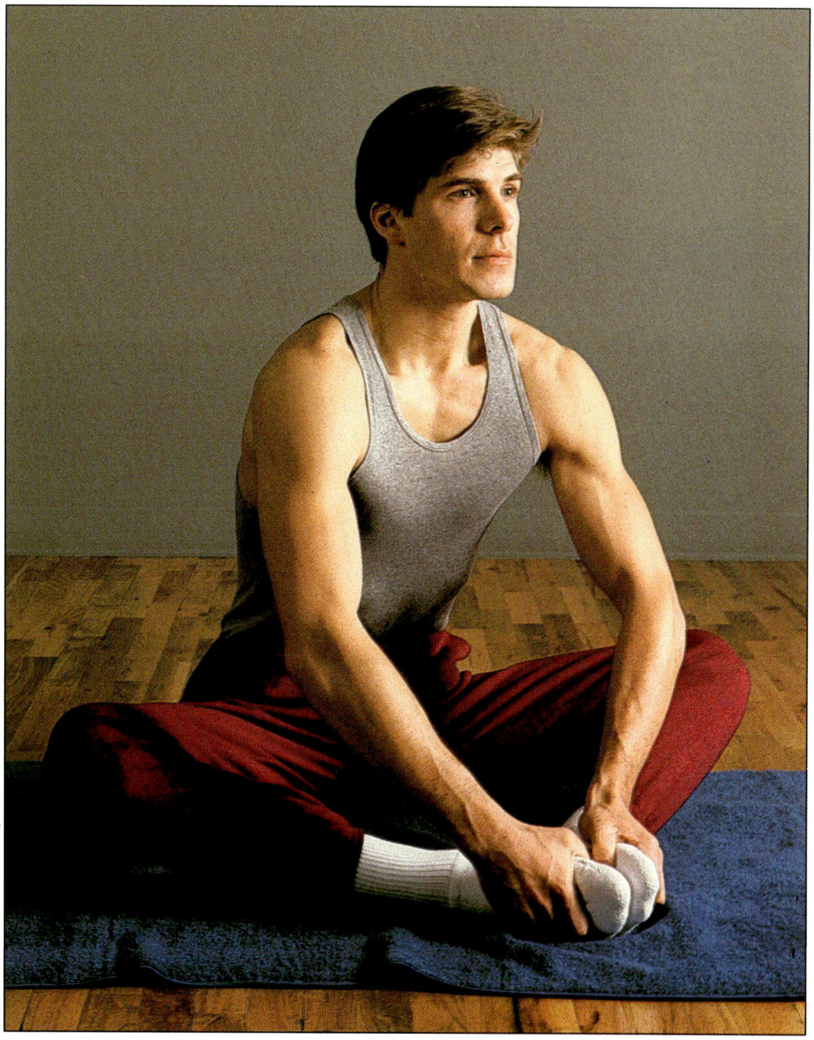

**Setzen Sie sich so mit angewinkelten Beinen auf den Boden, daß sich die Fußsohlen berühren. Umfassen Sie Ihre Füße, und schieben Sie den Oberkörper von der Hüfte aus mit geradem Rücken nach vorn. Das dehnt das Kreuz und die innenseitige Muskulatur der Oberschenkel.**

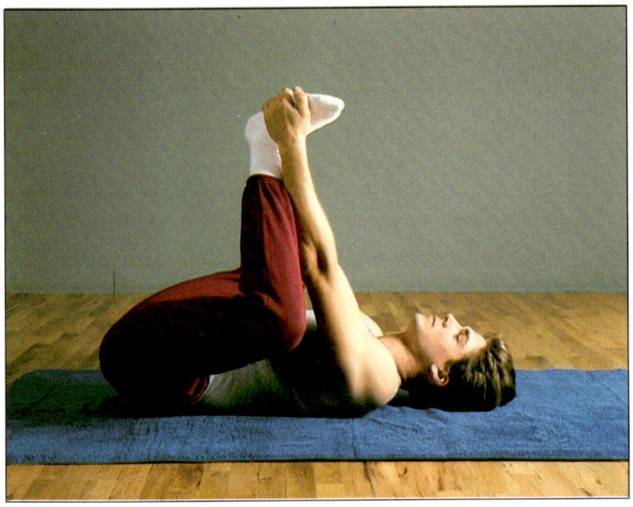

Legen Sie sich auf den Rücken, und heben Sie die Beine an. Umfassen Sie Ihre Füße, und ziehen Sie die Knie zur Brust. Damit dehnen Sie die Muskeln im Lendenbereich und die Kniebeuger.

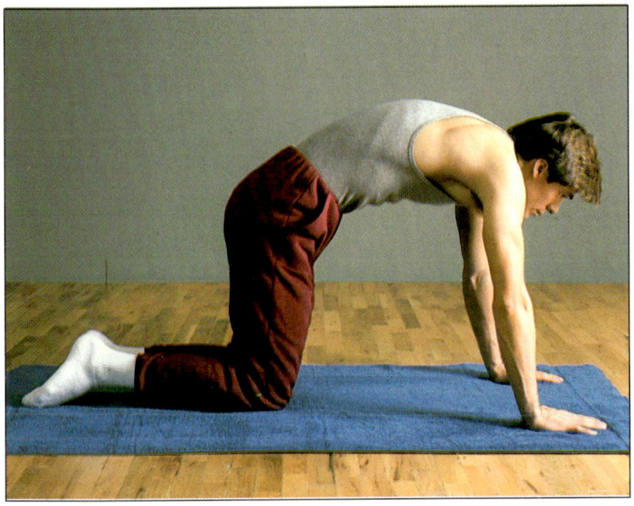

Katze und Kamel sind jetzt Ihr Vorbild. Knien Sie sich hin, stützen Sie sich auf die Hände, spannen Sie die Bauchmuskeln an, und machen Sie einen Katzenbuckel. Dann entspannen Sie die Bauchmuskeln und drücken die Wirbelsäule nach unten durch. Zehnmal wiederholen.

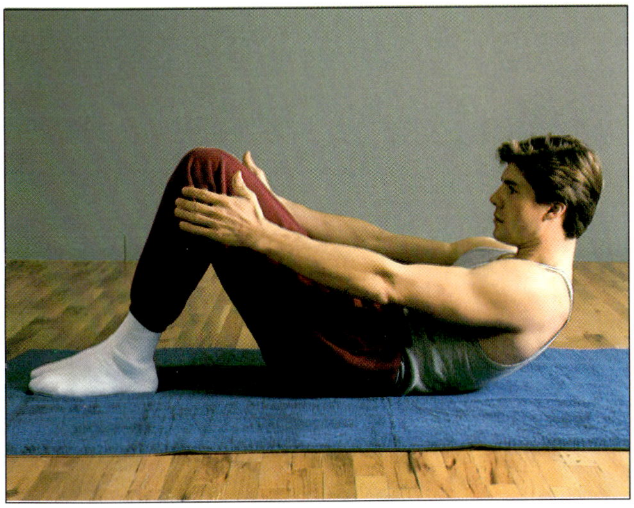

Legen Sie sich auf den Rücken, und setzen Sie die Fußsohlen flach auf. Spannen Sie die Bauchmuskeln an, ziehen Sie den Oberkörper ein Stück nach vorn, und versuchen Sie, mit den Händen die Knie zu erreichen. Fünfmal wiederholen.

# Übungen gegen Kreuzschmerzen/2

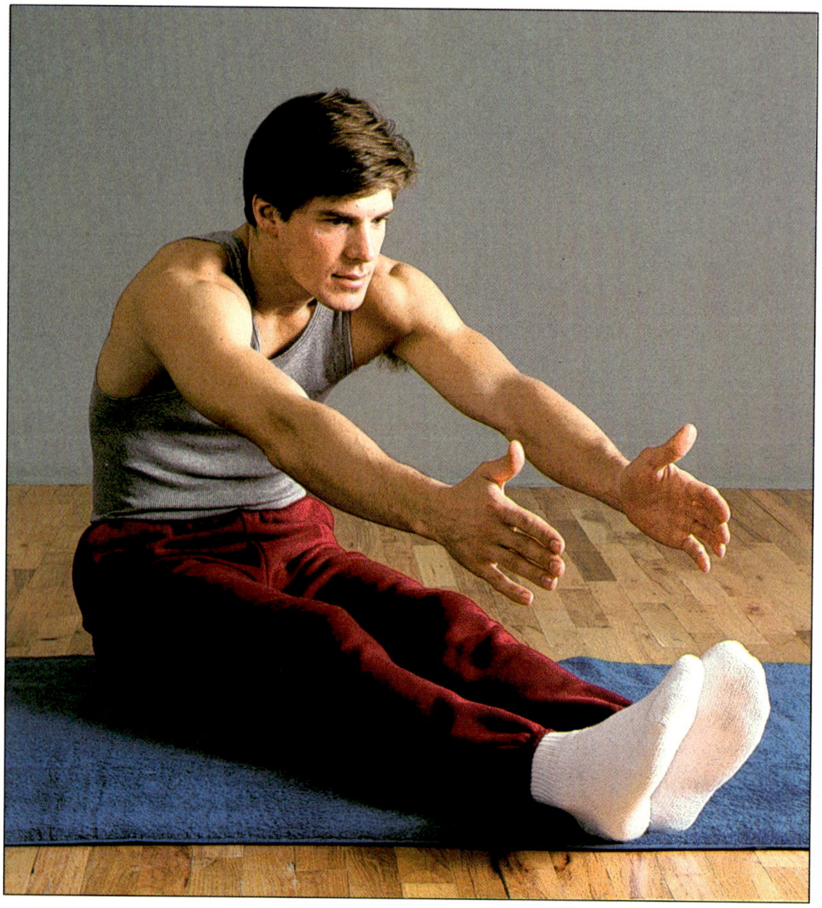

Setzen Sie sich mit ausgestreckten Beinen und geschlossenen Füßen auf den Boden, und winkeln Sie die Knie leicht an. Schieben Sie nun den Oberkörper mit möglichst geradem Rücken vor, bis Ihre Hände sich über den Zehenspitzen befinden. Bleiben Sie 20 Sekunden in dieser Stellung, um die Kniebeuger zu dehnen.

Machen Sie mit dem linken Bein einen Ausfallschritt nach vorn. Das rechte Bein ist nach hinten gestreckt. Stützen Sie beide Hände auf dem linken Knie ab, um die rechten Hüftbeuger zu dehnen. Die Übung mit dem anderen Bein wiederholen.

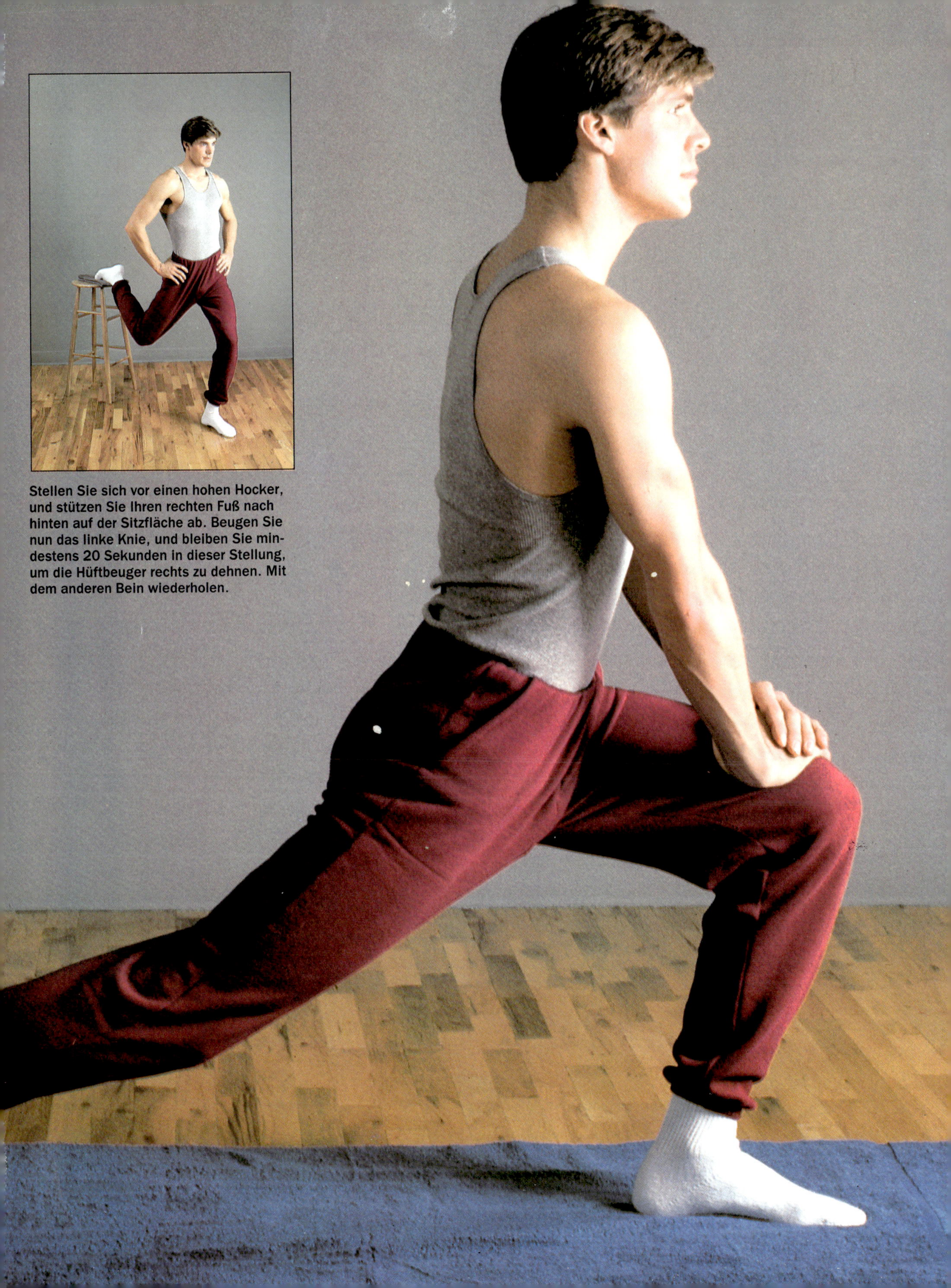

Stellen Sie sich vor einen hohen Hocker, und stützen Sie Ihren rechten Fuß nach hinten auf der Sitzfläche ab. Beugen Sie nun das linke Knie, und bleiben Sie mindestens 20 Sekunden in dieser Stellung, um die Hüftbeuger rechts zu dehnen. Mit dem anderen Bein wiederholen.

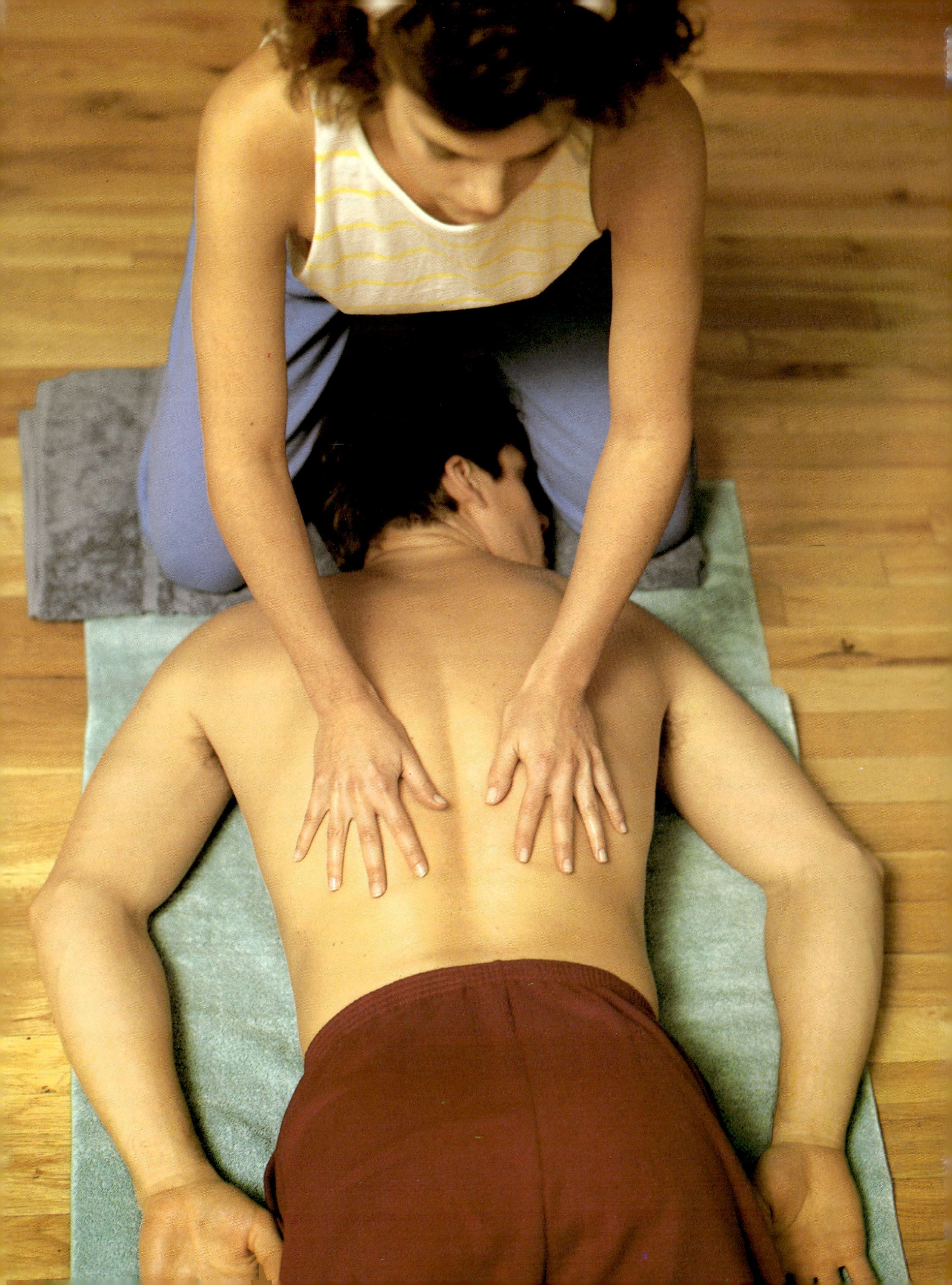

# Rückenmassage

Wer schon einmal in den Genuß einer kräftigen Rückenmassage gekommen ist, kann bestätigen, daß man sich danach herrlich entspannt fühlt. Aber inzwischen ist wissenschaftlich auch nachgewiesen, daß Rückenmassagen Angstgefühle abbauen, die Herzfrequenz herabsetzen und Muskelverspannungen lösen können. So untersuchte man Patienten mit klinischen Stress-Symptomen – darunter Nacken-, Schulter- und Kreuzschmerzen, periphere Durchblutungsstörungen und Schlaflosigkeit –, die nicht auf die übliche Medikamententherapie mit einem Muskel-Relaxans oder einem Anti-Depressivum ansprachen. Bei allen Probanden hatte sich nach dem Massieren die Anspannung deutlich gemildert. Viele berichteten auch von besonders tiefem Schlaf in den Nächten nach der Massage, und die meisten konnten nach zehn oder mehr Behandlungen die Medikamente reduzieren oder ganz absetzen.

Aber auch wenn Sie nicht an klinischen Stress-Symptomen leiden, sollten Sie sich ab und zu mit einer Rükkenmassage verwöhnen lassen. Dafür brauchen Sie nicht mehr als ein Handtuch und eine Flasche gutes Pflanzenöl (Öl auf der Haut erleichtert die Massage-Bewegungen). Natürlich können Sie auch ein spezielles Massageöl kaufen. Als Unterlage eignet sich ein Teppichboden oder ein Badehandtuch.

**Legen Sie sich auf den Bauch, und strekken Sie die Arme locker neben dem Körper aus *(linke Seite)*. Ihr Partner kniet oberhalb Ihres Kopfes und legt die Hände mit gespreizten Fingern auf Ihren Rükken. Dann beugt er sich vor und schiebt die Handflächen mit maximalem Druck zu beiden Seiten der Wirbelsäule nach unten bis zum Kreuz. Anschließend richtet er sich wieder auf und holt die Hände in einer herzförmigen Bewegung zum Nakken zurück. Diese Massagebewegung wird mindestens dreimal wiederholt.**

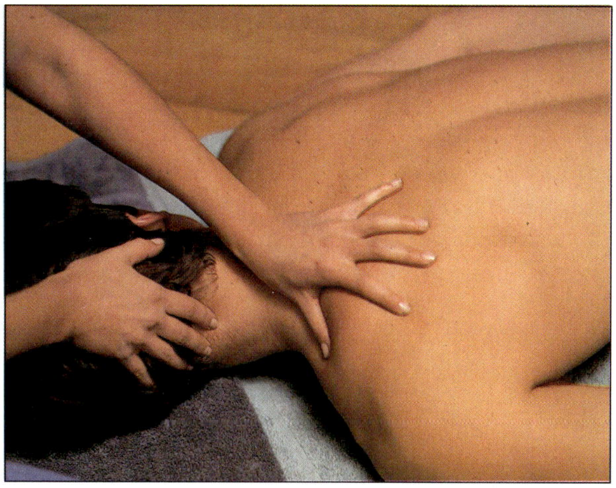

**Das Gesicht ein wenig nach rechts drehen. Ihr Partner faßt mit einer Hand Ihren Hinterkopf, mit der anderen die linke Schulter und dehnt Ihren Nacken-Schulter-Bereich etwa 10 Sekunden lang.**

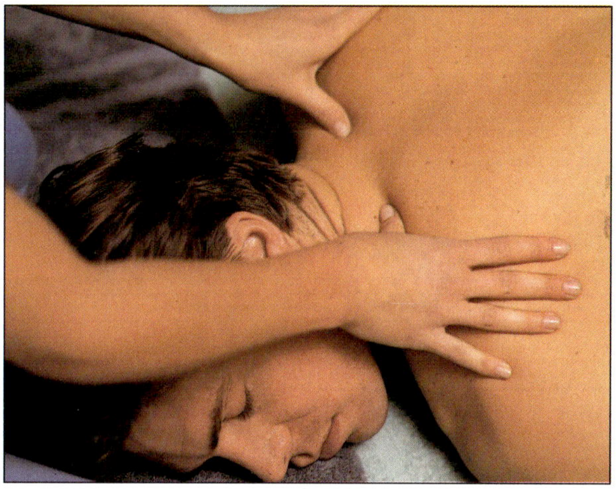

**Bleiben Sie in Bauchlage, während Ihr Partner die Schultermuskulatur mit kleinen, kreisenden Daumenbewegungen massiert. Bald werden Sie eine deutliche Lockerung spüren.**

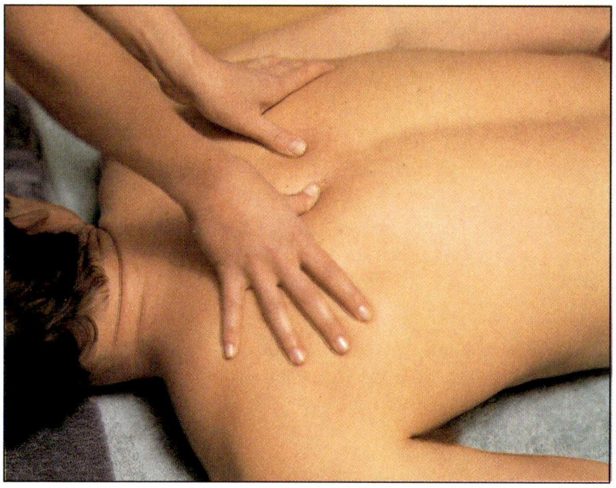

**Ihr Partner kniet oberhalb Ihres Kopfes und beugt sich vor, um mit dem Oberkörper mehr Druck ausüben zu können, während er mit den Daumen seitlich der Wirbelsäule nach unten „wandert".**

# Fußmassage

Unsere Füße haben großen Belastungen standzuhalten. Mit jedem Schritt müssen sie sich dem Gelände anpassen, den Körper balancieren und vorwärtsbewegen. Dabei dienen sie ständig als „Stoßdämpfer“: Bei einem normalen Schritt fangen sie 120 Prozent und beim Laufen sogar mehr als das Fünffache unseres Körpergewichts ab.

Daß der Fuß diese Belastungen aushält, ist ein Wunder der Biochemie. Dennoch ermüden die Muskeln, Sehnen und Bänder, die von den 26 kleinen Fußknochen gestützt werden, durch ungeeignetes oder schlechtsitzendes Schuhwerk oder durch zu langes Stehen, Gehen, Laufen oder Springen. Eine gute Fußmassage hilft bei Druckstellen, Schwellungen und Verkrampfungen, fördert die Durchblutung, beschleunigt den Heilprozeß nach einer Verletzung und stellt die Beweglichkeit wieder her.

Schmerzende Fußmuskulatur kann die verschiedensten Ursachen haben. Ein möglicher Grund liegt darin, daß sich in überbeanspruchten Muskeln Milchsäure und andere Stoffwechselprodukte ansammeln. Sie können die Nervenenden reizen und dadurch Muskelkontraktionen und Schmerzen hervorrufen. Ein weiterer Faktor sind feine Risse im Muskelgewebe, die durch ungewohnte Belastung und Ermüdung entstehen. Auch entzündetes Bindegewebe führt zu schmerzenden und geschwollenen Füßen.

Eine gute Fußmassage sorgt für bessere Durchblutung und einen gesteigerten Lymphfluß, so daß die Abfallprodukte des Stoffwechsels ausgeschwemmt und die Muskeln entspannt werden. Die hier vorgestellten Massagegriffe gelten für beide Füße.

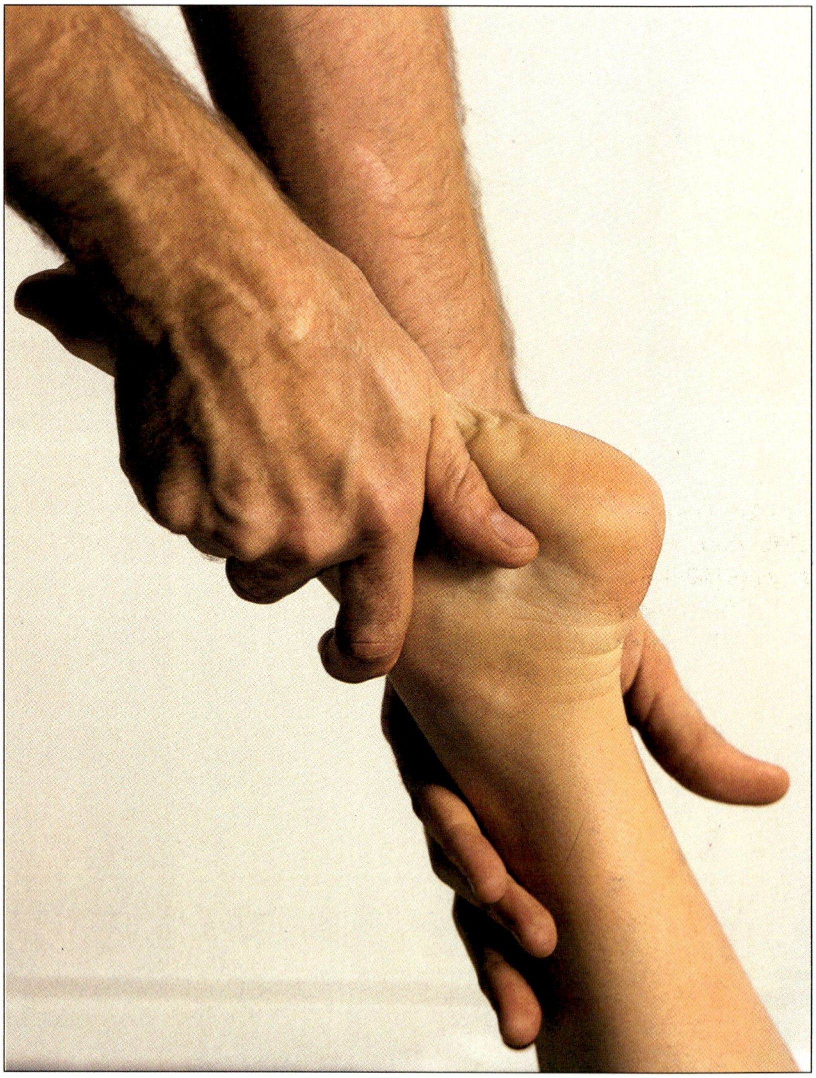

**Sanfte Streichbewegungen erwärmen den Fuß und bereiten ihn auf eine intensivere Massage vor. Legen Sie sich auf den Bauch, und winkeln Sie ein Bein an. Ihr Partner steht hinter Ihnen und streicht abwechselnd mit der linken und rechten Hand von der Ferse bis zu den Zehenspitzen. Dabei wird langsam, aber mit sanftem Druck gearbeitet.**

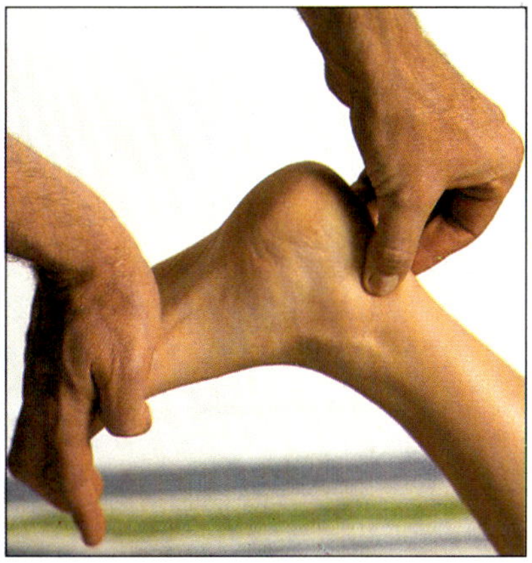

Mit einer Hand wird gegen den Fußballen gedrückt, mit der anderen die Achillessehne massiert.

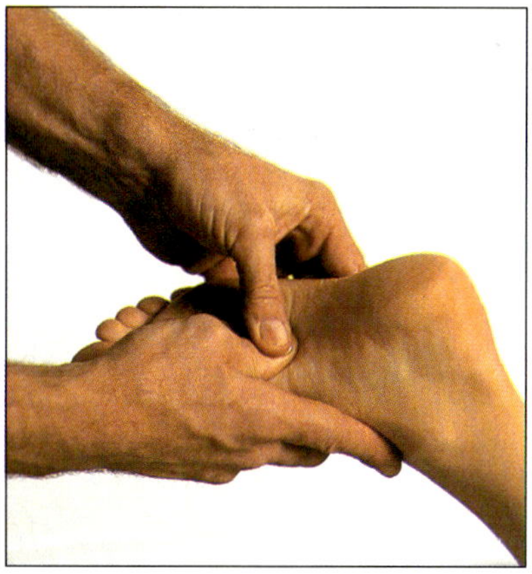

Nun wird der Fuß umfaßt und der Bereich zwischen Ferse und Ballen mit kreisenden Daumenbewegungen intensiv massiert.

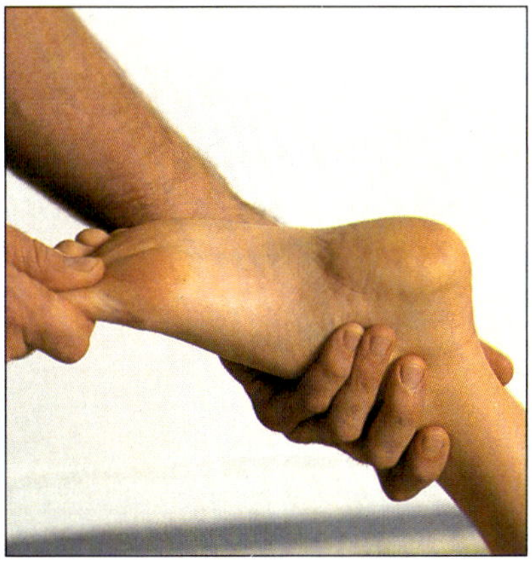

Durch vorsichtiges Ziehen an den Zehen können die Zehengelenke sanft gedehnt und gelockert werden.

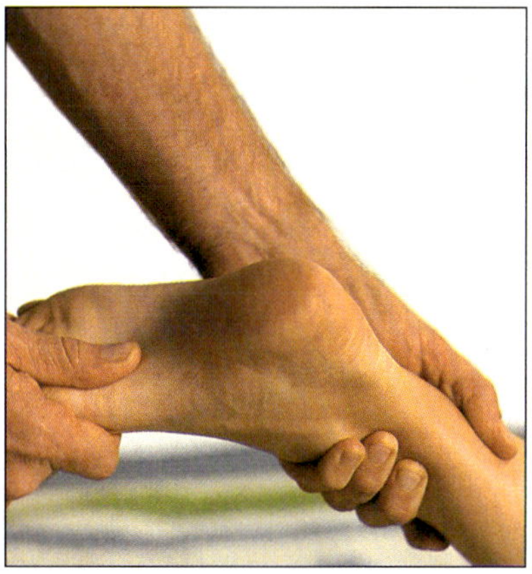

Nun werden die Zwischenräume der Mittelfußknochen durch kräftigen Daumendruck massiert.

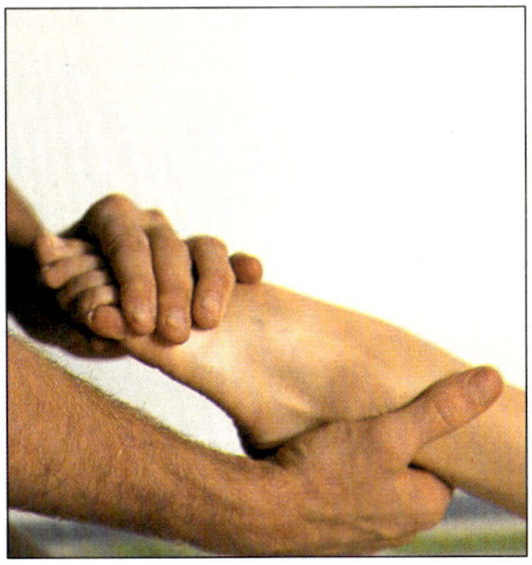

Auf den Rücken drehen. Mit einer Hand wird das Fußgelenk umfaßt, mit der anderen der Fuß auf und ab gebeugt.

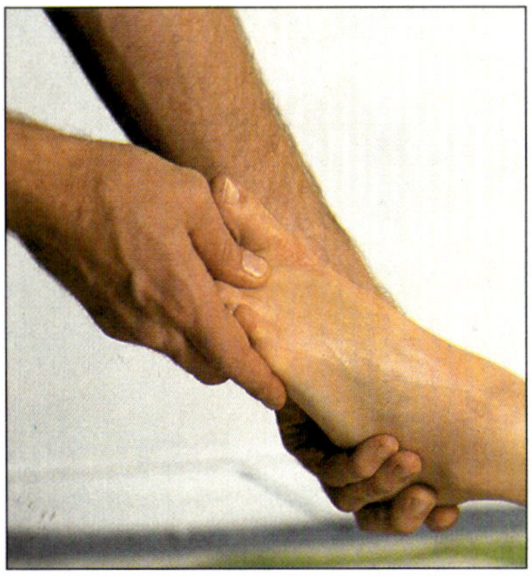

Zuletzt werden die Zwischenräume der Zehenknochen durch sanften Daumendruck massiert.

# Gesichtsmassage

Ein besonders komplexes Gefüge aus Muskeln und Sehnen ist das menschliche Gesicht. Nicht weniger als 69 Muskeln steuern nahezu unbegrenztes Mienenspiel, mit dem die unterschiedlichsten Emotionen ausgedrückt werden. Da Gesichtsmuskeln so fein auf das Gefühlsleben und den Seelenzustand reagieren, reflektieren sie unwillkürlich Freude und Erstaunen, aber auch Angst, Stress und Schmerzen. Seelische Spannungszustände lassen sich z. B. oft durch die elektrische Aktivität der Nerven in den Gesichtsmuskeln nachweisen. Aber das Gesicht ist nicht nur ein Spiegel von Emotionen; im Gegenteil, es vermag Gefühle in gewisser Hinsicht sogar zu steuern. So geht aus Untersuchungen hervor, daß manche Menschen ganz bewußt ihre Stirnmuskeln lockern, um sich geistig zu entspannen.

Wem dies jedoch nicht gelingt, der sollte sich gelegentlich eine Gesichtsmassage gönnen. Dabei lösen sich Muskelverspannungen der Stirn- und Augenpartie sowie des Kiefer- und Nackenbereichs – alles Zonen, die sich unter Stress leicht verkrampfen und dann Schmerzen verursachen.

Das Gesicht ist nicht so empfindlich, wie allgemein angenommen wird. Ihr Partner kann Sie deshalb kräftig massieren, ohne Ihnen wehzutun. Leiten Sie ihn jedoch genau an, besonders am Anfang, und sagen Sie ihm sofort, wenn der Druck für Sie zu stark wird. Die Massage soll entspannen und keine Schmerzen verursachen.

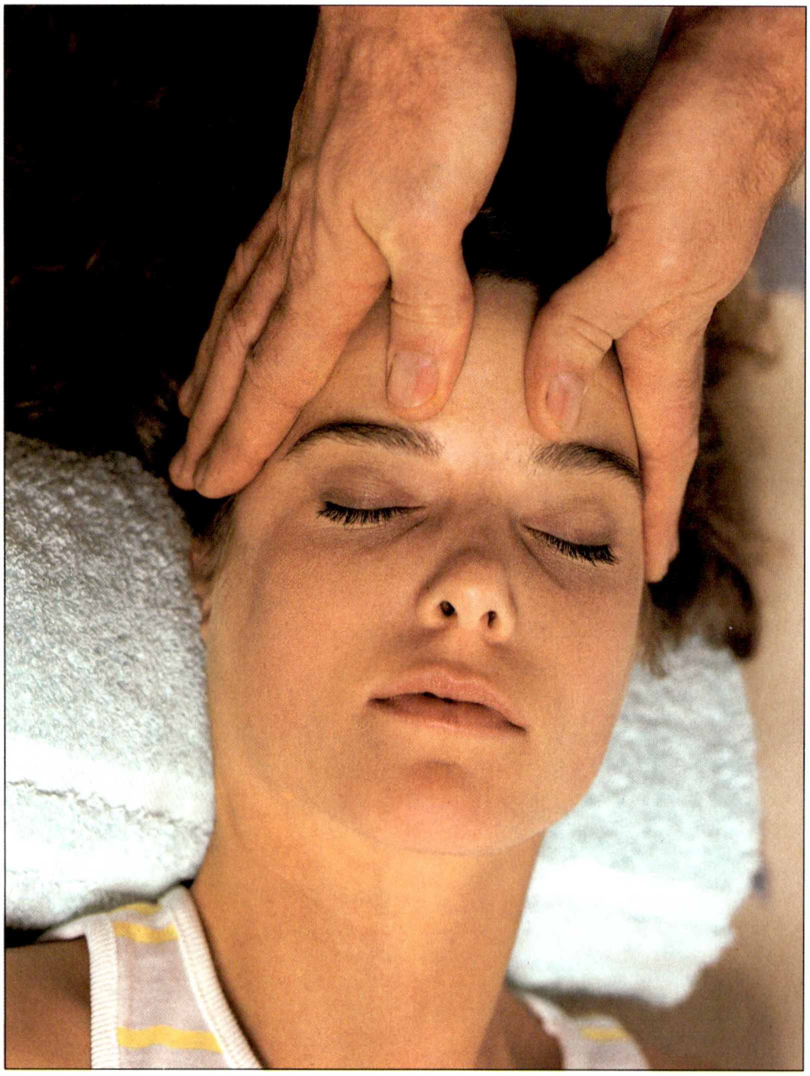

**Legen Sie ihren Kopf entspannt auf ein Kissen oder Handtuch, und schließen Sie die Augen. Ihr Partner kniet oberhalb Ihres Kopfes. Er preßt die Daumen nahe dem Haaransatz fest auf Ihre Stirn, läßt dann die Hände in Richtung Schläfen gleiten und zieht die Daumen langsam nach. Diese Bewegung wird mehrmals wiederholt, wobei die Daumen langsam zu den Augenbrauen hin wandern *(links)*.**

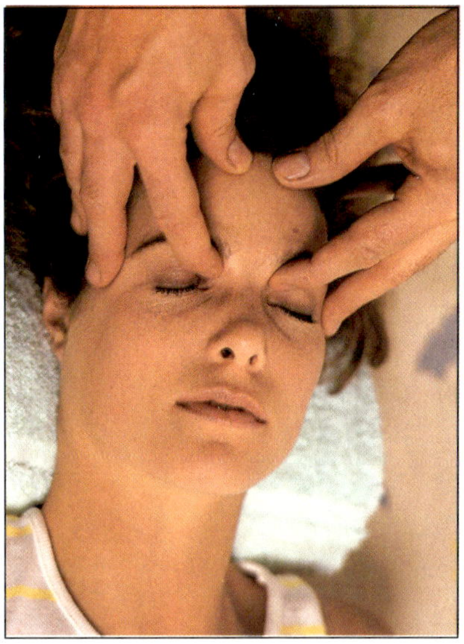

Ihr Partner stützt beide Daumen an Ihrer Stirn ab und massiert durch sanft kreisende Bewegungen mit den Zeigefingern den oberen Teil der Augenhöhlen.

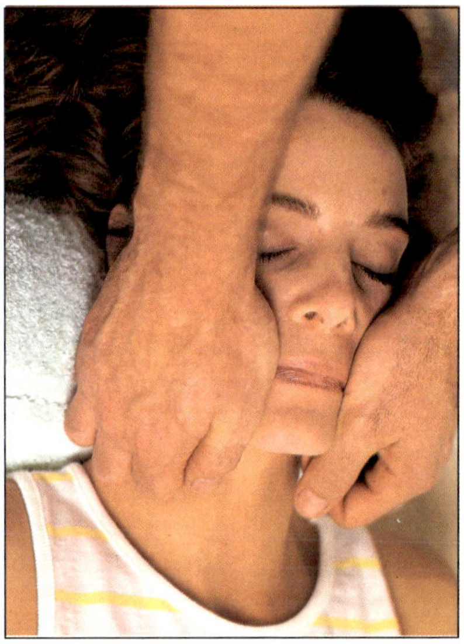

Nun legt er die Handballen auf die Backenknochen und streicht im Anschluß daran mit sanftem Druck die Wangen entlang bis zum Unterkiefer.

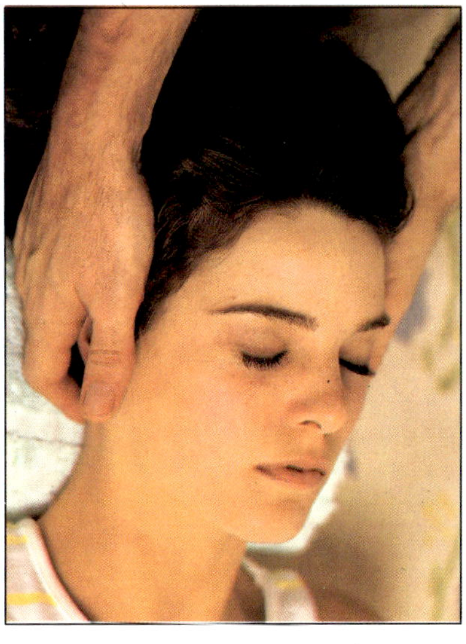

Von da aus schiebt er die Hände unter Ihren Nacken und zieht Ihren Hinterkopf vorsichtig nach oben, um die Halsmuskeln zu lockern. Danach wird die ganze Abfolge wiederholt.

# Entspannung des Kieferbereichs

Man vermutet, daß Millionen von Menschen unbewußt die Kiefer zusammenpressen oder mit den Zähnen knirschen. Die Folgen sind eine vorzeitige Abnutzung oder Verschiebung des Gebisses, Zahnschmerzen, Kiefer-, Ohren- oder Nackenbeschwerden, spannungsbedingte Kopfschmerzen und ein überbeanspruchtes Kiefergelenk.

Wer bei Stress die Zähne zusammenbeißt, sollte die hier gezeigten Entspannungsübungen machen. Sie tragen dazu bei, die Wangenmuskeln und Kiefer zu lockern.

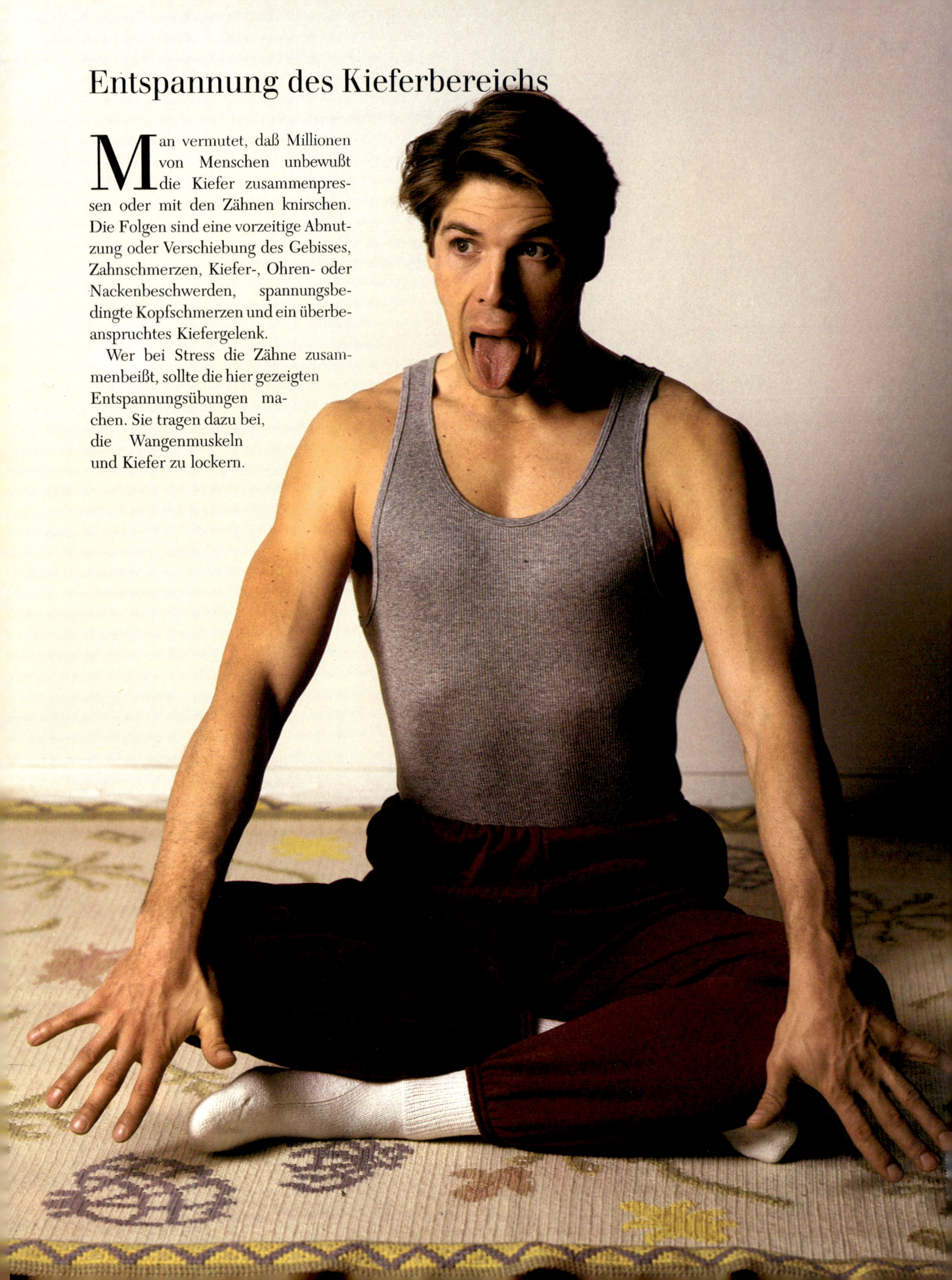

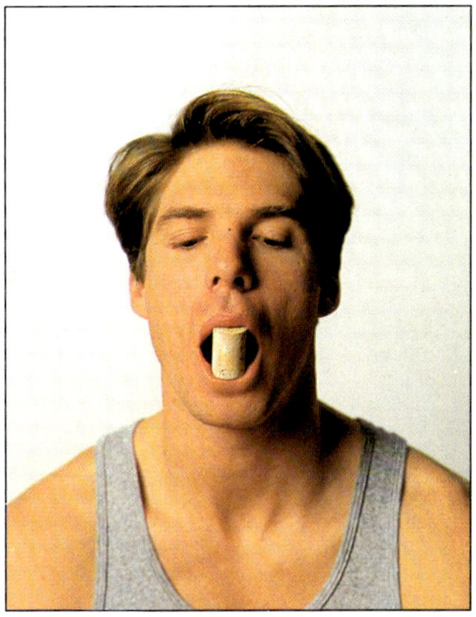

Einen Korken ein paar Minuten senkrecht zwischen den Zähnen festhalten und sich vergewissern, daß man den Mund noch etwas weiter öffnen kann, damit man die Muskeln nicht überdehnt.

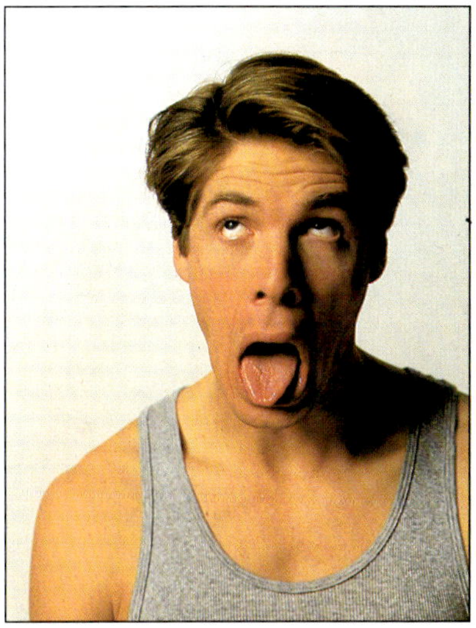

Den Mund so weit wie möglich öffnen und Grimassen schneiden, um die Kiefermuskeln zu dehnen. Auch Augenrollen und die Zunge herausstrecken ist erlaubt.

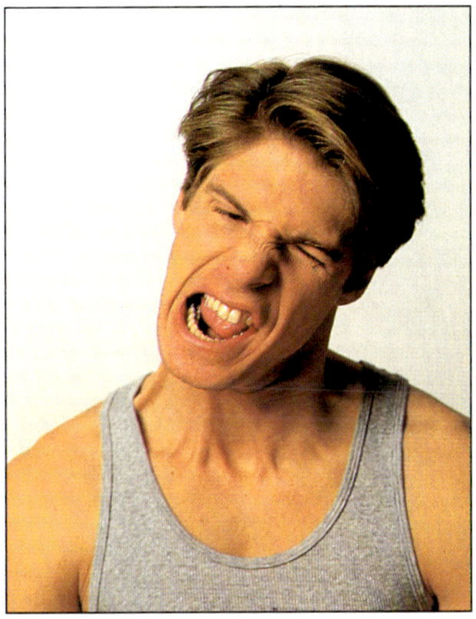

Den Mund weit öffnen und den Unterkiefer nach rechts verschieben. Das dehnt die Muskeln, die die Seitwärtsbewegungen des Gebisses steuern.

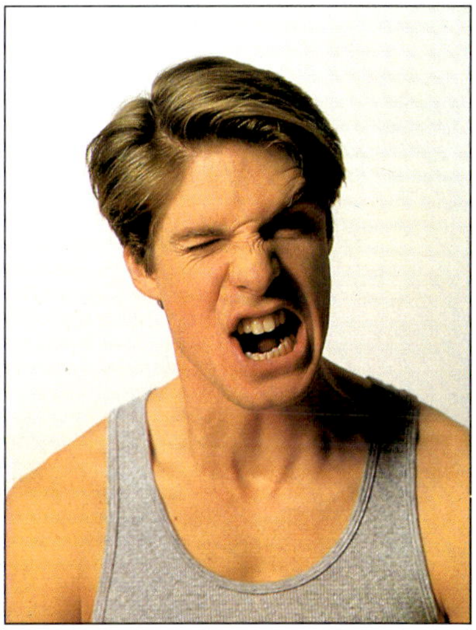

Den Mund noch einmal weit öffnen und nun den Unterkiefer nach links verschieben. Die Augen zusammenkneifen und Grimassen schneiden.

Die Yogastellung Löwe ist hilfreich beim Entspannen der Gesichtsmuskulatur. Begeben Sie sich in den Lotos-Sitz, oder setzen Sie sich mit übereinandergeschlagenen Beinen auf den Boden *(gegenüberliegende Seite)*. Strecken Sie die Handflächen auf die Knie. Halten Sie die Augen weit offen, strecken Sie die Zunge heraus, und atmen Sie – ähnlich einem Löwen – kräftig und hörbar aus.

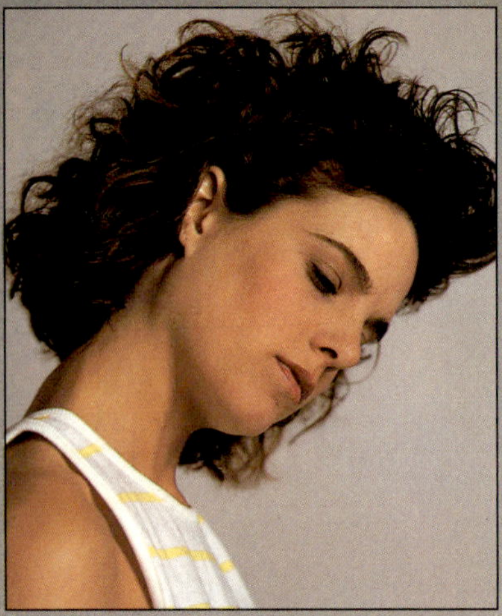

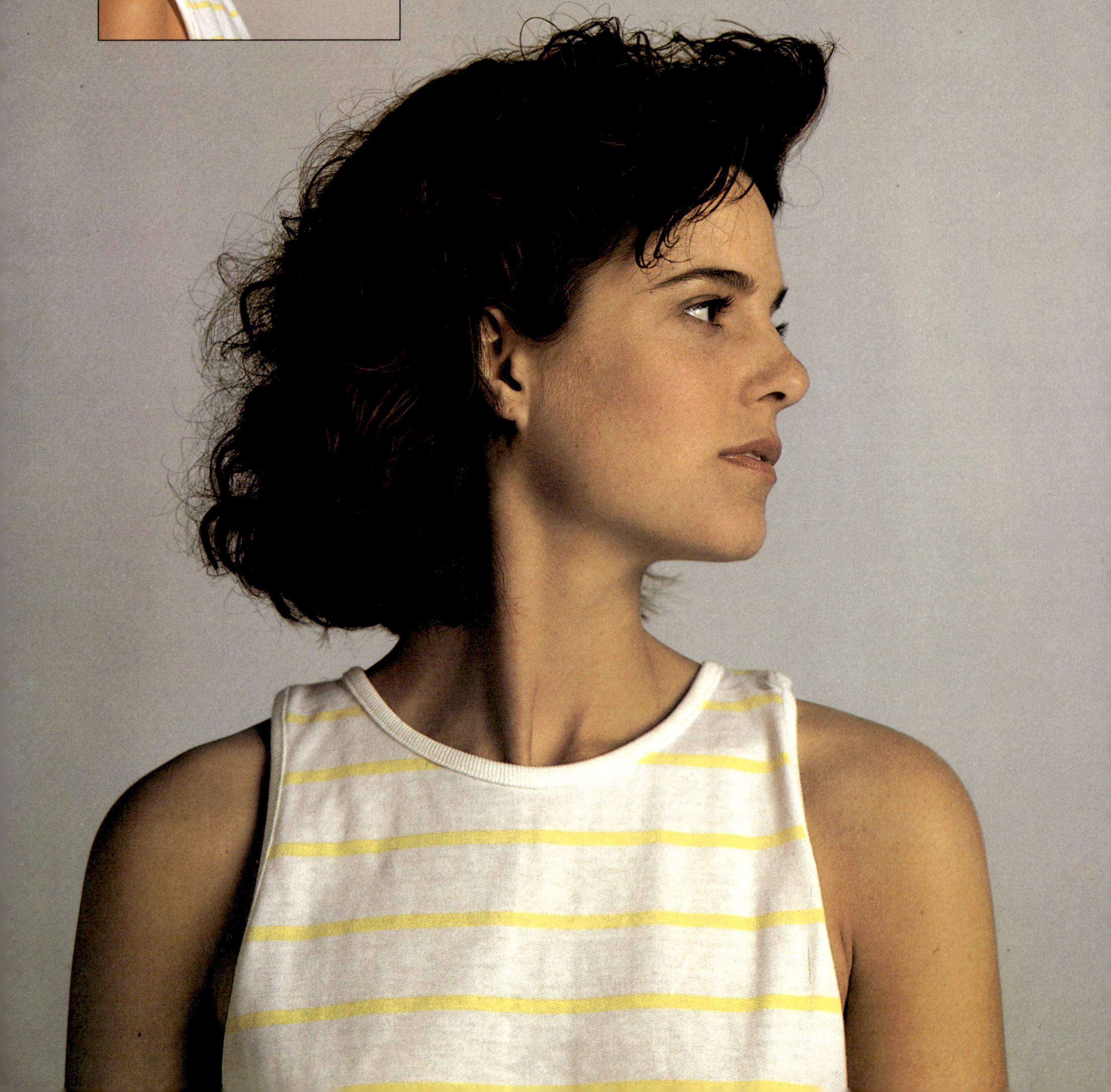

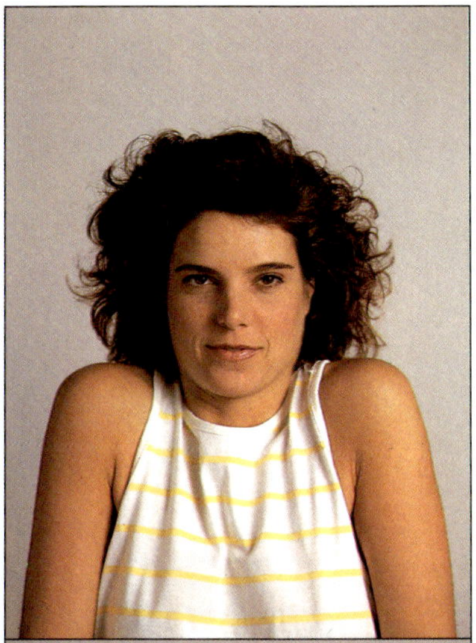

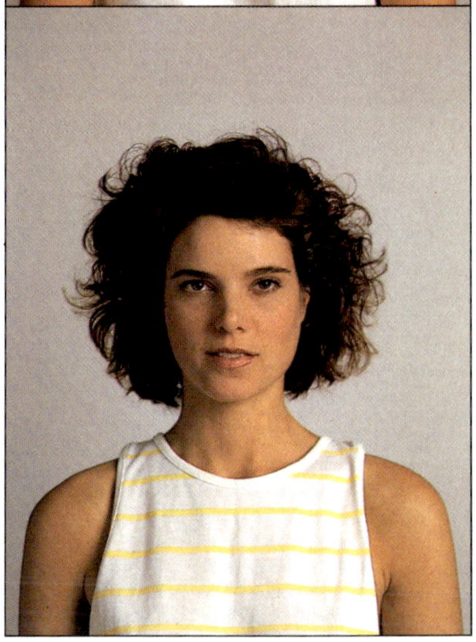

Stellen oder setzen Sie sich aufrecht hin, und ziehen Sie beide Schultern so hoch wie möglich *(ganz oben)*. Dann entspannen Sie sich und lassen die Schultern locker fallen *(oben)*.

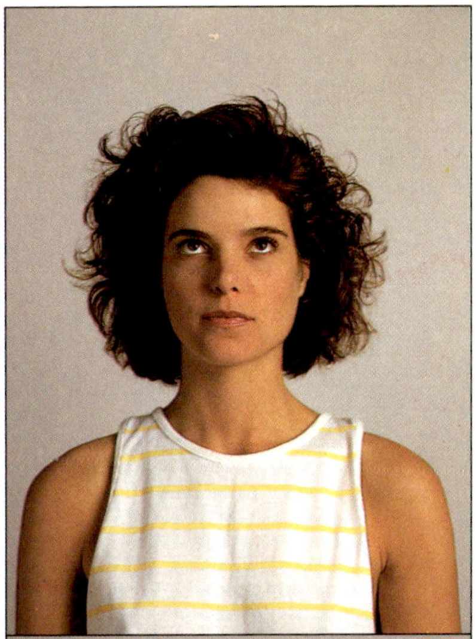

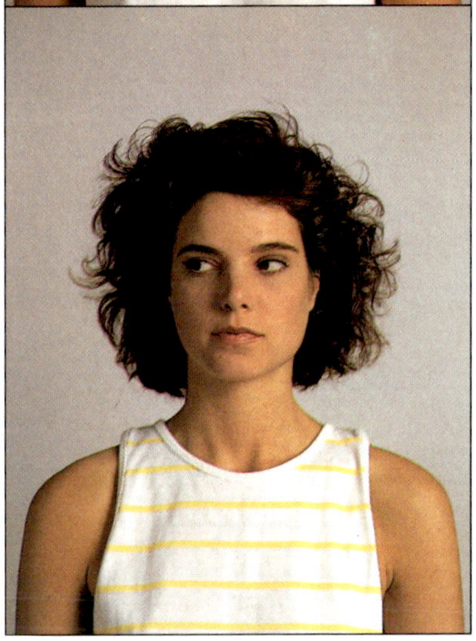

Bleiben Sie entspannt stehen oder sitzen, und rollen Sie die Augen zur Decke *(ganz oben)*. Lassen Sie nun die Augen im Uhrzeigersinn kreisen *(oben)*.

Stellen oder setzen Sie sich aufrecht hin, und drehen Sie den Kopf langsam nach links *(linke Seite)*. Bleiben Sie mindestens 20 Sekunden in dieser Haltung. Dann neigen Sie das Ohr zur Schulter hin *(kleines Bild)* und verharren ebenfalls eine Zeitlang. Wiederholen Sie die beiden Übungen nach der rechten Seite.

# Yoga/1

Tief durchatmen, den Körper entkrampfen und den Geist beruhigen – das ist das Wesen der Entspannung und die Seele von Yoga. So besteht das Hatha-Yoga, eine Körperschulung, die auf Versenkung und Meditation vorbereitet, aus einer Reihe von Dehnübungen – die bekannteste ist wohl der Lotossitz *(S. 52)* – sowie dem Erlernen der Tiefenatmung.

Es gibt eine Reihe von Untersuchungen über die Auswirkungen von Yoga, die teilweise zu sehr widersprüchlichen Resultaten gelangen. Während manche Studien über erhöhte Herzfrequenz, Blutdruckanstieg, schnellere Atmung und gesteigerten Sauerstoffbedarf berichten, melden andere genau das Gegenteil. Auffällig ist, daß sich in nahezu allen EEG-Untersuchungen ein Absinken der Alphawellen-Tätigkeit zeigte. Darüber hinaus ließen sich die Hirnstromkurven durch äußere Reize wie Lichtblitze oder Geräusche nicht verändern, was darauf hindeutet, daß man mit Hilfe von Yoga-Meditation Stressoren von außen besser abblocken kann.

Neuere Untersuchungen indischer Medizinforscher ergaben, daß sich Yoga mit großem Erfolg bei Stress-Zuständen und stressbedingten Krankheiten wie Bluthochdruck, Herzleiden, Magengeschwüren, Schlaflosigkeit und Drogensucht einsetzen läßt.

Mit den Yoga-Übungen auf diesen und den folgenden Seiten wird der Körper im Stehen, Sitzen, Knien und Liegen gedehnt. Nehmen Sie die Positionen ganz langsam ein, und atmen Sie dabei normal und ruhig.

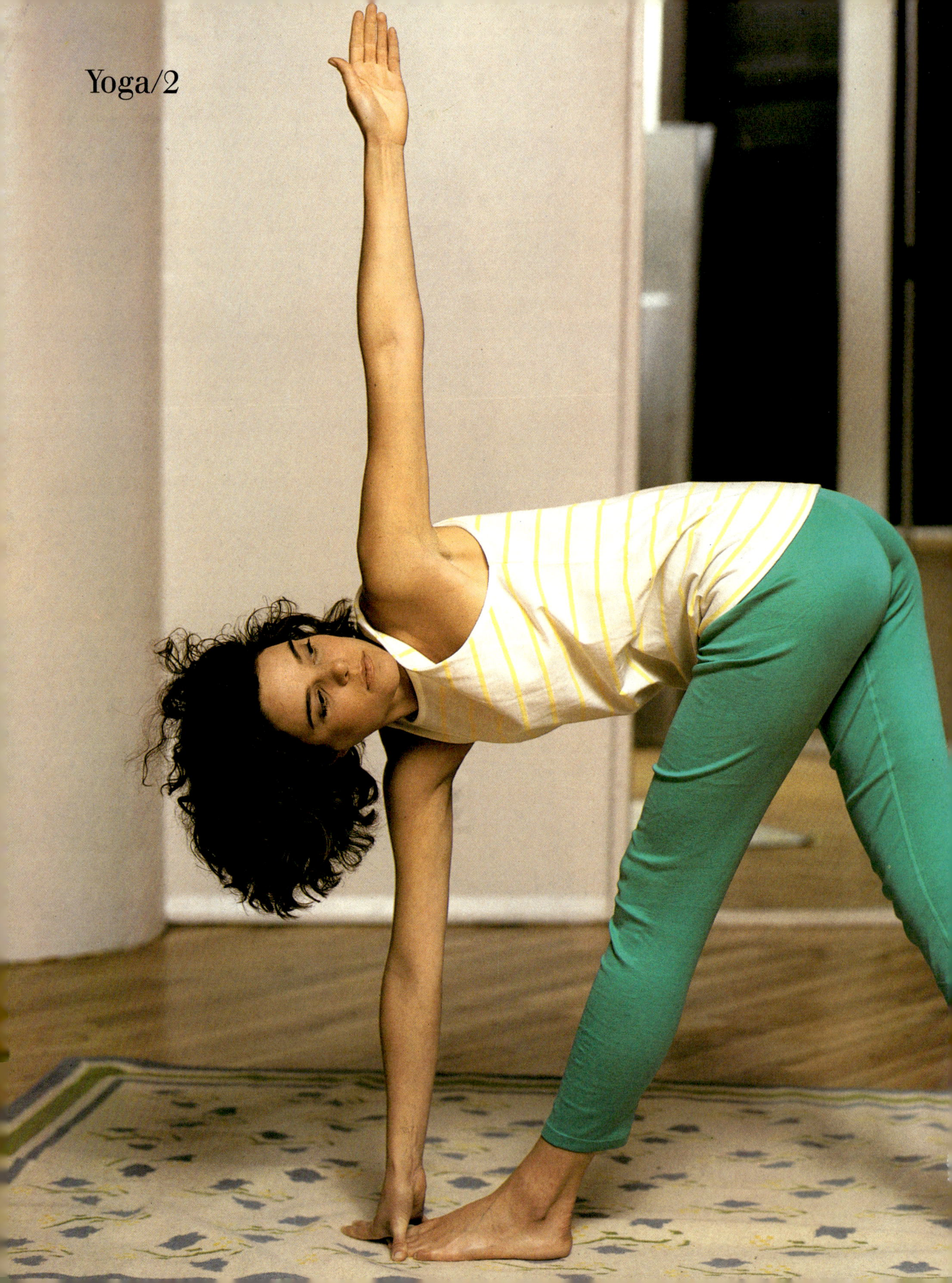

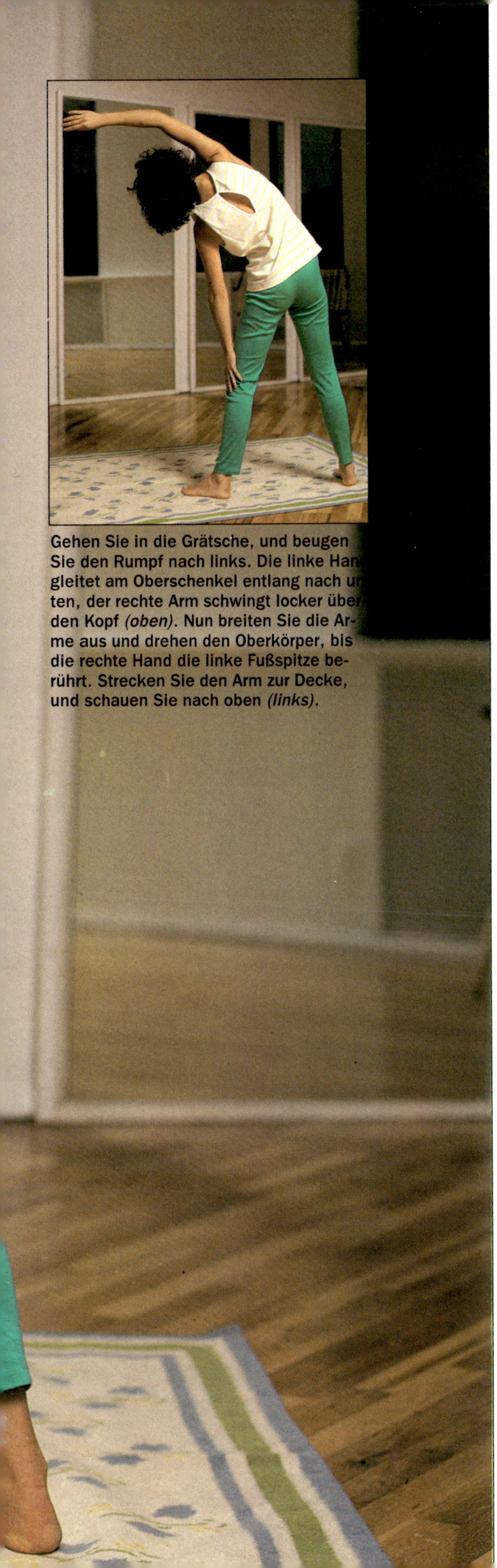

Gehen Sie in die Grätsche, und beugen Sie den Rumpf nach links. Die linke Han gleitet am Oberschenkel entlang nach u ten, der rechte Arm schwingt locker über den Kopf *(oben)*. Nun breiten Sie die Arme aus und drehen den Oberkörper, bis die rechte Hand die linke Fußspitze berührt. Strecken Sie den Arm zur Decke, und schauen Sie nach oben *(links)*.

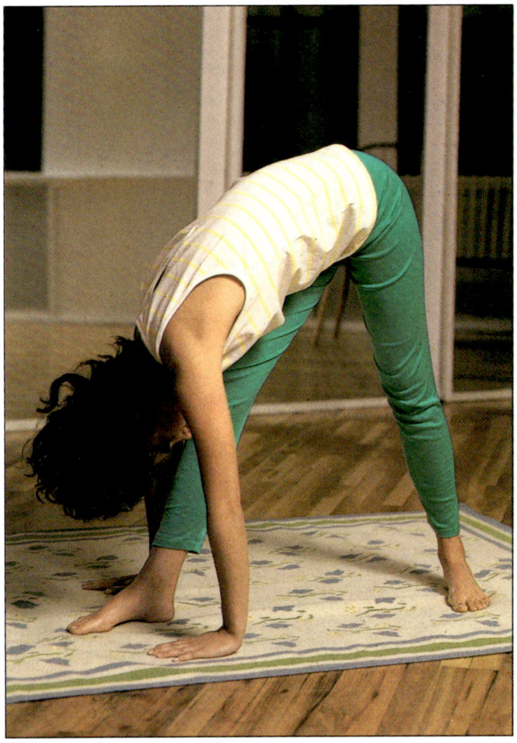

Gehen Sie in die Grätsche, und stellen Sie die Fußspitzen aus. Drehen Sie den Rumpf nach rechts, und setzen Sie die Hände flach zu beiden Seiten des Fußes auf. Das rechte Bein ist leicht angewinkelt.

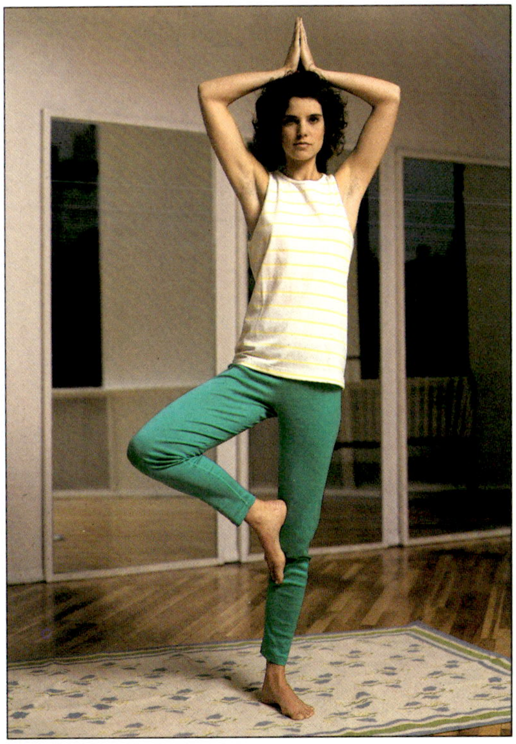

Gut entspannt man in der Baum-Stellung. Das rechte Bein anwinkeln und den Fuß gegen den linken Innenschenkel pressen. Dann die Hände falten und die Handgelenke auf dem Kopf abstützen.

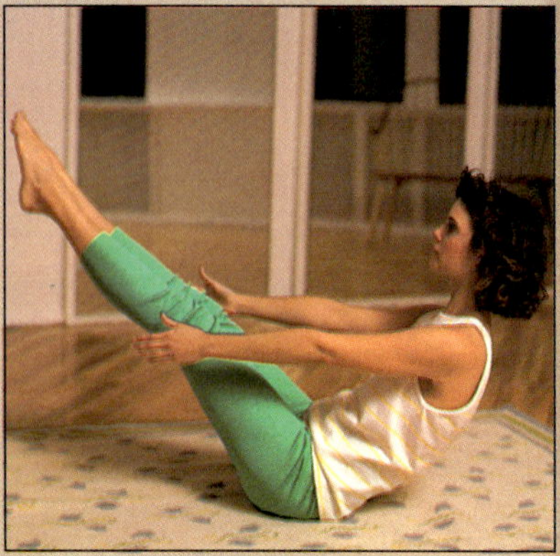

Setzen Sie sich mit gestreckten Beinen auf den Boden, und stützen Sie sich seitlich mit den Händen ab. Heben Sie nun langsam die Beine an, wobei der Oberkörper leicht nach hinten kippt. Strecken Sie die Arme nach vorn, und halten Sie das Gleichgewicht mit dem Gesäß *(oben)*. Eine Variation dieser Übung sehen Sie rechts. Sie sitzen auf dem Boden und haben die Knie angewinkelt. Nun heben Sie die Beine so an, daß die Unterschenkel und Arme sich parallel zum Boden befinden. Halten Sie diese Position für mindestens 20 Sekunden.

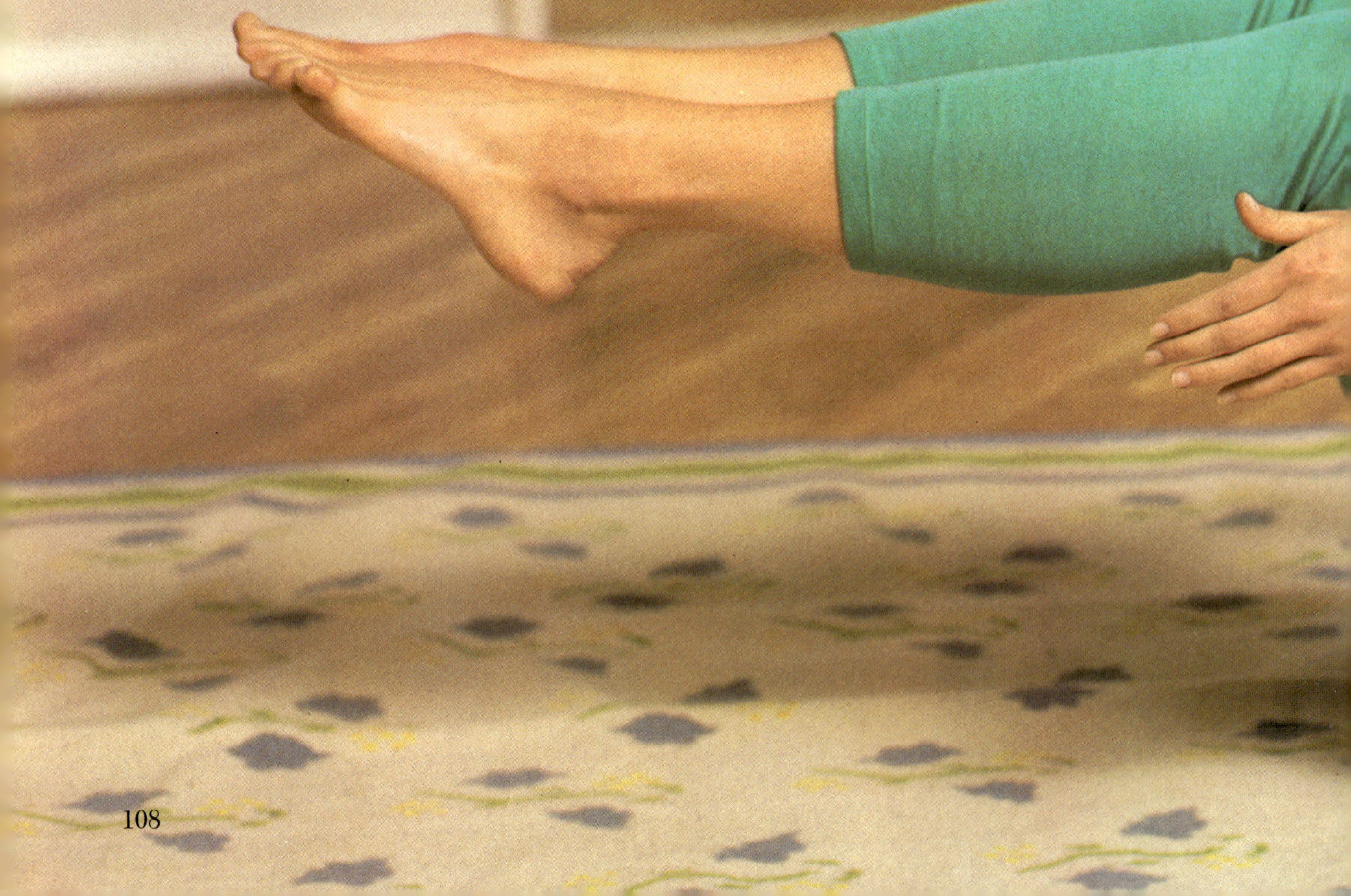

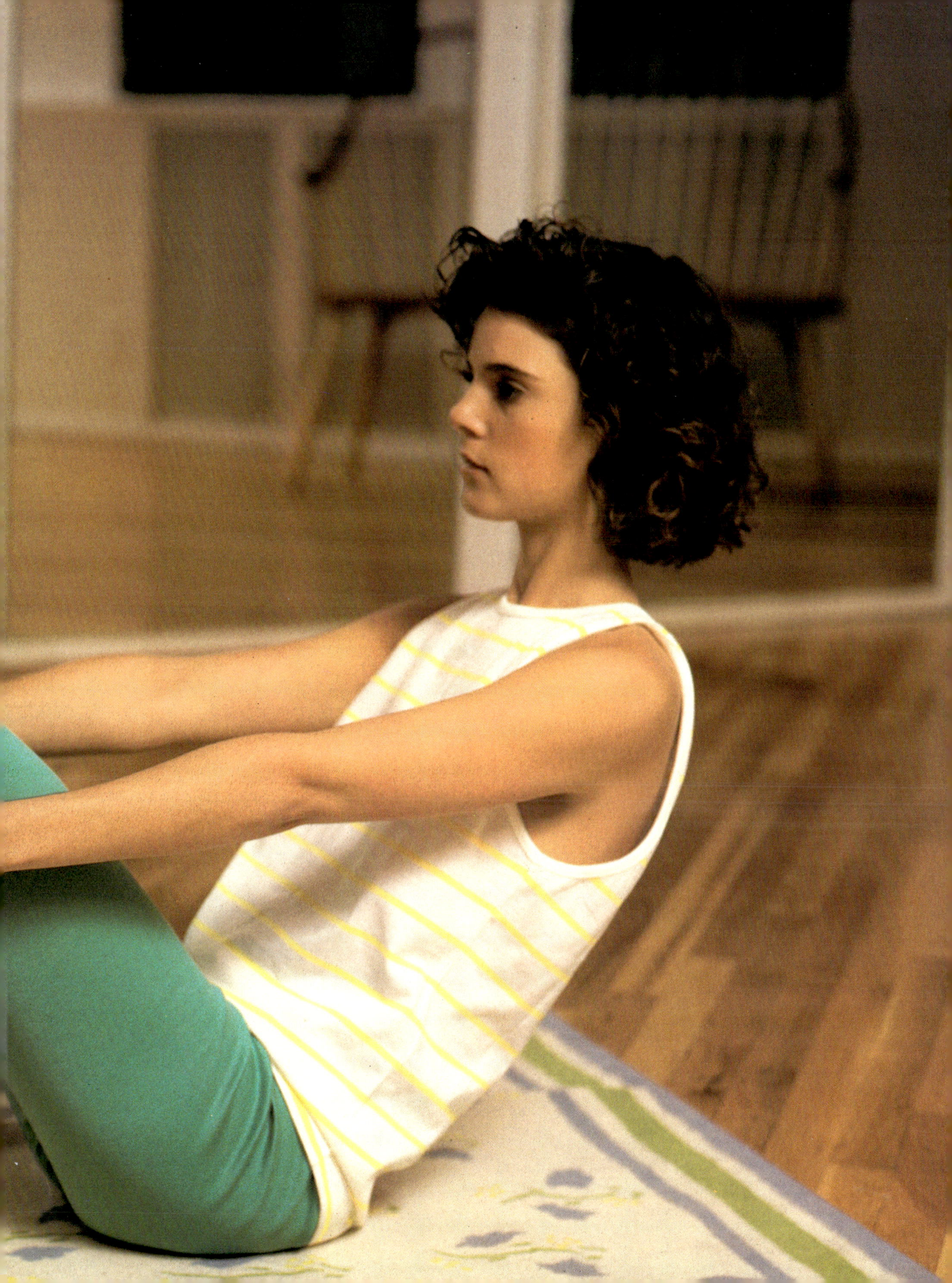

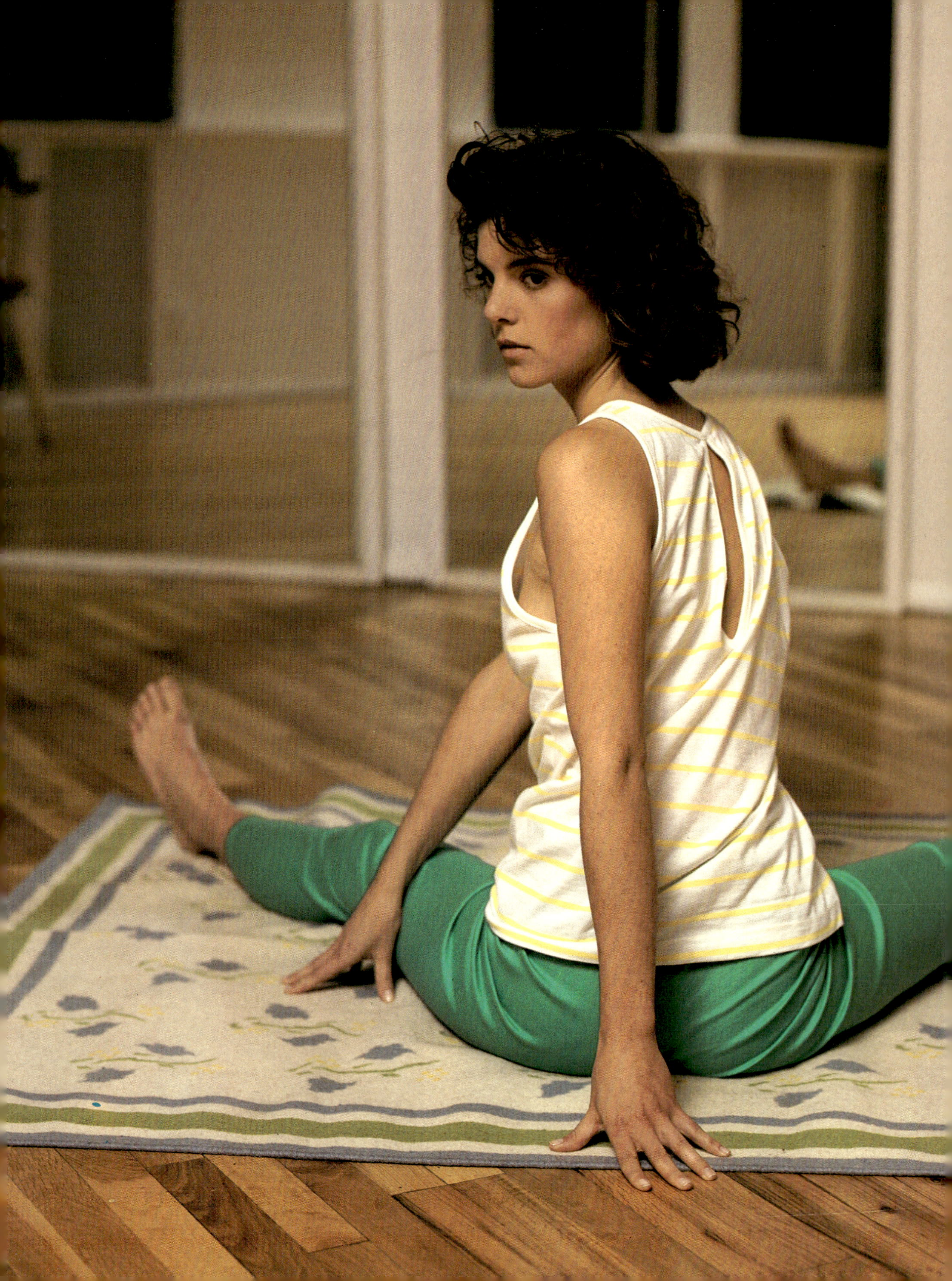

# Yoga/4

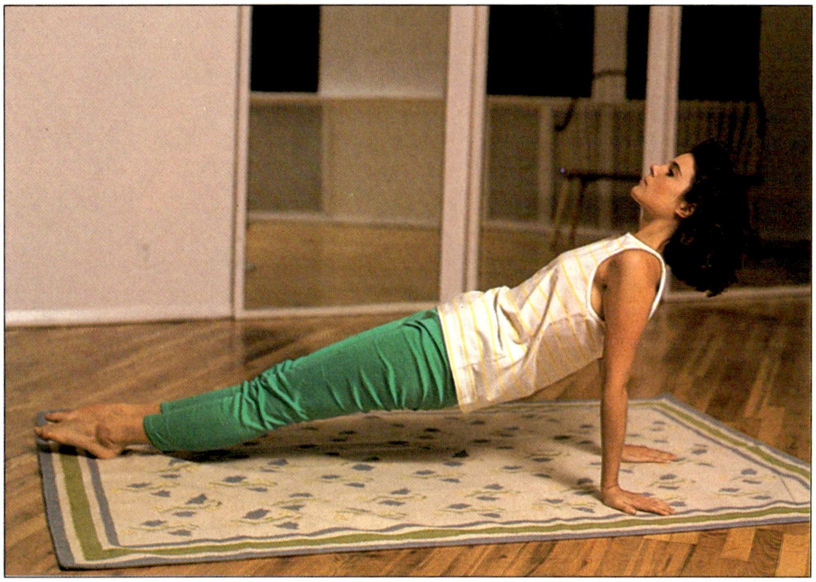

Setzen Sie sich mit gestreckten Beinen und geschlossenen Füßen auf den Boden. Stützen Sie sich auf die Hände, und heben Sie das Becken so vom Boden ab, daß Becken, Brust und Kopf eine Linie mit ihren Zehenspitzen bilden. Halten Sie diese Stellung 20 Sekunden.

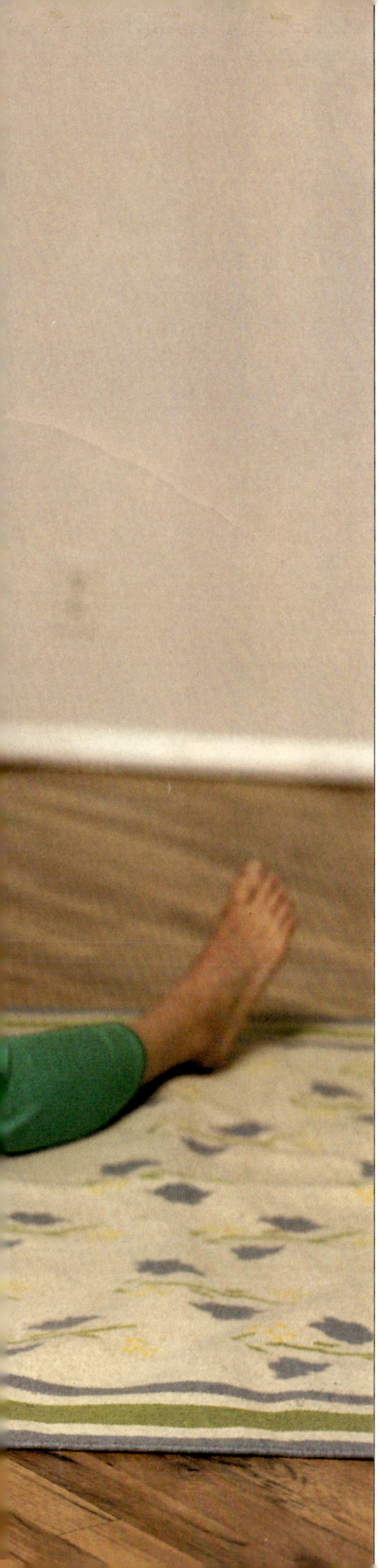

Setzen Sie sich mit gespreizten Beinen auf den Boden. Halten Sie den Rücken gerade, und drehen Sie den Oberkörper nach links; die Hände stützen sich auf dem Boden ab. Wiederholen Sie die Übung nach der rechten Seite.

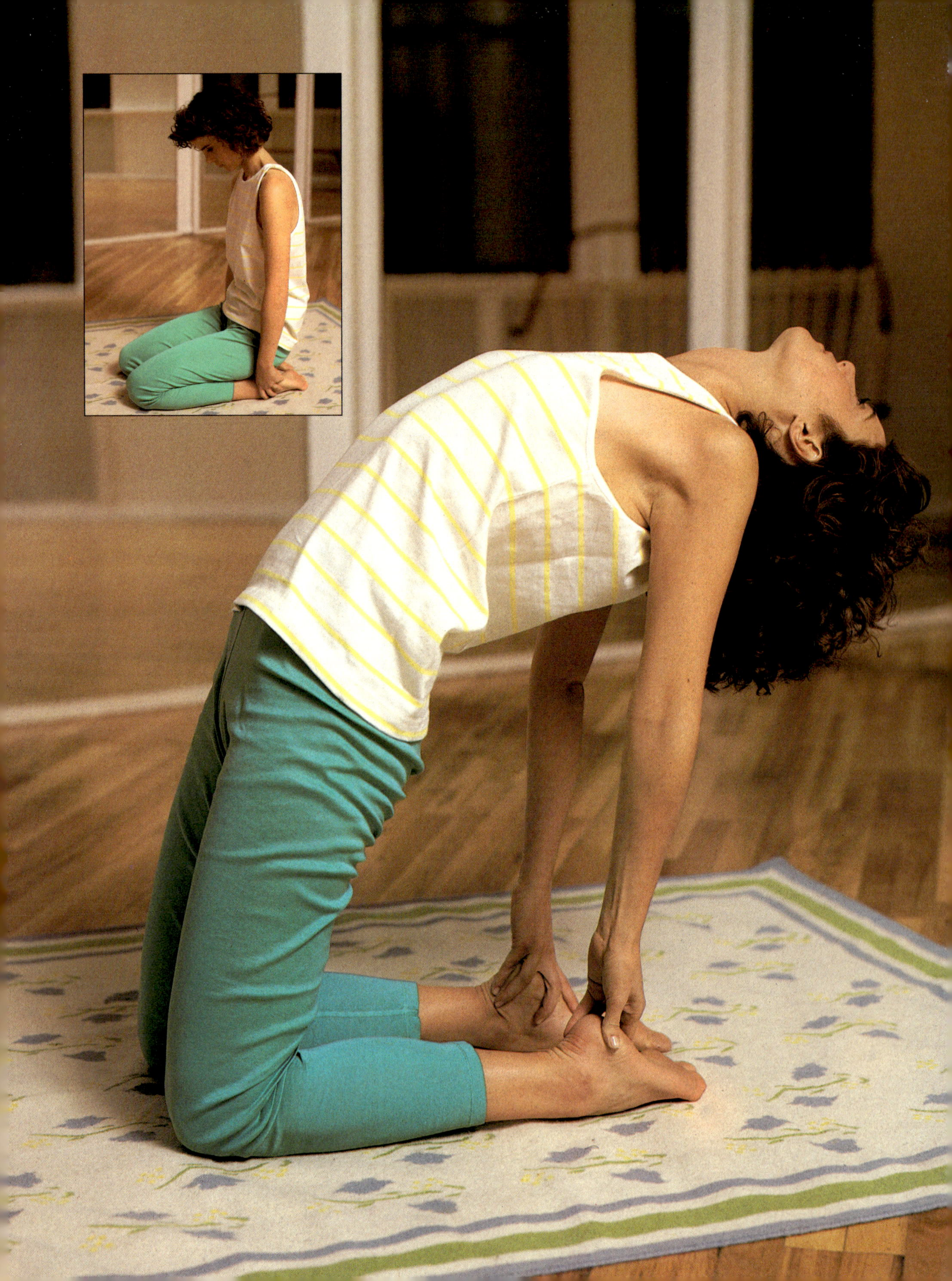

Sie knien sich zunächst auf den Boden und setzen sich auf die Fersen *(kleines Bild linke Seite)*. Dann legen Sie die Hände auf die Fersen und richten sich auf den Knien auf *(linke Seite)*. Eine einfachere Variante dieser Kamel-Stellung sehen Sie rechts: Sie liegen auf dem Rücken und stellen die Fußsohlen flach auf, so daß Sie die Fersen mit den ausgestreckten Händen umfassen können. Dann heben Sie das Becken so weit wie möglich nach oben ab *(rechts)*.

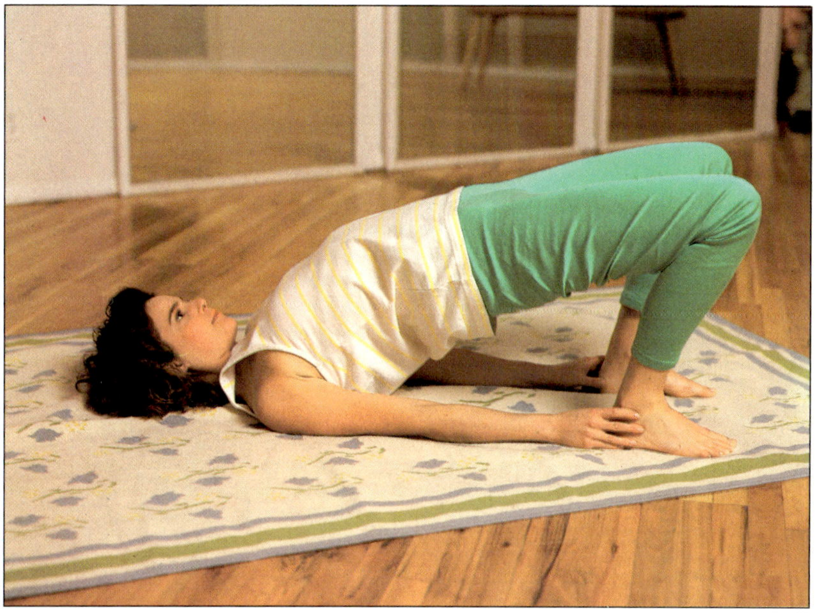

So können Sie ohne Gefahr in die Pflug-Stellung gehen: Sie legen sich mit seitlich ausgestreckten Armen auf den Rükken, dann heben Sie die Beine langsam über den Kopf nach hinten und stützen die Zehen an einem Bücherstapel ab. Achten Sie darauf, daß Ihr Gewicht auf Schultern und Armen ruht und nicht auf den Halswirbeln.

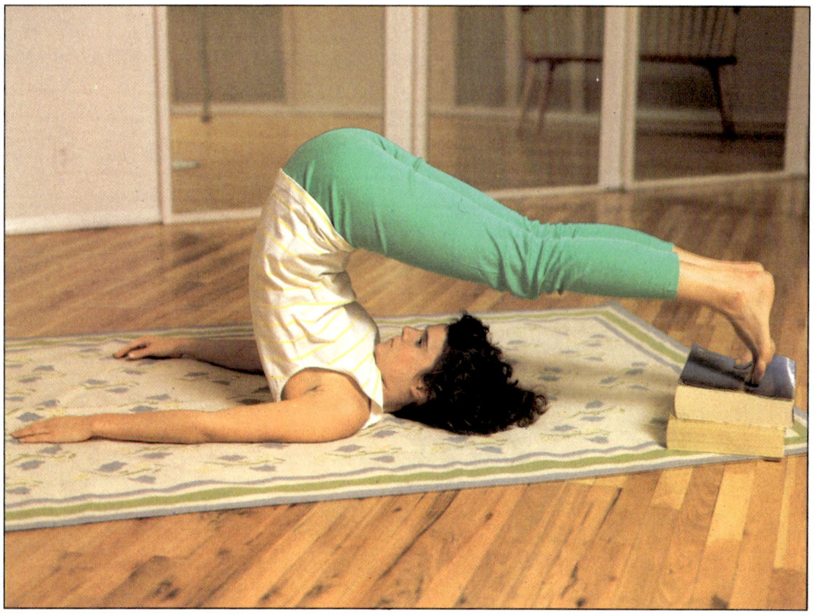

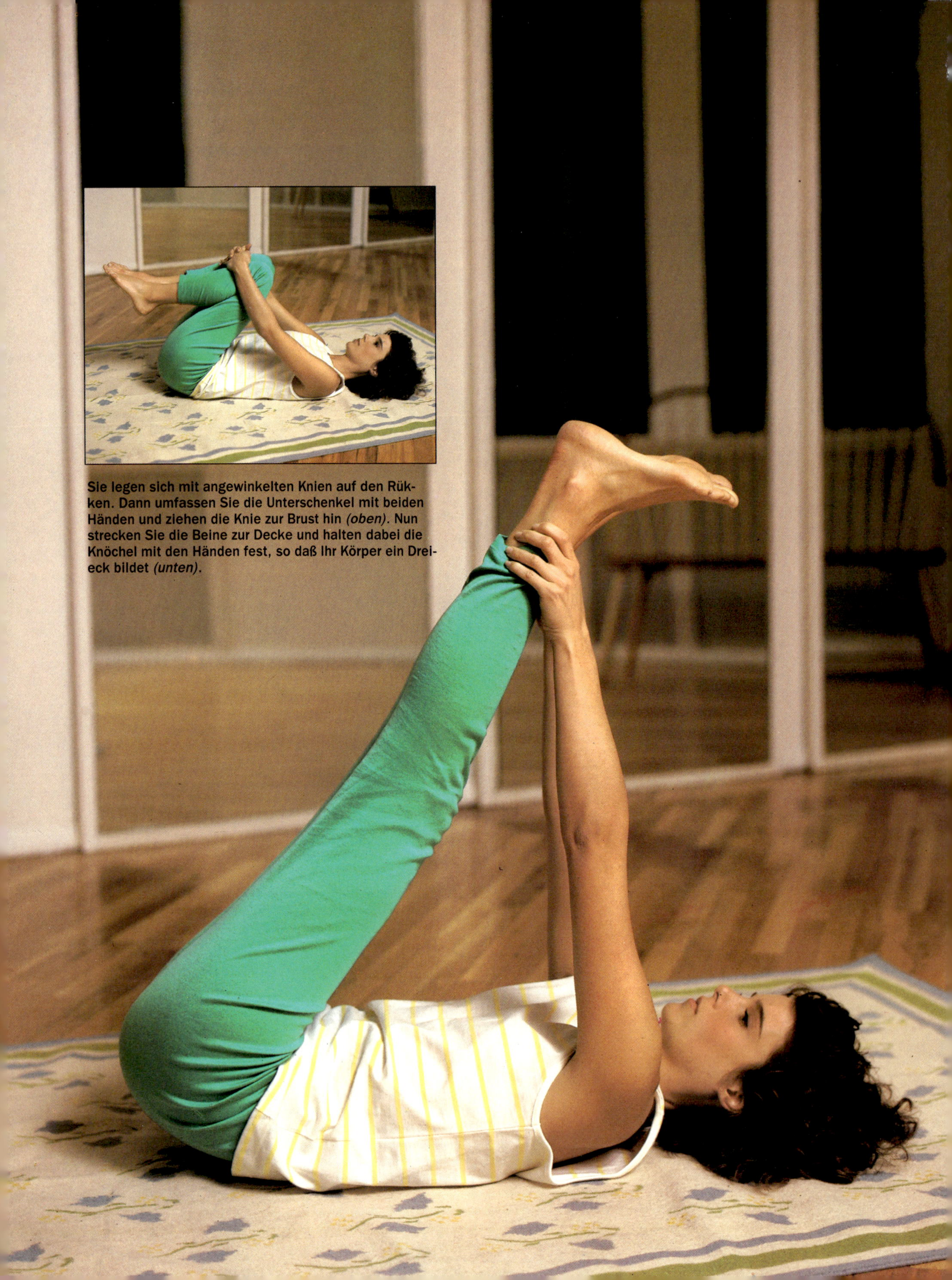

Sie legen sich mit angewinkelten Knien auf den Rükken. Dann umfassen Sie die Unterschenkel mit beiden Händen und ziehen die Knie zur Brust hin *(oben)*. Nun strecken Sie die Beine zur Decke und halten dabei die Knöchel mit den Händen fest, so daß Ihr Körper ein Dreieck bildet *(unten)*.

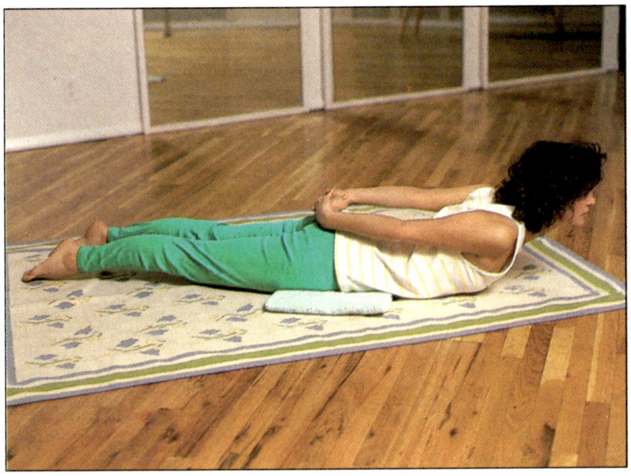

Auf den Bauch legen und ein gefaltetes Handtuch unter die Hüften schieben. Die Arme befinden sich seitlich des Körpers, die Zehen sind durchgestreckt. Nun die Hände auf dem Rücken verschränken und Brust und Kopf heben.

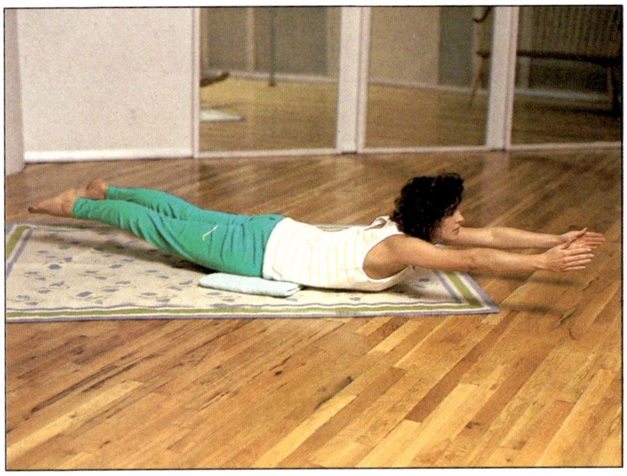

Auf dem Bauch liegen bleiben und die Arme nach vorn ausstrekken. Anschließend Kopf, Brust, Arme und Beine vom Boden abheben. Die Arme werden dabei parallel zum Boden gehalten, die Knie sind durchgestreckt.

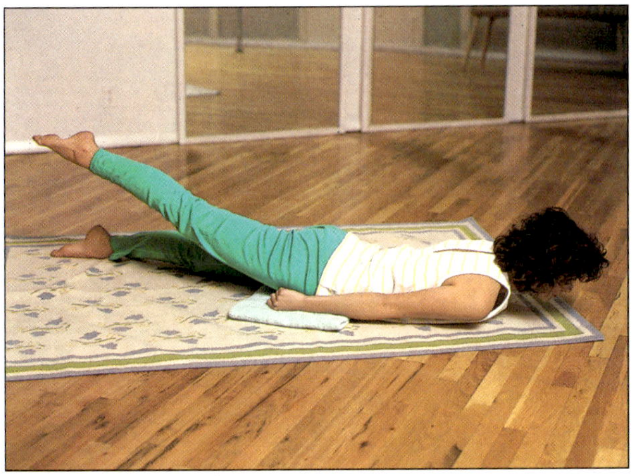

Die Arme mit geballten Fäusten an den Körper legen. Nun die Fäuste gegen den Boden drücken und dabei Kopf, Brust und rechtes Bein heben. Das Knie bleibt durchgestreckt. Die Übung mit dem linken Bein wiederholen.

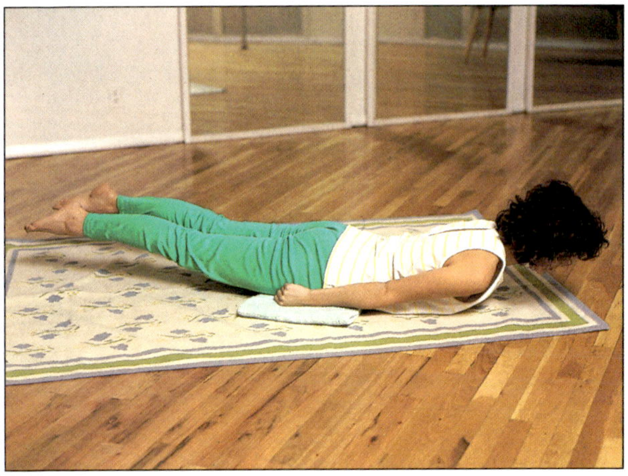

Um die sogenannte Heuschrecken-Stellung einzunehmen, führen Sie die Übung links mit beiden Beinen gleichzeitig durch. Achten Sie darauf, daß Zehen und Knie durchgestreckt sind.

# Progressive Entspannung

Progressive Entspannung ist eine relativ neue Anti-Stress-Technik, bei der systematisch alle wichtigen Muskelgruppen angespannt und dann entspannt werden. Messungen haben gezeigt, daß man mit dieser Methode die Hauttemperatur und den Muskeltonus ganz erheblich senken kann – zwei Kriterien, die Aufschluß über den Stress-Zustand eines Menschen geben. Außerdem ist progressive Entspannung eine wirksame Therapie gegen bestimmte stressbedingte Leiden wie Migräne und Spannungskopfschmerz, Bluthochdruck, allgemeine Angstzustände und Schlaflosigkeit. Außerdem löst sie nicht nur momentane Verkrampfungen: Entsprechende Tests zeigten, daß Probanden noch Stunden nach einer Sitzung völlig entspannt waren. Aus anderen Untersuchungen geht hervor, daß bei medikamentöser Behandlung von stressbedingten Leiden die Dosis bei Patienten, die progressive Entspannung betrieben, häufig reduziert oder das Medikament abgesetzt werden konnte.

Stress können Sie durch progressive Entspannung in etwa 10 bis 20 Minuten abbauen. Dazu begeben Sie sich in einen Raum, in dem Sie ungestört sind, tragen bequeme Kleidung und ziehen die Schuhe aus.

**Legen Sie sich auf den Rücken, die Arme seitlich ausgestreckt, die Handflächen nach oben geöffnet *(rechts)*. Atmen Sie tief ein, halten Sie die Luft einen Moment lang an, und atmen Sie langsam wieder aus. Dabei an „locker" denken. Spannen Sie nun die Gesichtsmuskeln so fest wie möglich an, halten Sie die Spannung für 5 Sekunden *(kleines Bild links)*, und entspannen Sie sie dann wieder. Anschließend spannen Sie die Schultern, die Arme und die Hände an *(kleines Bild Mitte)*. Arbeiten Sie systematisch alle Muskelgruppen durch, bis Sie bei den Zehen angelangt sind *(kleines Bild rechts)*. Bleiben Sie ruhig atmend liegen, und stellen Sie sich etwas vor, das Ruhe ausstrahlt.**

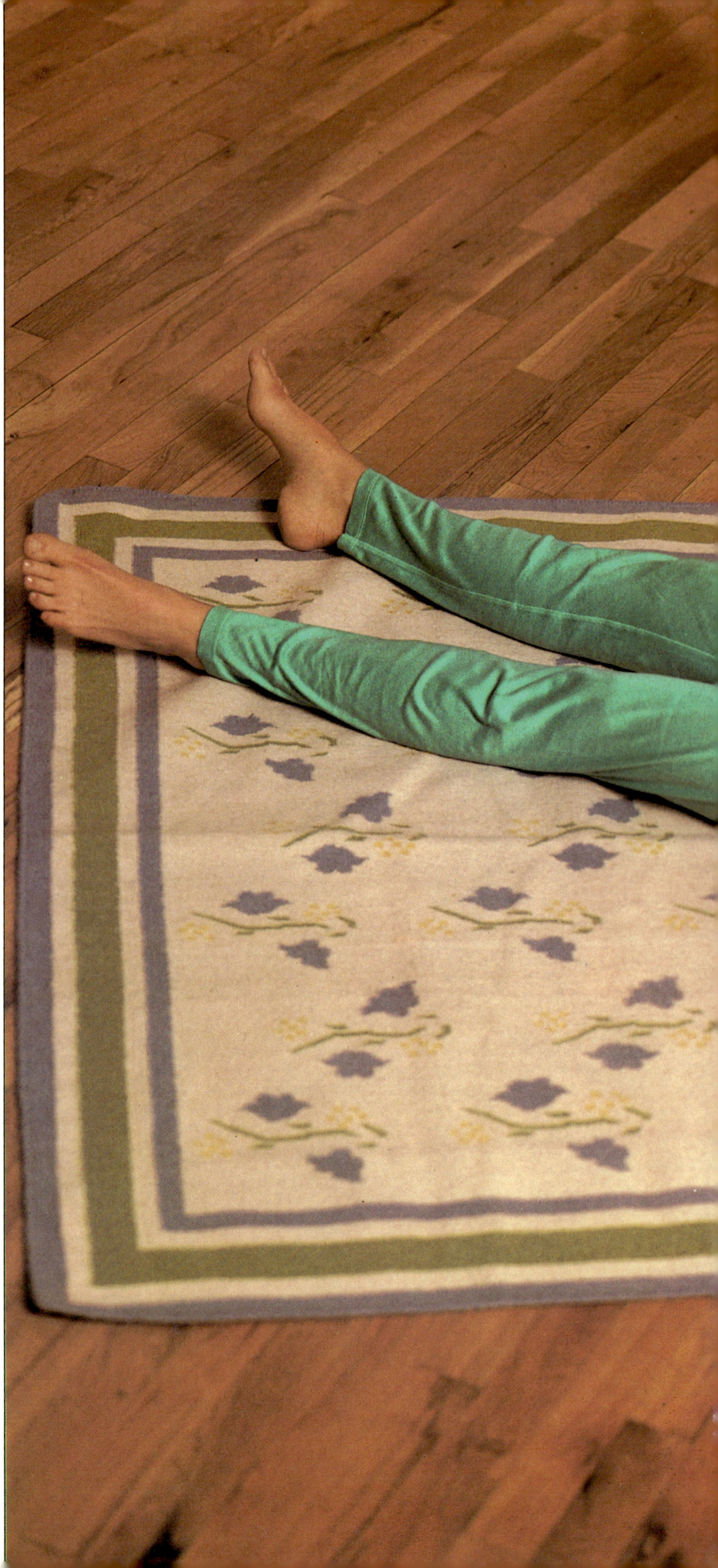

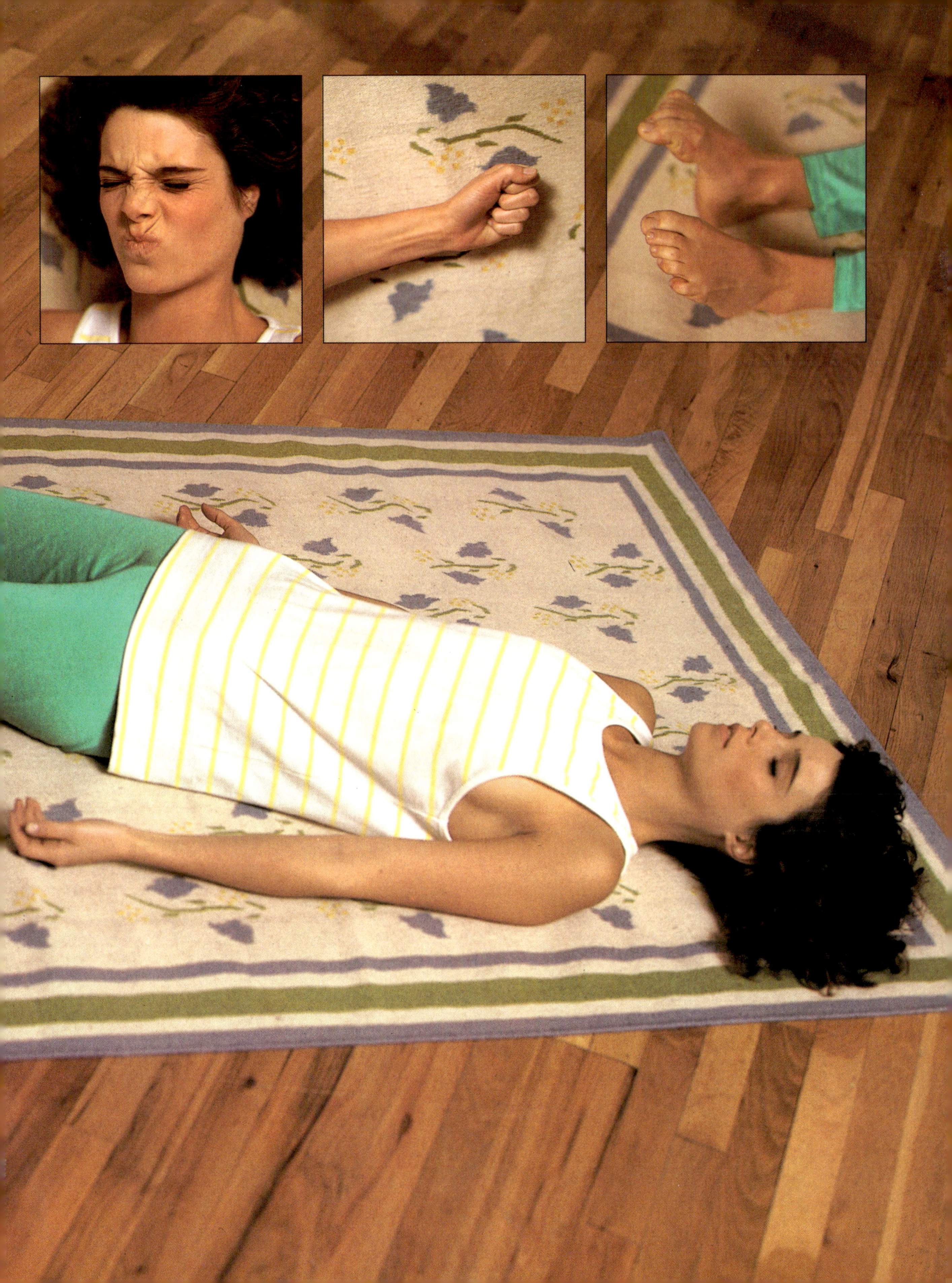

# Schlafpositionen

Obwohl man im Schlaf wenig Einfluß auf die Körperlage hat, kann man diese zumindest während der Einschlafphase kontrollieren. Wenn man in einer entspannten, bequemen Lage einschläft, ist die Wahrscheinlichkeit groß, daß man gelassen und erfrischt aufwacht.

Wichtig ist zunächst die Wahl der richtigen Matratze. Bei einer zu weichen Unterlage sinkt der Rumpf tiefer ein als der übrige Körper, und die Wirbelsäule wird zu stark belastet. Bei einer zu harten Matratze dagegen wird die seitliche Schlafhaltung unbequem.

Auch die Bauchlage ist für einen entspannten Schlaf nicht gerade ideal. Dabei verdehnt sich der Hals, und die Wirbelsäule kann zu sehr belastet werden. Die Rückenlage ist besser, obwohl es dabei durch voluminöse Kissenberge oft zu Nackenschmerzen kommt.

Wenn auch sicher ist, daß Bewegung einen gesunden Schlaf fördert, sollte kurz vor dem Zubettgehen kein anstrengendes Körpertraining durchgeführt werden. Ruhige Meditationsübungen wie Yoga *(S. 104–115)* machen fit, ohne den Kreislauf unnötig auf Touren zu bringen.

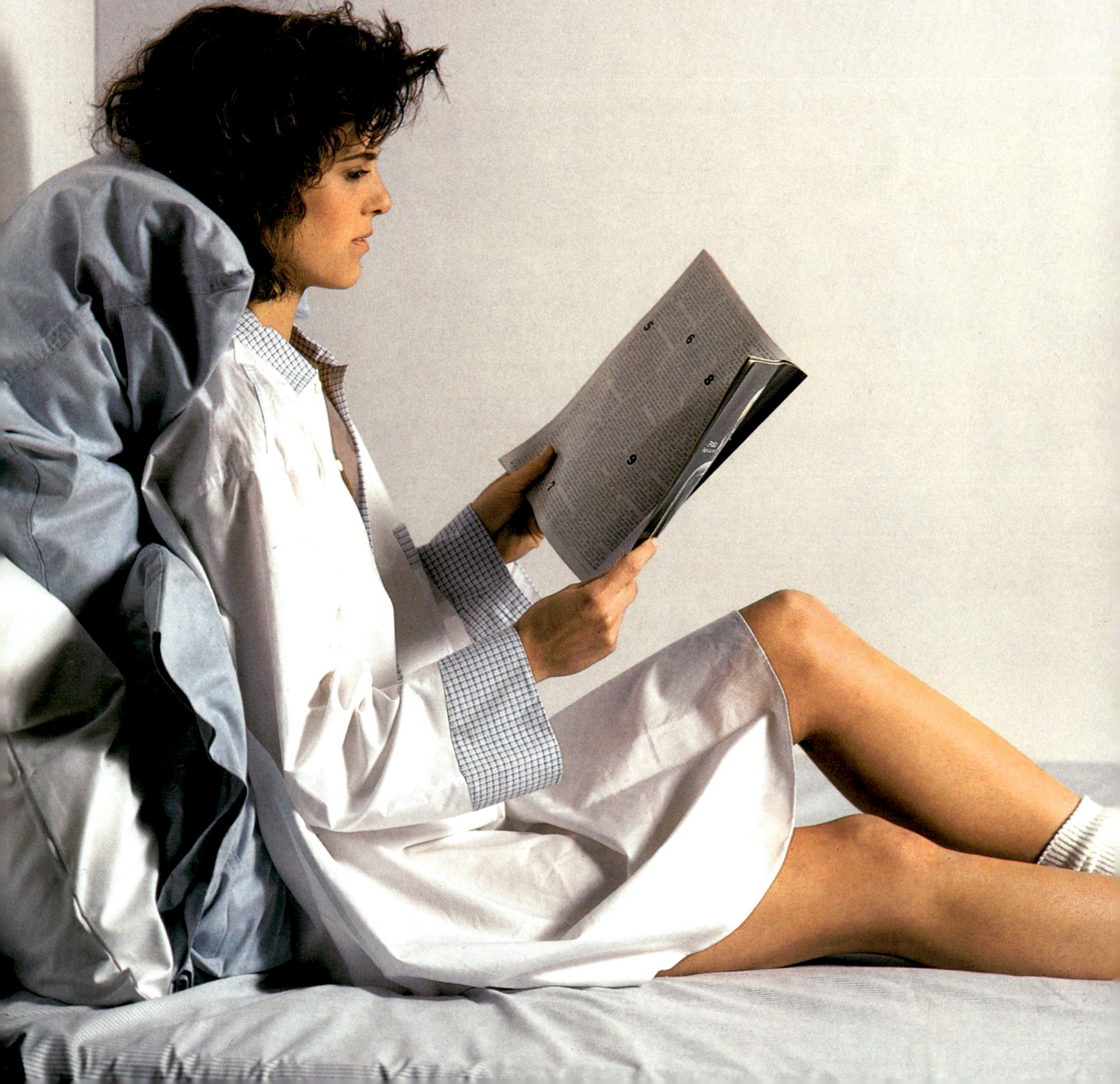

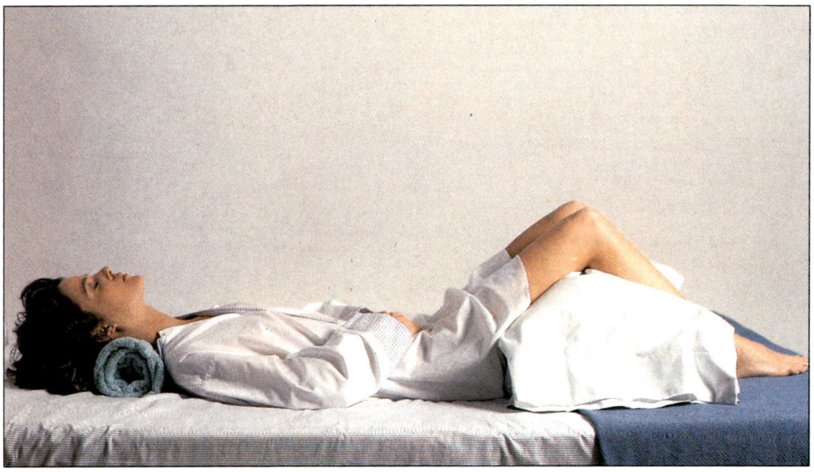

Wenn Sie beim Aufwachen Kreuzschmerzen haben, schieben Sie sich vor dem Einschlafen ein Kissen unter die Knie und eine Nackenrolle ins Genick.

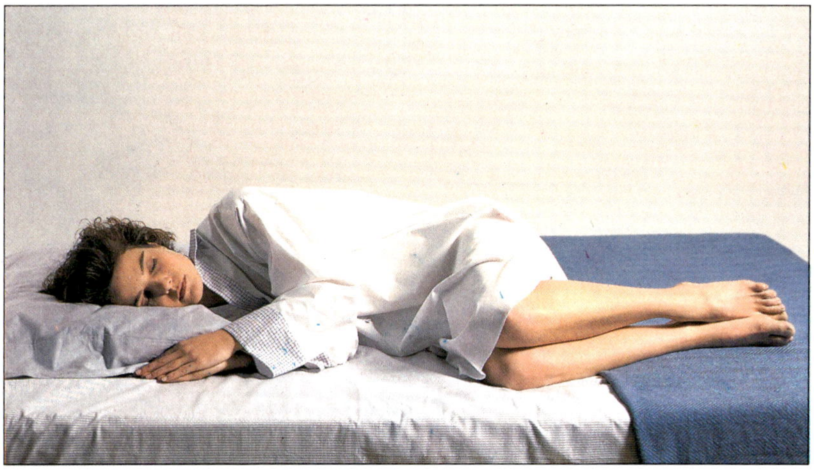

Die Seitenlage ist am günstigsten für einen erholsamen Schlaf. Nacken und Wirbelsäule bilden eine Linie, Knie und Ellbogen sind leicht angewinkelt.

Wenn Sie vor dem Einschlafen gern lesen, sollten Sie sich aufrecht ins Bett setzen und Kopf, Nacken und Wirbelsäule durch Kissen abstützen. So sind Muskelverspannungen vermeidbar.

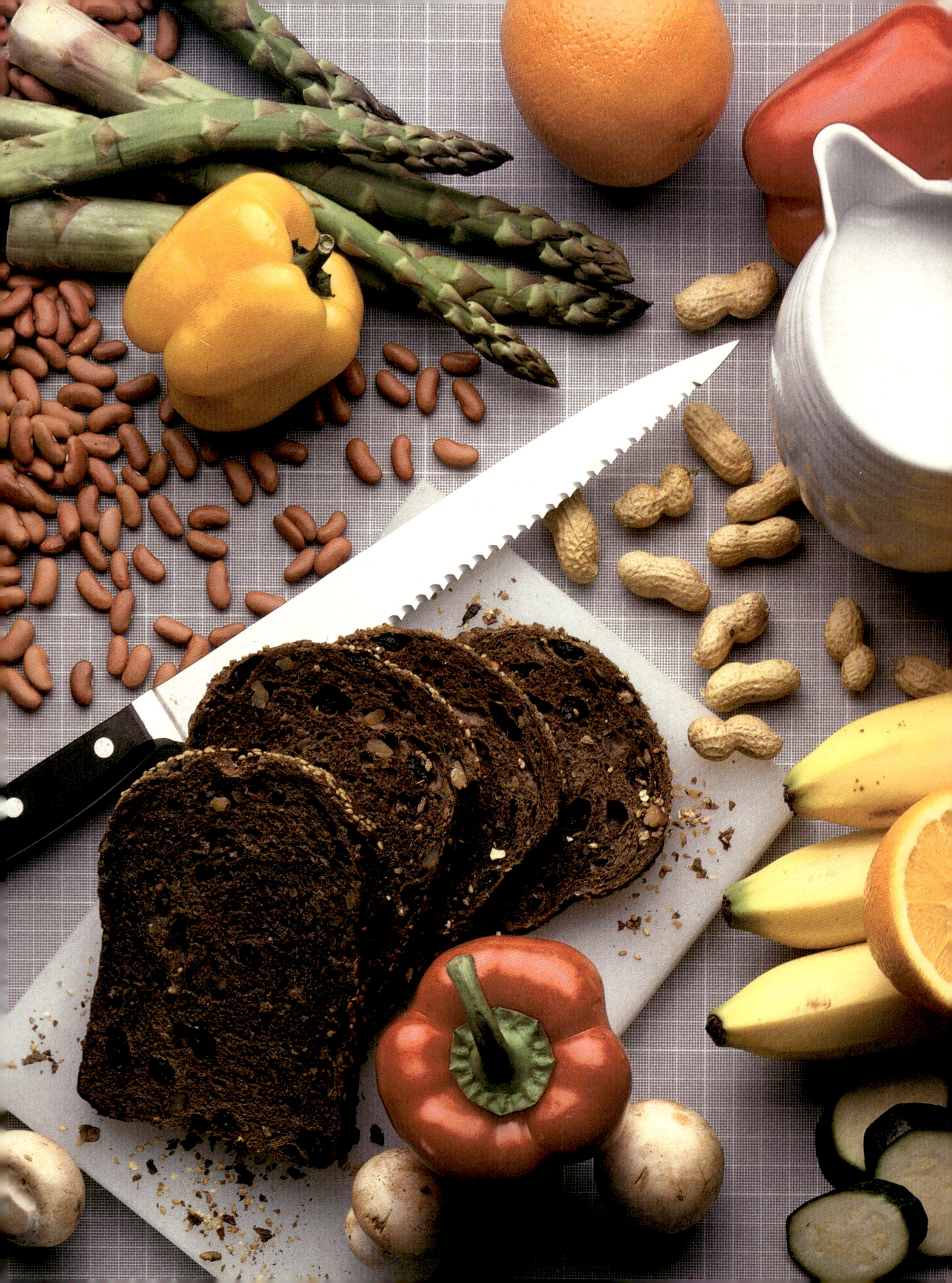

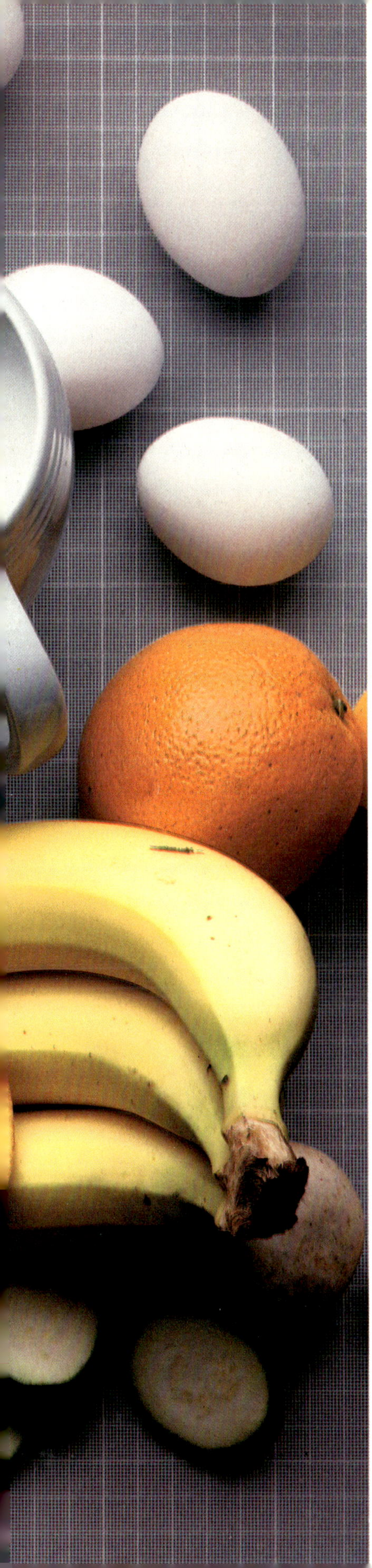

*Kapitel Fünf*

# B-Vitamine

## *Wichtig für das Nervensystem, für die Umwandlung von Kohlenhydraten in Energie sowie für die Genesung nach körperlichem Trauma*

Vitamine sind organische Substanzen, die der Körper in winzigen Mengen für den Stoffwechsel, das Wachstum und die Aufrechterhaltung der Lebensfunktionen benötigt. Da der menschliche Organismus selbst keine Vitamine produzieren kann, müssen sie ihm mit der Nahrung zugeführt werden. Man unterteilt die Vitamine in wasser- und fettlösliche. Die B-Vitamine ebenso wie Vitamin C gehören zu den wasserlöslichen. Mit Ausnahme von Vitamin $B_{12}$ kann der Körper die wasserlöslichen Vitamine nicht speichern; sie werden verbraucht oder ausgeschieden und müssen dem Organismus daher regelmäßig und in ausreichenden Mengen zugeführt werden. Die fettlöslichen Vitamine (A, D, E und K) dagegen werden relativ langsam abgebaut und müssen deshalb auch nicht so oft ersetzt werden.

Die acht Vitamine, die kollektiv als der B-Komplex bezeichnet werden, sind $B_1$ (Thiamin), $B_2$ (Riboflavin), $B_3$ (Niacin), $B_5$ (Pantothensäure), $B_6$ (Pyridoxin), $B_{12}$ (Cobalamin), Folsäure und Biotin. Es ist erwiesen, daß eine Vitamin-B-arme Ernährung die Heilung von Verletzungen oder Knochenbrüchen verzögern kann. Daher ist bei einer außergewöhnlichen Belastung des Organismus eine zusätzliche Einnahme von B-Vitaminen mitunter ratsam. So werden z. B. nach Operationen manchmal B-Vitamine verordnet. Entsprechende Untersuchungen zeigen, daß bei Asthmatikern manchmal Extradosen von $B_6$ angezeigt sind und bei strengen Vegetariern $B_{12}$, das sich nur in tierischen Produkten befindet und dessen Mangel eine normale Entwicklung von roten Blutkörperchen verhindert und zu Anämie führen kann.

Die Bedeutung, die den häufig als „Stress-Vitamine" apostrophierten Vitaminen der B-Gruppe beigemessen wird, rührt vermutlich daher, daß eine Vitamin-B-arme Kost den Heilungsprozeß nach schwerem körperlichem Stress – wie beispielsweise einer Hautverbrennung oder einer Fraktur – verzögern kann.

Ein chronischer Vitamin B-Mangel tritt in westlichen Ländern jedoch relativ selten auf, daher ist die Bezeichnung „Stress-Vitamine" nicht zutreffend und eine zusätzliche Einnahme dieser Vitamine in der Regel nicht erforderlich.

Vitamine selbst sind keine Energielieferanten, verschiedene B-Vitamine spielen aber bei der Umwandlung von Kohlenhydraten in Glukose – Einfachzucker, den der Körper zur Energiegewinnung „verbrennt" – und beim Stoffwechsel der Proteine und Fette eine entscheidende Rolle. Darüber hinaus ist der Vitamin-B-Komplex für die Funktion des zentralen Nervensystems, die Synthese von Genmaterial und viele andere Körperfunktionen notwendig.

B-Vitamine sind in vielen Nahrungsmitteln enthalten, und bei einer ausgewogenen Ernährung wird der Körper ausreichend mit ihnen versorgt. Der beste Lieferant für die B-Vitamine ist Bierhefe, doch auch Leber und andere Innereien ebenso wie Milch, Eier, Geflügel und mageres Fleisch enthalten beachtliche Mengen. Insbesondere Schweinefleisch – von dem natürlich nur magere Stücke anzuraten sind – ist reich an Thiamin und Niacin. Empfehlenswert sind ferner Brot und Getreideprodukte aus Vollkorn, Naturreis, Bohnen, Erbsen und Nüsse.

Für sechs der acht B-Vitamine gibt es von Ernährungswissenschaftlern erarbeitete Empfehlungen für die täglich benötigten Mengen. (Der exakte Bedarf an den anderen beiden wurde bisher noch nicht festgelegt.) Ein Erwachsener sollte pro Tag zu sich nehmen: Thiamin 1,0 bis 1,5 Milligramm; Riboflavin 1,5 bis 1,7 Milligramm; Niacin 13 bis 18 Milligramm; $B_6$ 1,6 bis 1,8 Milligramm; Folsäure 400 Mikrogramm; $B_{12}$ 5,0 Mikrogramm. (Ein Mikrogramm ist ein Millionstel Gramm – demnach entsprechen 30 Gramm $B_{12}$ dem täglichen Bedarf von über neun Millionen Menschen.) Ein Eßlöffel Bierhefe deckt unseren täglichen Bedarf an den meisten B-Vitaminen zu 25 bis 100 Prozent, 100 Gramm Rinderleber an allen B-Vitaminen zu 20 bis 100 Prozent – und ausreichend $B_{12}$ für fast einen ganzen Monat.

Wer regelmäßig Sport treibt, muß mehr Thiamin zu sich nehmen, um die wegen des höheren Energieverbrauchs nötigen größeren Nahrungsmengen stoffwechselmäßig umsetzen zu können. Eine kürzlich durchgeführte Untersuchung hat ergeben, daß Frauen, die Sport treiben, aufgrund des höheren Energieaufwandes unter Umständen auch mehr Riboflavin benötigen als inaktive Frauen. Dieser höhere Bedarf kann leicht durch komplexe Kohlenhydrate gedeckt werden, die in Vollkornprodukten ebenso wie in fettarmen Milchprodukten oder in kleinen Mengen an Innereien enthalten sind. Auch wenn manche Sportler behaupten, Vitamin B würde Leistung oder Ausdauer steigern, konnte dies bislang noch durch keine Untersuchung bewiesen werden.

Durch Denaturierung, d. h. unnötige Bearbeitung, und „Verfeinerung", unsachgemäße Lagerung oder falsche Zubereitung (z. B. auch das Warmhalten der Speisen) können die in Lebensmitteln enthaltenen

## EIN DUTZEND DER BESTEN

*Folgende Nahrungsmittel sind reich an B-Vitaminen.*

TIERISCHE NAHRUNGSMITTEL:
*Rindfleisch*
*Huhn*
*Eier*
*Leber*
*Milch (und Milchprodukte)*
*Schweinefleisch*

VEGETARISCHE NAHRUNGSMITTEL:
*Bier- und Bäckerhefe*
*Dunkelgrüne Blattgemüse*
*Nüsse*
*Weizenkeime*
*Vollkorngetreide*
*Sojabohnen*

# Grundsätzliche Richtlinien

*Für einen körperlich mäßig aktiven Erwachsenen empfiehlt die Deutsche Gesellschaft für Ernährung e. V. (DGE) eine fettarme, kohlenhydratreiche und mäßig proteinhaltige Kost. Die Richtlinien dieser Institution legen nahe, nicht mehr als 25 bis 30 Prozent des Kalorienbedarfs aus Fetten zu decken, 55 bis 60 Prozent aus Kohlenhydraten und nicht mehr als 10 bis 15 Prozent aus Proteinen. Ein Gramm Fett entspricht neun Kalorien, ein Gramm Protein oder Kohlenhydrat liefert dagegen vier Kalorien; wenn Sie also täglich 2100 Kalorien zu sich nehmen, dann sollten Sie ungefähr 60 g Fett, 315 g Kohlenhydrate und nicht mehr als 75 g Protein am Tag essen. Mit einer fettarmen und kohlenhydratreichen Ernährung können Sie das Risiko, eine Herzkrankheit und andere lebensbedrohende Krankheiten zu bekommen, reduzieren helfen.*

Die Nährwerttabelle, die jedem der fettarmen und kohlenhydratreichen Rezepte dieses Buches beigestellt ist, gibt an, wie viele Kalorien eine Portion liefert, wie viele Gramm Fett, Kohlenhydrate und Protein in einer Portion enthalten sind, ebenso wie den Prozentsatz an Kalorien, den jeder dieser Nährstoffe liefert. Außerdem nennt die Tabelle den Kalzium-, Eisen- und Natriumgehalt je Portion.

Kalziummangel kann bei Männern und Frauen zu Wurzelhauterkrankungen – die die Knochen und das Gewebe des Mundes einschließlich des Zahnfleisches befallen – und bei älteren Frauen zu Knochengewebsschwund führen. Er kann auch hohen Blutdruck zur Folge haben. Die empfohlene Kalziumzufuhr beträgt 800 mg am Tag für Männer und Frauen. Schwangere und Stillende sollten täglich 1200 mg zu sich nehmen. Frauen nach der Menopause sollten ihre tägliche Kalziumzufuhr nach Rücksprache mit dem Hausarzt eventuell entsprechend erhöhen.

Will man die Fettzufuhr reduzieren, sollte der Verzehr von fettem Fleisch eingeschränkt werden; dabei ist jedoch darauf zu achten, daß der Körper das notwendige Eisen aus anderen Quellen (beispielsweise Leber) erhält. Die DGE empfiehlt ein Minimum von 12 mg Eisen pro Tag für Männer und 18 mg für Frauen zwischen 11 und 50 Jahren.

Hohe Natriumzufuhr wird mit hohem Blutdruck in Zusammenhang gebracht. Die meisten Erwachsenen sollten ihre Natriumzufuhr auf 2000 mg (ca. 5 g Kochsalz) am Tag beschränken. Eine Möglichkeit, den Natriumverbrauch niedrig zu halten, besteht darin, den Speisen kein Tafelsalz zuzufügen und sehr natriumreiche Lebensmittel zu meiden (Wurst und Käse z. B. sind meist stark gesalzen).

B-Vitamine großteils zerstört werden. Milch in Glasbehältern, die direkter Sonne oder dem Licht von Leuchtstofflampen ausgesetzt ist, kann beispielsweise innerhalb von dreieinhalb Stunden den größten Teil ihres wertvollen Riboflavingehalts einbüßen.

Für die Rezepte in diesem Kapitel werden gesunde, frische Zutaten verwendet, die nicht nur reich an B-Vitaminen sind, sondern auch so zubereitet werden, daß möglichst wenig davon verlorengehen. Da aber nur einige der Gerichte alle B-Vitamine liefern, sollte man stets für einen ausgewogenen und abwechslungsreichen Speisezettel sorgen. Leber und andere Innereien sind zwar reich an B-Vitaminen, aber leider auch an Cholesterin; deshalb werden sie nur in kleinen Mengen verwendet und mit anderen Nahrungsmitteln kombiniert, die viel Vitamin B enthalten, wie Weizenkeime, Kartoffeln, Bohnen und Vollkorn.

# Frühstück

1 Tasse = ¼ l
(zum Abmessen eignet sich auch ein entsprechendes Glas)

| KCAL/KJ pro Portion | 175/730 |
|---|---|
| 71 % Kohlenhydrate | 32 g |
| 4 % Protein | 2 g |
| 25 % Fett | 5 g |
| KALZIUM | 26 mg |
| EISEN | 1 mg |
| NATRIUM | 4 mg |

## GEBACKENE HAFERSCHNITTEN

*In Vollkorn-Haferflocken sind Vitamin E sowie – bis auf $B_{12}$ – alle zum B-Komplex gehörenden Vitamine enthalten, und man nimmt an, daß die wasserlöslichen Faseranteile den Cholesterinspiegel günstig beeinflussen.*

**45 g Vollkorn-Haferflocken**
**3 Eßlöffel Rosinen**
**2 Teelöffel Zucker**
**1 Teelöffel Maisöl**
**1 Teelöffel Butter**
**2 Teelöffel Mehl**
**¼ Teelöffel gemahlener Zimt**
**4 Teelöffel reiner Ahornsirup**

Den Hafer mit 50 cl Wasser in einen kleinen Topf geben und unbedeckt bei schwacher Hitze etwa 45 Minuten garen oder bis er weich ist und die Flüssigkeit fast vollkommen aufgenommen hat. Rosinen und Zucker hinzufügen, nach 1 Minute auf hohe Temperatur heraufschalten und den Topfinhalt unter Rühren noch einmal 1 Minute garen oder bis die gesamte Flüssigkeit verdampft ist. Die Hafermasse dünn in einer etwa 24 × 12 cm großen Kastenform verstreichen und die Oberfläche mit einem Teigschaber glätten. Mit Klarsichtfolie abdecken und die Masse für mindestens 2 Stunden in den Kühlschrank stellen oder bis sie fest ist. (Der Haferbrei kann auch am Abend vorher zubereitet werden.)

Die Hafermasse mit einem Metallwender vom Rand lösen und auf einen Teller stürzen. Dann längs und anschließend quer halbieren, so daß vier gleich große Stücke entstehen. In einer beschichteten Pfanne das Öl bei mittlerer Temperatur erhitzen. Wenn es heiß ist, die Butter hinzufügen. Ist die Butter geschmolzen, die Haferschnitten mit Mehl bestäuben und auf jeder Seite etwa 2 Minuten backen oder bis sie gut gebräunt sind. Auf zwei Teller verteilen, Zimt darüberstreuen und jede Portion mit 2 Teelöffeln Ahornsirup beträufeln. Ergibt 2 Portionen

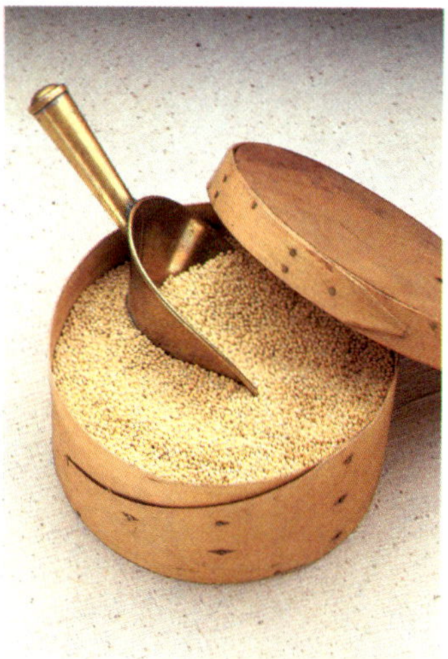

| KCAL/KJ pro Portion | 195/820 |
|---|---|
| 70 % Kohlenhydrate | 36 g |
| 8 % Protein | 4 g |
| 22 % Fett | 5 g |
| KALZIUM | 58 mg |
| EISEN | 3 mg |
| NATRIUM | 325 mg |

## HIRSEBREI MIT APRIKOSEN

*Ungeschwefelte Trockenfrüchte enthalten mehr B-Vitamine als geschwefelte, und Hirse liefert neben reichlich Protein ebenfalls B-Vitamine.*

**1 Tasse Apfelsaft**
**½ Tasse fettarme Milch**
**¾ Teelöffel abgeriebene ungespritzte Zitronenschale**
**½ Teelöffel Salz**
**100 g Hirse**
**75 g ungeschwefelte Trockenaprikosen, grobgehackt**
**2 Eßlöffel Kokosraspeln**
**15 g Butter**

Apfelsaft, Milch und 1½ Tassen Wasser in einem mittelgroßen, säurebeständigen Topf erhitzen und bei mittelhoher Temperatur zum Kochen bringen. Zitronenschale und das Salz hinzufügen, dann langsam die Hirse hineinrühren. Auf schwache Hitze herunterschalten und die Hirse zugedeckt 20 Minuten leise kochen lassen. Dann Aprikosen und Kokosraspeln dazugeben und weitere 20 Minuten zugedeckt garen; gegebenenfalls Wasser nachfüllen, falls es vollständig verdampft, bevor die Hirse gar und cremig ist. Den Topf von der Kochstelle nehmen, die Butter hineinrühren und das Gericht servieren. Ergibt 4 Portionen

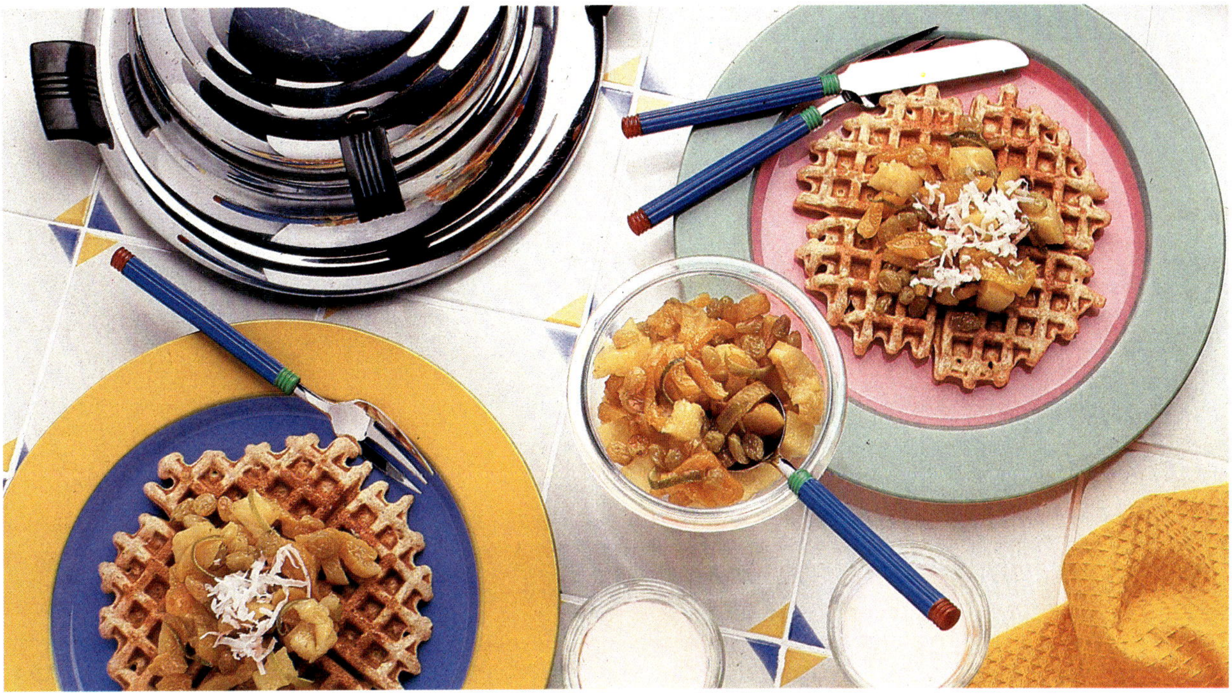

*Weizenwaffeln mit Kompott*

## WEIZENWAFFELN MIT KOMPOTT

*Eine Portion dieser Waffeln deckt mehr als 20 Prozent des täglichen Bedarfs an Thiamin, das zum Verbrennen von Kohlenhydraten nötig ist.*

| KCAL/KJ pro Portion | 420/1765 |
|---|---|
| 58 % Kohlenhydrate | 64 g |
| 12 % Protein | 12 g |
| 30 % Fett | 15 g |
| KALZIUM | 235 mg |
| EISEN | 3 mg |
| NATRIUM | 285 mg |

**Kompott:**
**150 g frische Ananas, gewürfelt**
**75 g ungeschwefelte Trockenaprikosen, in schmale Streifen geschnitten**
**75 g Sultaninen**
**1 Zimtstange**
**1 Teelöffel abgeriebene Schale von 1 ungespritzten Limette**
**2 Eßlöffel reiner Ahornsirup**

**Waffeln:**
**120 g Vollkornmehl**
**140 g Mehl (Type 405)**
**4 Eßlöffel Weizenkeime**
**1 Eßlöffel Backpulver**
**1½ Tassen fettarme Milch (1,8 %)**
**3 große Eier, getrennt**
**60 g Butter, zerlassen**
**1 Eßlöffel Honig**
**45 g Kokosraspeln**

Die Früchte mit der Zimtstange, der Limettenschale und ¾ Tasse Wasser in einem kleinen, säurebeständigen Topf vermischen. Die Mischung zugedeckt zum Kochen bringen und die Temperatur herunterschalten. Unter gelegentlichem Rühren 30 Minuten leise kochen lassen, dann den Sirup untermischen.

Während die Sauce kocht, in einer großen Schüssel die trockenen Zutaten vermengen, anschließend in einer mittelgroßen Schüssel Milch, Eigelb, 3 Eßlöffel von der Butter und den Honig glattrühren. Zu den trockenen Zutaten hinzufügen. In einer zweiten großen Schüssel das Eiweiß steifschlagen. Ein Viertel des Eischnees in den Teig rühren, den Rest vorsichtig unterheben. Das Waffeleisen vorheizen und dünn mit etwas von der verbliebenen Butter bestreichen. Etwa ½ Tasse Teig auf das Waffeleisen gießen und in etwa 2 bis 3 Minuten braun und knusprig backen. Fünf weitere Waffeln backen, zwischendurch das Eisen, falls notwendig, mit noch etwas Butter bestreichen. Die Waffeln auf sechs Teller verteilen, Kompott daraufgeben und Kokosraspeln darüberstreuen.

Ergibt 6 Portionen

## MORGENTRUNK

| | |
|---|---|
| KCAL/KJ pro Portion | 190/798 |
| 73 % Kohlenhydrate | 36 g |
| 18 % Protein | 9 g |
| 9 % Fett | 2 g |
| KALZIUM | 230 mg |
| EISEN | in Spuren |
| NATRIUM | 220 mg |

*Bananen enthalten reichlich Kalium sowie etwas Vitamin C. Auch überreife Bananen kann man verwenden: Man schält sie, wickelt sie in Folie ein und gefriert sie, um daraus wie folgt ein Getränk zuzubereiten.*

**1½ Tassen Buttermilch**
**4 Eßlöffel tiefgefrorenes Orangensaftkonzentrat**
**1 Eiweiß**
**1 gefrorene Banane, kleingeschnitten**
**2 Orangenscheiben zum Garnieren**

Buttermilch, Orangensaft, Eiweiß und Banane in einem Mixer glatt und schaumig pürieren. Die Mischung in zwei Gläser gießen und jedes mit einer Orangenscheibe garnieren.
Ergibt 2 Portionen

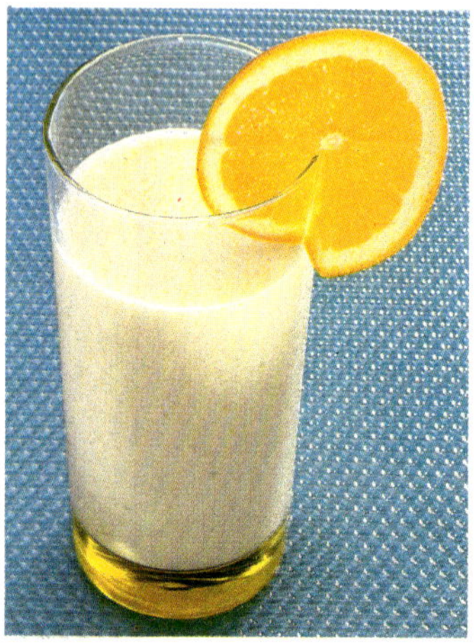

## TOAST MIT PFLAUMEN-ORANGEN-AUFSTRICH

| | |
|---|---|
| KCAL/KJ pro Portion | 130/545 |
| 75 % Kohlenhydrate | 25 g |
| 18 % Protein | 6 g |
| 7 % Fett | 1 g |
| KALZIUM | 48 mg |
| EISEN | in Spuren |
| NATRIUM | 250 mg |

*Dieser Brotaufstrich ist eine gute Alternative zu herkömmlichen Marmeladen und Gelees: Da er ohne Zucker zubereitet wird, liefert er auch entsprechend weniger leere Kalorien.*

**10 entsteinte Backpflaumen**
**½ Tasse Orangensaft**
**½ Teelöffel Vanilleextrakt**
**165 g fettarmer Hüttenkäse**
**6 Scheiben Weizenschrotbrot**

Backpflaumen, Orangensaft und Vanilleextrakt in einen kleinen, säurebeständigen Topf geben und zugedeckt bei mittlerer Hitze in etwa 15 Minuten weichgaren. Dann mit der Flüssigkeit in die Küchenmaschine oder den Mixer geben und pürieren. Den Hüttenkäse hinzufügen und ebenfalls glattpürieren. Das Brot toasten und jede Scheibe mit etwas Pflaumenmischung bestreichen.
Ergibt 6 Portionen

## FRÜHSTÜCKS-PARFAIT

| | |
|---|---|
| KCAL/KJ pro Portion | 260/1090 |
| 81 % Kohlenhydrate | 56 g |
| 15 % Protein | 11 g |
| 4 % Fett | 1 g |
| KALZIUM | 71 mg |
| EISEN | 2 mg |
| NATRIUM | 235 mg |

*Neben B-Vitaminen enthält dieses Gericht auch reichlich Ballaststoffe.*

**1 Rezeptmenge Pflaumen-Orangen-Aufstrich (siehe oben)**
**45 g Weizenschrot**
**75 g Rosinen**

In drei Parfait- oder Weingläser abwechselnd Pflaumen-Orangen-Aufstrich, Weizenschrot und Rosinen füllen. Oder einfach Aufstrich, Getreide und Rosinen in drei kleinen Schalen verrühren. Sofort servieren.
Ergibt 3 Portionen

# Mittagessen

## KICHERERBSENPÜREE IN PITA-BROT

*Dieses Sandwich liefert etwa 20 Prozent des für Erwachsene empfohlenen Tagesbedarfs an Niacin, das hauptsächlich im Pita-Brot enthalten ist.*

| KCAL/KJ pro Portion | 560/2350 |
|---|---|
| 61 % Kohlenhydrate | 89 g |
| 16 % Protein | 23 g |
| 23 % Fett | 15 g |
| KALZIUM | 185 mg |
| EISEN | 8 mg |
| NATRIUM | 790 mg |

**2 Knoblauchzehen**
**150 g Kichererbsen aus der Dose, gewaschen und abgetropft, ½ Teelöffel der Flüssigkeit aufbewahrt**
**1 Teelöffel Zitronensaft**
**1 Teelöffel Maiskeimöl**
**½ Teelöffel dunkles Sesamöl**
**1 Vollkorn-Pitabrot von etwa 15 cm Durchmesser**
**1 Blatt Kopfsalat, in Streifen geschnitten**
**1 kleine Tomate, in Würfel geschnitten**
**5 kleine schwarze Oliven, entsteint und halbiert**

Den Knoblauch 4 Minuten in kochendem Wasser blanchieren, unter fließendem kaltem Wasser abkühlen und abziehen. Knoblauch und Kichererbsen mit der zurückgestellten Konservenflüssigkeit, dem Zitronensaft und dem Öl in der Küchenmaschine oder im Mixer pürieren. Das Pita-Brot halbieren und mit Kichererbsenpüree, Salatstreifen, Tomaten und Oliven füllen. Ergibt 1 Portion

*Kichererbsenpüree in Pita-Brot*

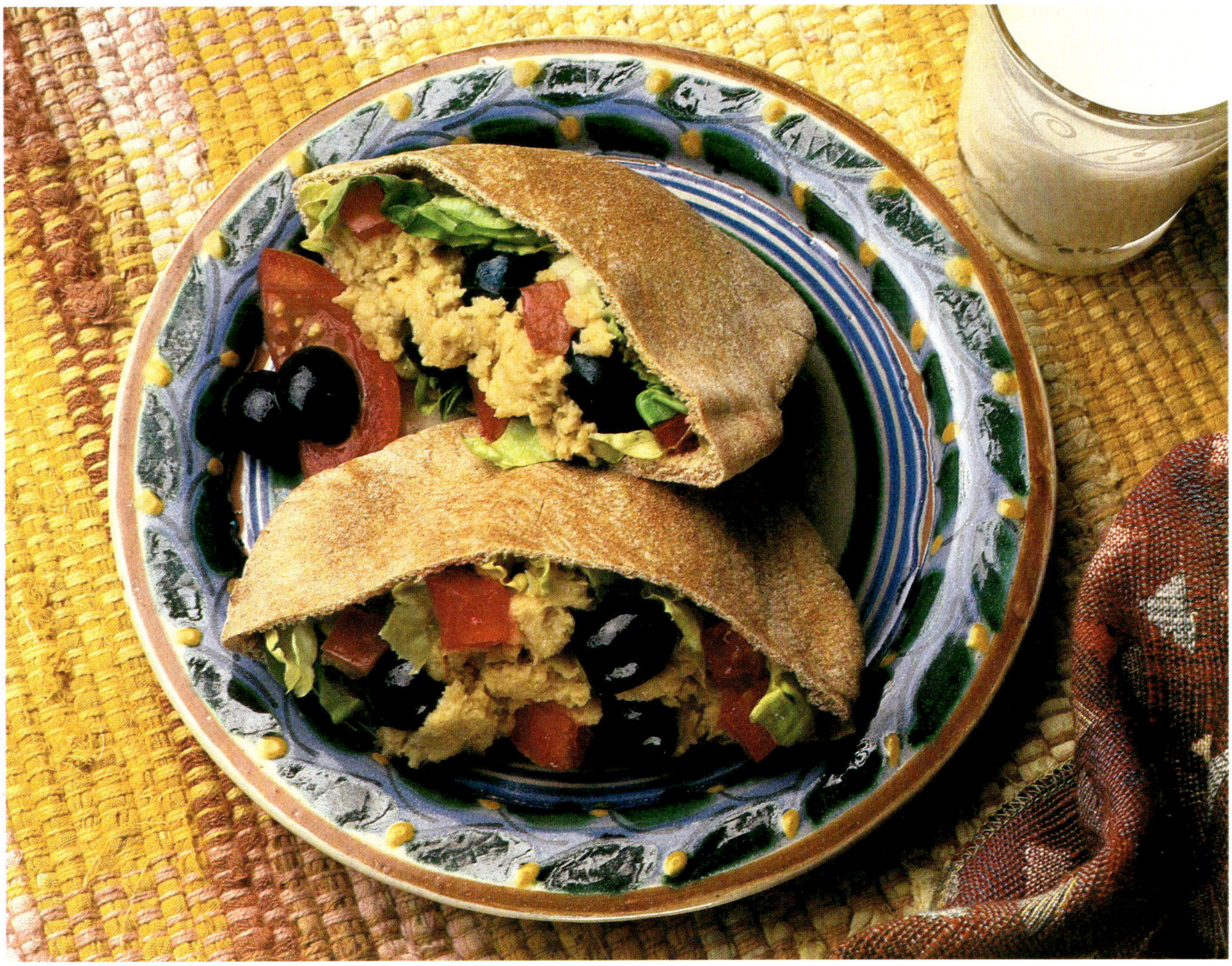

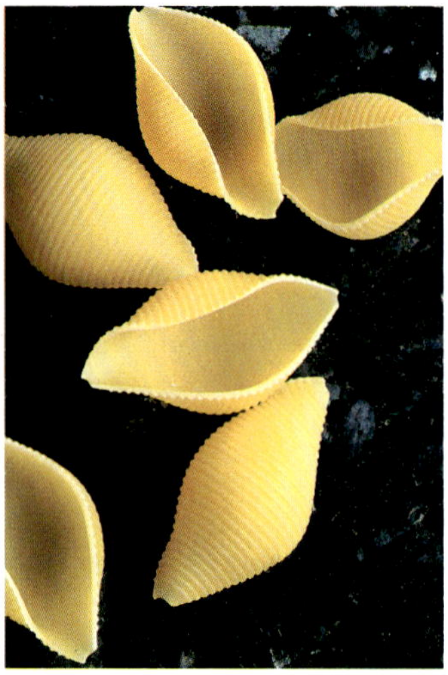

## MUSCHELNUDELN NACH VENEZIANISCHER ART

*Die hier verwendete Leber enthält etwa die Hälfte des Tagesbedarfs an Thiamin und Riboflavin sowie mehr als ein Drittel an Niacin.*

**30 g Butter oder Margarine**
**250 g Zwiebeln, feingehackt**
**½ Teelöffel getrockneter Estragon**
**2 Hühnerlebern, pariert und feingehackt (knapp 100 Gramm)**
**3 Eßlöffel Mehl**
**2 Tassen fettarme Milch**
**90 g fettarmer Mozzarella, in Streifen geschnitten**
**½ Teelöffel Salz**
**¼ Teelöffel frisch gemahlener weißer Pfeffer**
**1 Messerspitze geriebene Muskatnuß**
**250 g große Muschelnudeln, gegart und abgetropft**
**150 g Tiefkühl-Erbsen, aufgetaut**
**4 Eßlöffel Semmelbrösel**

Den Backofen auf 180° C (Gasherd Stufe 2–3) vorheizen. Die Butter bei mittlerer Hitze in einem mittelgroßen Topf zerlassen, dann Zwiebelstückchen und Estragon darin in etwa 3 Minuten glasig dünsten. Die Leber hinzufügen und 2 Minuten braten. Das Mehl darüberstäuben und den Topfinhalt 1 weitere Minute unter Rühren garen. Die Milch hineingießen und mit dem Schneebesen 5 Minuten ununterbrochen rühren. Die Mozzarellastreifen hinzufügen und unter gelegentlichem Rühren 3 Minuten mitgaren. Salz, Pfeffer und Muskat hineinrühren. Die Sauce in eine große Schüssel gießen, Nudeln und Erbsen dazugeben und vermischen. Die Hälfte der Mischung in einen 1,5 l fassenden Topf füllen und mit der Hälfte der Semmelbrösel bestreuen. Die restlichen Nudeln darauf verteilen, die verbliebenen Semmelbrösel darübergeben und für 25 bis 30 Minuten in den Backofen schieben oder bis es goldbraun ist. Ergibt 4 Portionen

| | |
|---|---|
| KCAL/KJ pro Portion | 470/1975 |
| 57 % Kohlenhydrate | 67 g |
| 21 % Protein | 24 g |
| 22 % Fett | 11 g |
| KALZIUM | 340 mg |
| EISEN | 5 mg |
| NATRIUM | 610 mg |

## AUBERGINEN-TOFU-GRATIN

*Tofu gibt Gratins aus Fisch, Fleisch, Nudeln oder Gemüse nicht nur mehr Biß, sondern liefert auch Protein und B-Vitamine.*

**750 g Auberginen**
**1 rote Paprikaschote (etwa 125 g), gehackt**
**250 g Zwiebeln, feingehackt**
**2 Knoblauchzehen, zerdrückt**
**½ Teelöffel dunkles Sesamöl**
**150 g fester Tofu, ausgedrückt**
**60 g Emmentaler-Käse, gerieben**
**3 Eßlöffel geriebener Parmesankäse**
**90 g frische Vollkornbrotbrösel**
**4 Eßlöffel gehackte frische Petersilie**
**je ¼ Teelöffel Salz, gemahlener Kreuzkümmel und gemahlener Koriander**
**1 Messerspitze frisch gemahlener schwarzer Pfeffer**
**1 Messerspitze getrocknete und zerstoßene rote Chillies**

Den Backofen auf 170° C (Gasherd Stufe 2) vorheizen. Ein Backblech dünn mit Öl bestreichen. Die Auberginen längs halbieren und mit der Schnittseite nach unten auf das Blech legen. In etwa 40 Minuten weichbacken. In der Zwischenzeit in einer mittelgroßen, beschichteten Pfanne Paprika, Zwiebeln und Knoblauch bei mittlerer Hitze etwa 15 Minuten im Öl sautieren, dann beiseite stellen. Das Fleisch der gegarten Auberginen mit einem Löffel herauslösen, in eine große Schüssel geben und mit einer Gabel zerdrücken. Das sautierte Gemüse, Tofu, Emmentaler, 2 Eßlöffel Parmesan, die Brösel bis auf 2 Eßlöffel, Petersilie, Salz und Gewürze hinzufügen und alles gut vermischen. Die Masse in eine etwa 1 Liter fassende Backform füllen, mit den restlichen Brotkrumen und dem Parmesan bestreuen und 30 Minuten backen. Ergibt 4 Portionen

| | |
|---|---|
| KCAL/KJ pro Portion | 200/840 |
| 45 % Kohlenhydrate | 24 g |
| 23 % Protein | 12 g |
| 32 % Fett | 8 g |
| KALZIUM | 290 mg |
| EISEN | 3 mg |
| NATRIUM | 370 mg |

# LACHS-MOUSSE

*Fisch ist ein guter Lieferant von B-Vitaminen. Dieses Gericht deckt darüber hinaus mehr als 20 Prozent des täglichen Eisenbedarfs einer Frau.*

**1 Päckchen gemahlene Gelatine**
**1 Dose roter Lachs (500 g)**
**2 große Frühlingszwiebeln**
**1 Tasse tiefgefrorene dicke Bohnen, aufgetaut**
**2 Teelöffel Tomatenmark**
**2 Teelöffel tafelfertiger Meerrettich**
**1 Teelöffel grüne Pfefferkörner**
**125 g Sahnejoghurt**
**125 g fettarmer Joghurt**
**4 Eßlöffel frisch gepreßter Zitronensaft**
**60 g Römischer Salat, in Streifen geschnitten**
**60 g Spinatblätter, in Streifen geschnitten**
**250 g Spargel, blanchiert**
**1 Vollkorn-Baguette (350 g), in Scheiben geschnitten**

Die Gelatine in 4 Eßlöffel Lachsflüssigkeit geben und 5 Minuten quellen lassen. Den abgetropften Lachs von Haut und großen Gräten befreien. ½ Tasse Wasser zum Kochen bringen, in die Gelatinemischung gießen und rühren, bis sich die Gelatine vollkommen aufgelöst hat. Beiseite stellen.

Eine etwa 1 l fassende Form dünn mit Öl ausstreichen, ebenfalls beiseite stellen. Die Frühlingszwiebeln im Mixer sehr fein zerkleinern. Lachs (mit kleinen Gräten), Bohnen, Tomatenmark, Meerrettich und Pfefferkörner hinzufügen und 1 Minute pürieren oder bis eine glatte Masse entstanden ist. Gelatine, Sahnejoghurt, fettarmen Joghurt und Zitronensaft dazugeben. Noch einmal durchrühren, bis alles gut vermischt ist. Die Masse in die Form füllen und für etwa 4 Stunden oder bis die Mousse fest ist, in den Kühlschrank stellen.

Die Form auf eine Platte stürzen, eventuell vor dem Abnehmen kurz ein feuchtes, heißes Küchenhandtuch darumlegen, damit die Mousse sich leichter herauslöst. Die Mousse rundherum mit Salat, Spinat und Spargel garnieren und mit dem Brot servieren. Ergibt 6 Portionen

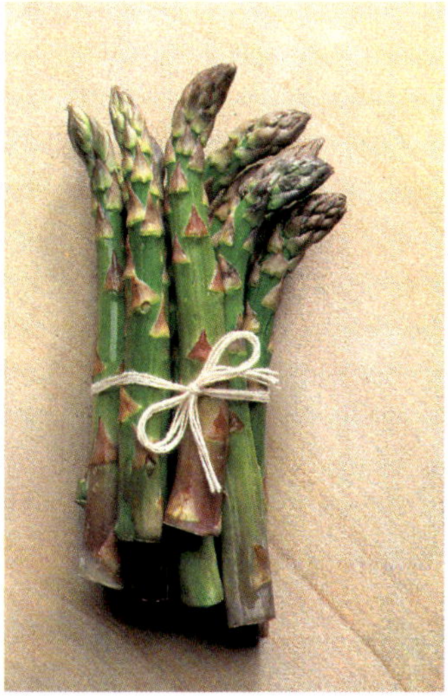

| KCAL/KJ pro Portion | 375/1575 |
|---|---|
| 44 % Kohlenhydrate | 41 g |
| 27 % Protein | 26 g |
| 29 % Fett | 12 g |
| KALZIUM | 255 mg |
| EISEN | 3 mg |
| NATRIUM | 775 mg |

# SALAT VON AUGENBOHNEN UND LINSEN

*Hülsenfrüchte enthalten sämtliche Vitamine*

**75 g getrocknete Augenbohnen, über Nacht eingeweicht und abgetropft**
**100 g getrocknete Linsen**
**etwa ½ Teelöffel Salz**
**125 g Zwiebeln, feingehackt**
**4 Eßlöffel gehackte frische Petersilie**
**1½ Teelöffel frisch gepreßter Zitronensaft**
**1 Teelöffel Dijon-Senf**
**1 Knoblauchzehe, zerdrückt**
**½ Teelöffel getrockneter Thymian**
**1 Messerspitze frisch gemahler schwarzer Pfeffer**
**1 Teelöffel kaltgepreßtes Olivenöl**
**2 Eßlöffel salzarme Hühnerbrühe**

Bohnen und Linsen in einen mittelgroßen Topf geben und 5 cm hoch mit kaltem Wasser bedecken. Bei mittlerer Temperatur zum Kochen bringen und ½ Teelöffel Salz hineinrühren. Auf schwache Hitze herunterschalten und die Hülsenfrüchte zugedeckt in 20 Minuten weichkochen. Falls notwendig, Wasser nachfüllen.

Bohnen und Linsen abtropfen lassen und in eine Schüssel geben. Gehackte Zwiebeln und Petersilie hineinrühren. Für die Salatsauce in einer kleinen Schüssel Zitronensaft, Senf, Knoblauch, Thymian, Pfeffer und das restliche Salz vermischen. Mit dem Schneebesen langsam das Öl unterschlagen, dann unter ständigem Rühren die Brühe hinzufügen. Die Sauce über die warmen Hülsenfrüchte gießen und alles gut vermischen. Ergibt 6 Portionen

| KCAL/KJ pro Portion | 115/485 |
|---|---|
| 66 % Kohlenhydrate | 20 g |
| 25 % Protein | 7 g |
| 9 % Fett | 1 g |
| KALZIUM | 35 mg |
| EISEN | 2 mg |
| NATRIUM | 270 mg |

# NUDEL-GEMÜSE-SALAT

| | |
|---|---|
| KCAL/KJ pro Portion | 240/1010 |
| 65 % Kohlenhydrate | 40 g |
| 16 % Protein | 10 g |
| 19 % Fett | 5 g |
| KALZIUM | 95 mg |
| EISEN | 4 mg |
| NATRIUM | 285 mg |

*Dieses Gericht liefert Eisen und mehr als 100 Prozent des Tagesbedarfs an Vitamin C, das die Resorption von Eisen unterstützt.*

**175 g Spargel, geschält und in Stücke geschnitten**
**125 g grüne Bohnen, gewaschen, geputzt und in Stücke geschnitten**
**600 g Brokkoliröschen**
**125 g Mangold, geputzt und grobgehackt**
**1 Bund Brunnenkresse, geputzt und grobgehackt**
**1 Bund Rauke, geputzt und grobgehackt**
**250 g Penne (oder andere Hohlnudeln)**
**125 g Frühlingszwiebeln, grobgehackt**
**150 g Tiefkühl-Erbsen, aufgetaut**
**1 rote Paprikaschote (etwa 125 g), in große Würfel geschnitten**
**4 Eßlöffel Rotweinessig, vorzugsweise Balsamessig**
**2 Eßlöffel kaltgepreßtes Olivenöl**
**½ Teelöffel getrocknete und zerstoßene rote Chillies**
**½ Teelöffel Salz**

Einen großen Topf mit reichlich Wasser zum Kochen bringen. Spargel, Bohnen und Brokkoli zusammen 3 Minuten im kochenden Wasser blanchieren. Die Gemüse mit einem Schaumlöffel in einen Durchschlag heben, unter fließendem kaltem Wasser abkühlen, abtropfen lassen und in eine große Schüssel füllen. Im gleichen Wasser Mangold, Brunnenkresse und Rauke zusammen 1 Minute blanchieren, in einen Durchschlag geben, unter kaltem Wasser abschrecken und abtropfen lassen. Zu den anderen Gemüsen in die Schüssel geben.

Frisches Wasser in den Topf füllen und zum Kochen bringen. Die Penne nach der Packungsanweisung *al dente* garen. Abgießen, abschrecken und abtropfen lassen. Dann die Nudeln zu dem blanchierten Gemüse geben, die Zutaten für die Salatsauce gut vermischen und mit dem Salat vermengen. Leicht temperiert oder gekühlt servieren.

Ergibt 6 Portionen

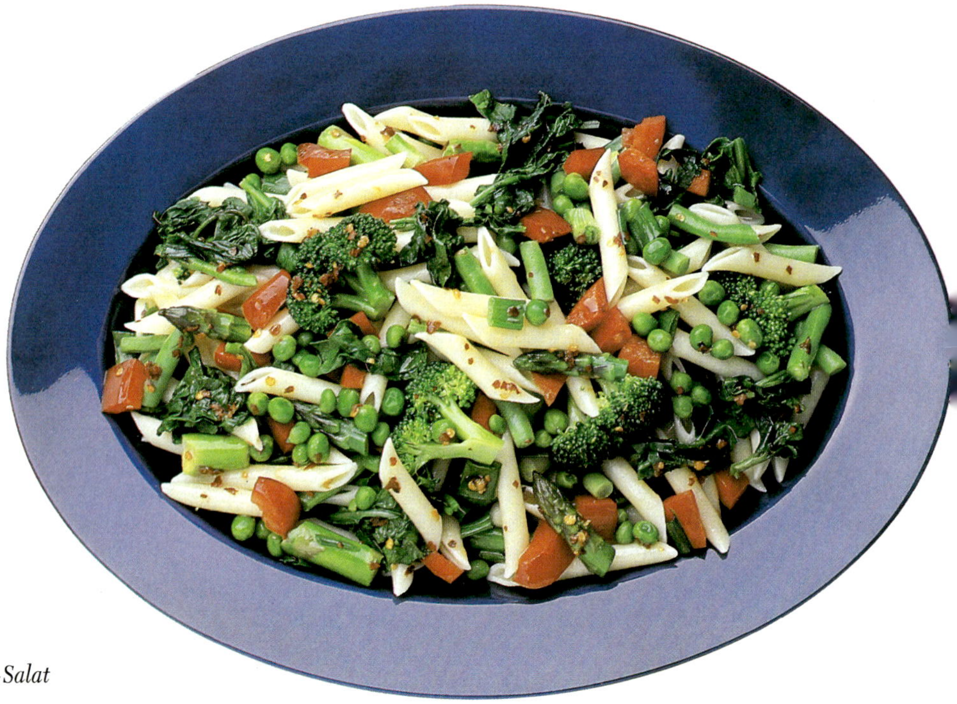

*Nudel-Gemüse-Salat*

## BORSCHTSCH

*Vitamin $B_{12}$, das sich auch in Hühnermägen findet, ist für die Bildung roter Blutkörperchen erforderlich. Dieses Vitamin kommt nur in Nahrungsmitteln tierischen Ursprungs vor.*

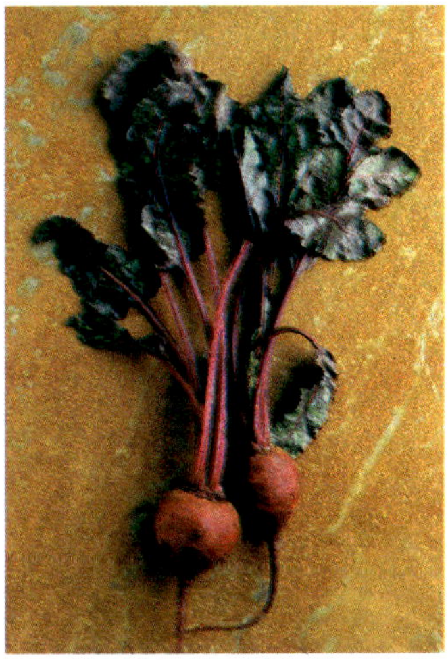

**1 Eßlöffel Erdnußöl**
**350 g Zwiebeln, grobgehackt**
**100 g Bleichsellerie, in große Würfel geschnitten**
**5 mittelgroße Hühnermägen (etwa 125 g), in dünne Scheiben geschnitten**
**6 mittelgroße rote Rüben, geschält und grobgeraspelt**
**1 Tasse salzarme Hühnerbrühe**
**4 Speisekartoffeln (je etwa 150 g), geschält**
**2 Eßlöffel gehackter frischer Dill**
**1 Teelöffel Salz**
**¼ Teelöffel schwarzer Pfeffer**
**4 Eßlöffel Sauerrahm**

Das Öl in einem mittelgroßen Topf bei mittlerer Temperatur erhitzen. Gehackte Zwiebeln, Bleichselleriewürfel und Hühnermägen hineingeben und unter gelegentlichem Rühren etwa 10 Minuten oder bis die Gemüse weich sind, sautieren. Die geraspelten roten Rüben und die Brühe hineinrühren und zum Kochen bringen. Auf schwache Hitze herunterschalten, den Deckel auflegen und den Topfinhalt 1 Stunde oder bis die Hühnermägen weich sind, simmern lassen. In der Zwischenzeit die Kartoffeln in einem großen Topf mit kaltem Wasser bedecken und zum Kochen bringen. Die Kartoffeln in etwa 30 Minuten weichkochen. Abgießen und beiseite stellen.

Dill, Salz und Pfeffer in die Suppe geben und weitere 5 Minuten simmern lassen. Die Kartoffeln auf vier Suppenschalen verteilen, den Borschtsch darüberschöpfen und einen Eßlöffel Sauerrahm daraufgeben. Ergibt 4 Portionen

| | |
|---|---|
| KCAL/KJ pro Portion | 270/1135 |
| 48 % Kohlenhydrate | 27 g |
| 20 % Protein | 11 g |
| 32 % Fett | 8 g |
| KALZIUM | 91 mg |
| EISEN | 4 mg |
| NATRIUM | 715 mg |

## CHAMPIGNON-BLUMENKOHL-SALAT

*Neben B-Vitaminen enthält dieser Salat größere Mengen an Beta-Karotin, eine Substanz, die der Körper in Vitamin A umwandelt.*

**4 Eßlöffel Branntweinessig**
**4 Eßlöffel Weißwein oder Apfelsaft**
**2 Teelöffel kaltgepreßtes Olivenöl**
**1 Eßlöffel brauner Zucker**
**1 Knoblauchzehe, zerdrückt**
**½ Teelöffel Kümmel**
**¼ Teelöffel zerstoßene schwarze Pfefferkörner**
**¼ Teelöffel Salz**
**¼ Teelöffel getrockneter Estragon**
**300 g Blumenkohlröschen**
**175 g kleine Champignons, geputzt**
**60 g Frühlingszwiebellauch, in Röllchen geschnitten**
**½ rote Paprikaschote (75 g), in große Würfel geschnitten**

Zur Herstellung der Marinade Essig, Wein, Öl, Zucker, Knoblauch, Kümmel, zerstoßene Pfefferkörner, Salz und Estragon in einer Schüssel vermischen und beiseite stellen. In einem großen Topf 2 l Wasser zum Kochen bringen. Die Blumenkohlröschen hineingeben und in etwa 8 Minuten weichgaren. Dann mit einem Schaumlöffel in die Marinade heben und darin wenden. Die Champignons 1 Minute im kochenden Wasser blanchieren, abtropfen lassen und ebenfalls in die Marinade geben. Den Lauch und die Paprikawürfel hinzufügen und alles gut vermischen. Die Schüssel abdecken und für mindestens 6 Stunden in den Kühlschrank stellen. Ergibt 4 Portionen

Anmerkung: Je länger dieser Salat ziehen kann, um so besser schmeckt er. Deshalb sollte man ihn frühzeitig zubereiten und zugedeckt kalt stellen.

| | |
|---|---|
| KCAL/KJ pro Portion | 85/355 |
| 59 % Kohlenhydrate | 14 g |
| 15 % Protein | 4 g |
| 26 % Fett | 3 g |
| KALZIUM | 43 mg |
| EISEN | 2 mg |
| NATRIUM | 160 mg |

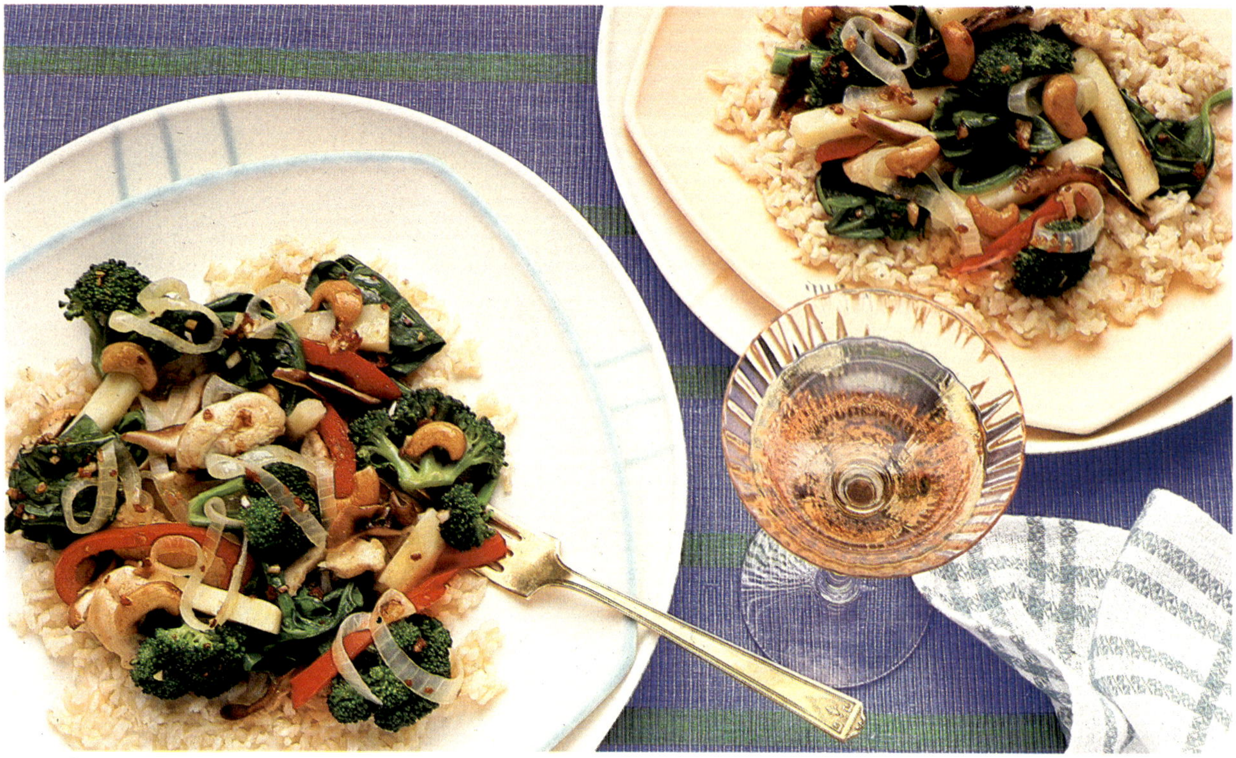

*Kurzgebratene Hühnerbrust mit Gemüse*

# Abendessen

## KURZGEBRATENE HÜHNERBRUST MIT GEMÜSE

*Der für dieses Gericht verwendete Naturreis enthält mehr Ballaststoffe und Vitamin E als polierter weißer Reis.*

250 g Naturreis
1 Eßlöffel und 1 Teelöffel dunkles Sesamöl
350 g Brokkoliröschen
175 g Pastinaken, in 5 cm lange Stifte geschnitten
1 mittelgroße Zwiebel, in Scheiben geschnitten
½ rote Paprikaschote, in schmale Streifen geschnitten
1½ Teelöffel geriebene frische Ingwerwurzel
1½ Teelöffel zerdrückter Knoblauch
1 Teelöffel getrocknete, zerstoßene rote Chillies
300 g enthäutete und entbeinte Hühnerbrust, quer zur Faser in schmale Streifen geschnitten
250 g Spinatblätter
150 g frische Shiitake-Pilze oder Champignons, geputzt und in Scheiben geschnitten
30 g geröstete Cashew-Nüsse
2 Eßlöffel japanischer Reisweinessig
1½ Teelöffel salzarme Sojasauce
¼ Teelöffel Salz

| | |
|---|---|
| KCAL/KJ pro Portion | 475/1995 |
| 56 % Kohlenhydrate | 68 g |
| 23 % Protein | 28 g |
| 21 % Fett | 11 g |
| KALZIUM | 152 mg |
| EISEN | 5 mg |
| NATRIUM | 340 mg |

In einem mittelgroßen Topf reichlich 3 Tassen Wasser zum Kochen bringen. Den Reis hineingeben, den Deckel auflegen und auf schwache Hitze reduzieren. Den Reis 40 Minuten garen – oder bis er weich ist und das Wasser vollkommen aufgenommen hat. Von der Kochstelle nehmen und beiseite stellen.

In einer großen Pfanne oder einem Wok 1 Eßlöffel Öl bei hoher Temperatur zum Sieden bringen. Brokkoli, Pastinaken, Zwiebeln und Paprika hineingeben und

2 Minuten unter Rühren braten. Dann Ingwer, Knoblauch und Chillies hinzufügen und alles noch einmal 2 Minuten unter Rühren braten. Die Gemüse mit einem Schaumlöffel in eine große Schüssel heben und beiseite stellen. Das restliche Öl in den Wok oder die Pfanne gießen. Die Hühnerfleischstreifen 1½ Minuten unter Rühren darin braten, dabei voneinander trennen. Die gegarten Gemüse wieder in die Pfanne geben und Spinat, Shiitake-Pilze und Cashew-Nüsse hinzufügen. Essig, Sojasauce und Salz dazugeben und den Pfanneninhalt noch einmal 2 Minuten unter Rühren braten, bis die Pilze gerade gar sind und der Spinat zusammengefallen ist. Den Reis auf vier Teller verteilen und die Fleisch-Gemüse-Mischung darauf verteilen. Ergibt 4 Portionen

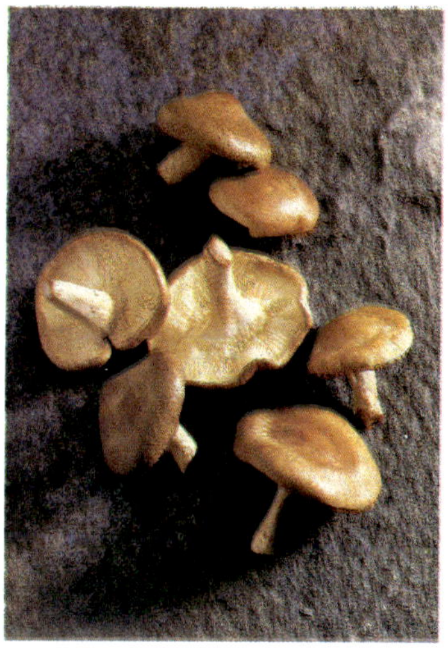

## KALBSBRIES MIT BATATEN

*Kalbsbries enthält reichlich B-Vitamine und Eisen, ist aber auch recht cholesterinreich. Hier wird das Cholesterin niedrig gehalten, indem für das Gericht nur wenig Kalbsbries, dafür aber sehr viel Gemüse verwendet wird.*

**300 g Kalbsbries**
**½ kleine ungespritzte Zitrone**
**500 g Bataten**
**2 Teelöffel kaltgepreßtes Olivenöl**
**2 Teelöffel Maisstärke**
**2 Eßlöffel Sherry, medium dry**
**¾ Tasse salzarme Rinderbrühe**
**175 g Champignons, in Scheiben geschnitten**
**8 entsteinte Backpflaumen, halbiert**
**Frisch gemahlener schwarzer Pfeffer**
**4 Eßlöffel in dünne Scheiben geschnittene Frühlingszwiebeln**

Das Kalbsbries in einer Schüssel mit kaltem Wasser bedecken und für 2 bis 3 Stunden in den Kühlschrank stellen; das Wasser zwischendurch einmal erneuern. Das Bries abtropfen lassen und waschen, dann in einen großen, säurebeständigen Topf legen. Mit kaltem Wasser bedecken und die Zitronenhälfte dazugeben. Das Wasser bei mittelschwacher Hitze zum Kochen bringen und 5 Minuten leise kochen lassen. Das Kalbsbries herausnehmen und waschen, anschließend die harte Außenhaut entfernen. Das Bries auf einen Teller legen, einen zweiten Teller daraufsetzen und mit einem Gewicht beschweren. Für mindestens 4 Stunden oder über Nacht in den Kühlschrank stellen. (Dadurch wird das Bries fest und zerfällt beim Braten nicht.)

Einen großen Topf mit Wasser zum Kochen bringen. In der Zwischenzeit die Bataten unter fließendem Wasser bürsten und in etwa 35 Minuten im kochenden Wasser weichgaren. Währenddessen den Backofen auf 140° C (Gasherd niedrigste Stufe) vorheizen. Die gegarten und abgetropften Bataten in Folie wickeln und zum Warmhalten in den Backofen legen.

Das Kalbsbries längs in etwa ½ cm dicke Scheiben schneiden. In einer großen, beschichteten Pfanne bei mittlerer Hitze 1 Teelöffel Öl erhitzen. Die Hälfte des Bries 2 Minuten oder bis es goldbraun ist, sautieren, dann auf eine ofenfeste Platte heben. Das restliche Öl in die Pfanne gießen, das verbliebene Bries braten und ebenfalls auf die Platte legen. Auf der Platte befindlichen Saft wieder zurück in die Pfanne gießen. Die Platte mit Folie abdecken und das Bries zum Warmhalten in den Backofen schieben.

Für die Sauce in einer kleinen Schüssel Maisstärke und Sherry verrühren und beiseite stellen. Brühe, Champignons, Backpflaumen und Pfeffer nach Geschmack in die Pfanne geben, bei mittlerer Hitze zum Kochen bringen und 5 Minuten garen. Die angerührte Maisstärke und die Frühlingszwiebeln dazugeben und die Sauce noch einmal 2 Minuten durchkochen. In der Zwischenzeit die Bataten längs in Scheiben schneiden. Bataten- und Briesscheiben auf vier Teller schichten und über jede Portion etwas Sauce ziehen. Ergibt 4 Portionen

| | |
|---|---|
| KCAL/KJ pro Portion | 235/985 |
| 59 % Kohlenhydrate | 36 g |
| 25 % Protein | 15 g |
| 16 % Fett | 4 g |
| KALZIUM | 48 mg |
| EISEN | 3 mg |
| NATRIUM | 83 mg |

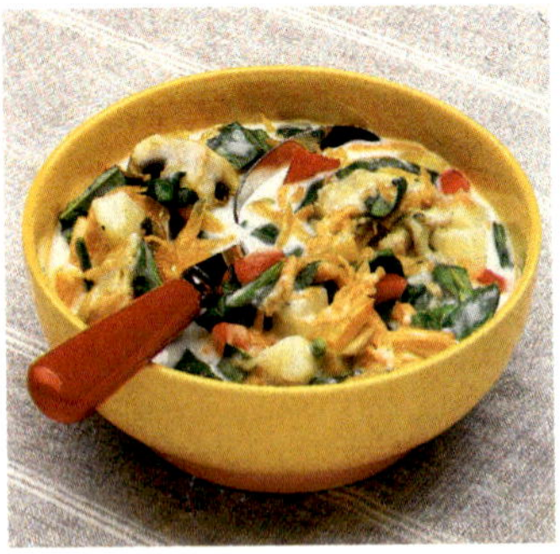

## AUSTERNTOPF

*Austern enthalten beachtliche Mengen an Niacin, das notwendig für die Gesunderhaltung der Haut ist.*

**1 Eßlöffel Pflanzenöl**
**3 Eßlöffel Mehl**
**2 Tassen fettarme Milch**
**350 g Kartoffeln, in Würfel geschnitten**
**1 Tasse salzarme Hühnerbrühe**
**165 g Möhren, geraspelt**
**je 1 rote und gelbe Paprikaschote (je etwa 125 g), in Würfel geschnitten**
**75 g Champignonhüte, blättrig geschnitten**
**4 Eßlöffel in dünne Scheiben geschnittene Frühlingszwiebeln**
**4 Eßlöffel feingehackte Schalotten**
**12 kleine frische Austern, aus der Schale genommen, Saft aufbewahrt**
**2 Eßlöffel gehackte frische Petersilie**
**1 Teelöffel Worcestershiresauce**
**1 Teelöffel abgeriebene Schale von 1 ungespritzten Zitrone**
**½ Teelöffel Salz**
**1 Spritzer Tabascosauce**
**75 g Spinatblätter, grobgehackt**

Das Öl in einer mittelgroßen, schweren Schmorpfanne bei mittlerer Temperatur erhitzen. Das Mehl hinzufügen und unter Rühren 3 Minuten anschwitzen. (Die Mischung sollte trocken, aber nicht braun sein.) Die Milch in drei Portionen langsam hineingießen und jeweils mit dem Schneebesen glattrühren. Kartoffelwürfel und ½ Tasse Brühe hinzufügen, auf schwache Hitze herunterschalten und die Kartoffeln in 20 Minuten weichgaren.

In der Zwischenzeit die restliche Brühe in eine mittelgroße Pfanne geben und Möhren, Paprika, Champignons, Frühlingszwiebeln und Schalotten bei mittlerer Hitze etwa 5 Minuten oder bis die Gemüse leicht zusammengefallen sind, garen. Die Austern mit dem Saft hinzufügen und garen, bis sie fest sind und gekräuselte Ränder haben. Den Pfanneninhalt in den Schmortopf füllen. Petersilie, Worcestershiresauce, Zitronenschale, Salz und Tabascosauce unterrühren. Den Spinat untermischen und das Gericht sofort servieren. Ergibt 4 Portionen

| KCAL/KJ pro Portion | 230/965 |
|---|---|
| 63 % Kohlenhydrate | 37 g |
| 19 % Protein | 11 g |
| 18 % Fett | 5 g |
| KALZIUM | 220 mg |
| EISEN | 5 mg |
| NATRIUM | 425 mg |

## WEISSE BOHNEN NACH BOSTONER ART

*Der tägliche Eisenbedarf einer Frau wird durch eine Portion dieses Gerichts vollständig gedeckt.*

**500 g getrocknete weiße Bohnen**
**250 g Zwiebeln, feingehackt**
**175 g Melasse**
**4 Eßlöffel reiner Ahornsirup**
**2 Teelöffel Senfpulver**
**1 Teelöffel Tomatenmark**
**1 Scheibe Frühstücksspeck**
**250 Gramm Schweinefilet, paniert**
**Gedämpftes Brot (siehe nachfolgendes Rezept)**

Die Bohnen in kaltem Wasser waschen, dann mit 1 l kaltem Wasser in eine Schüssel geben und über Nacht einweichen. Um die Einweichzeit abzukürzen, kann man auch Bohnen und Wasser in einem mittelgroßen Topf zum Kochen bringen und 2 Minuten simmern lassen. Dann den Deckel auflegen und den Topf 2 Stunden beiseite stellen.

Das Weichwasser abgießen, 1 l frisches Wasser einfüllen und bei niedriger Temperatur erhitzen, bis es leise kocht. Die Bohnen zugedeckt in 1¼ bis 1½

| KCAL/KJ pro Portion mit Brot | 755/3171 |
|---|---|
| 69 % Kohlenhydrate | 135 g |
| 20 % Protein | 37 g |
| 11 % Fett | 10 g |
| KALZIUM | 590 mg |
| EISEN | 18 mg |
| NATRIUM | 305 mg |

Stunden weichgaren. Sie dürfen keinesfalls sprudelnd kochen, weil sie sonst splittern oder zerfallen. Den Backofen auf 160° C (Gasherd Stufe 2) vorheizen. Die Bohnen abtropfen lassen, die Garflüssigkeit aufbewahren. Die Bohnen in einen ofenfesten, 2 l fassenden Schmortopf mit Deckel füllen. In einer mittelgroßen Schüssel die gehackten Zwiebeln mit Melasse, Ahornsirup, Senf und Tomatenmark verrühren. Die Mischung über die Bohnen gießen und vorsichtig untermischen. Den Speck zwischen die Bohnen verteilen, den Schmortopf fest mit Alufolie abdecken und den Deckel auflegen. Die Bohnen 2 Stunden im Backofen garen, dabei im Abstand von 45 Minuten umrühren. Falls notwendig, etwas von der aufbewahrten Garflüssigkeit dazugießen. Anschließend das Schweinefleisch hinzufügen und die Bohnen noch einmal 2 Stunden garen. Das Gericht mit gedämpftem Brot servieren.

Ergibt 4 Portionen

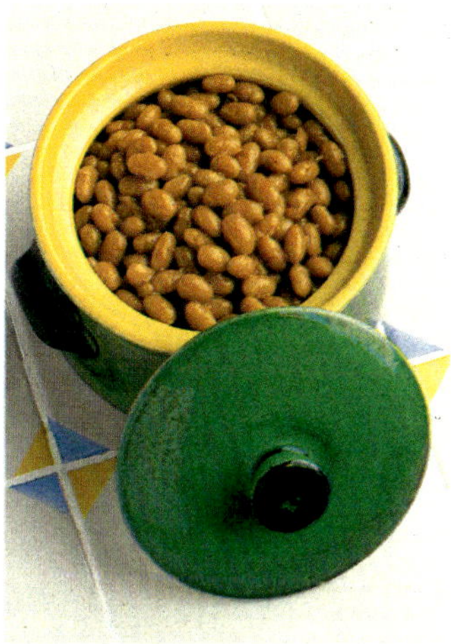

## GEDÄMPFTES BROT

*Übriggebliebenes dunkles Brot (dieses Rezept ergibt drei Laibe) eignet sich gut als kohlenhydratreicher Imbiß vor sportlicher Betätigung, denn da es wenig Fett enthält, kann das Brot rasch verdaut werden.*

**75 g Rosinen**
**60 g Vollkornmehl**
**1 Tasse fettarme Milch**
**175 g Melasse**
**4 Eßlöffel Honig**
**1 Eßlöffel Branntweinessig**
**1 Teelöffel abgeriebene Schale von 1 ungespritzten Orange**
**90 g Maisschrot**
**45 g Roggenmehl**
**2 Teelöffel Natron**

Den Backofen auf 160° C (Gasherd Stufe 1–2) vorheizen. Drei runde ½ l fassende Kastenformen dünn mit Öl ausstreichen. Die Rosinen in eine Schüssel geben, mit kochendem Wasser bedecken und 15 Minuten quellen lassen. Nach dem Abtropfen trockentupfen, in 1 Eßlöffel Vollkornmehl wälzen und beiseite stellen.

In einer mittelgroßen Schüssel Milch, Melasse, Honig, Essig und die abgeriebene Orangenschale verquirlen, dann ebenfalls beiseite stellen. In einer großen Schüssel das restliche Vollkornmehl mit dem Maisschrot, Roggenmehl und Natron vermischen und in die Mitte eine Mulde eindrücken. Die Milchmischung hineingießen und gut verrühren, dann einen glatten Teig herstellen. Die Rosinen untermischen. Den Teig in die Formen schöpfen, die zu zwei Dritteln gefüllt sein sollten. Einzeln mit extrastarker Alufolie abdecken, die rund um den Rand fest angedrückt und mit Schnur befestigt wird. Die Formen in einen großen Bräter oder Schmortopf setzen und diesen 5 cm hoch mit kochendem Wasser füllen. Den Deckel auflegen (oder Folie verwenden) und das Brot 3 Stunden backen.

Mit einem Messer die Brote vom Rand der Formen lösen, dann die Laibe auf ein Backblech legen und noch einmal etwa 10 Minuten backen oder bis die Kruste trocken ist. Ergibt drei Brote von je 275 Gramm und pro Laib 4 Portionen.

Anmerkung: Die Brote können auch auf dem Herd gedämpft werden. Einen Drahtrost oder Dreifuß in einen großen Topf setzen und die Formen darauf stellen. 5 cm hoch kochendes Wasser einfüllen und den Deckel fest auflegen. Das Brot bei schwacher Hitze 3 Stunden dämpfen. Gegebenenfalls kochendes Wasser nachfüllen, so daß der Wasserstand im Topf nicht absinkt. Das Brot läßt sich gut einfrieren. Man kann es zum Frühstück toasten und mit Quark bestreichen oder mit Fruchtsalat oder Joghurt als Dessert servieren.

| KCAL/KJ pro ¼ Laib | 145/610 |
|---|---|
| 87 % Kohlenhydrate | 32 g |
| 7 % Protein | 3 g |
| 6 % Fett | 1 g |
| KALZIUM | 125 mg |
| EISEN | 3 mg |
| NATRIUM | 160 mg |

# Snacks

## FRUCHTIGE HAFERKEKSE

*Der Sesam in diesen Keksen enthält Thiamin, Niacin und Vitamin $B_6$ sowie Magnesium, einen für die Muskelkontraktion wichtigen Mineralstoff.*

| | |
|---|---|
| KCAL/KJ pro Keks | 65/275 |
| 52 % Kohlenhydrate | 9 g |
| 10 % Protein | 2 g |
| 38 % Fett | 3 g |
| KALZIUM | 23 mg |
| EISEN | 1 mg |
| NATRIUM | 53 mg |

125 g Vollkornhaferflocken
60 g Vollkornmehl
45 g geröstete Weizenkeime
60 g Sesam
75 g Korinthen
45 g Datteln, gehackt
1 Teelöffel Backpulver
½ Teelöffel Salz
60 g Diätmargarine
100 g brauner Zucker
1 großes Ei
1 Teelöffel Vanilleextrakt
1 Teelöffel abgeriebene ungespritzte Zitronenschale

Den Backofen auf 190° C (Gasherd Stufe 3) vorheizen. In einer mittelgroßen Schüssel Haferflocken, Mehl, Weizenkeime, Sesam, Korinthen, gehackte Datteln, Backpulver und Salz gut vermischen. In einer großen Schüssel Margarine

*Studentenfutter und fruchtige Haferkekse*

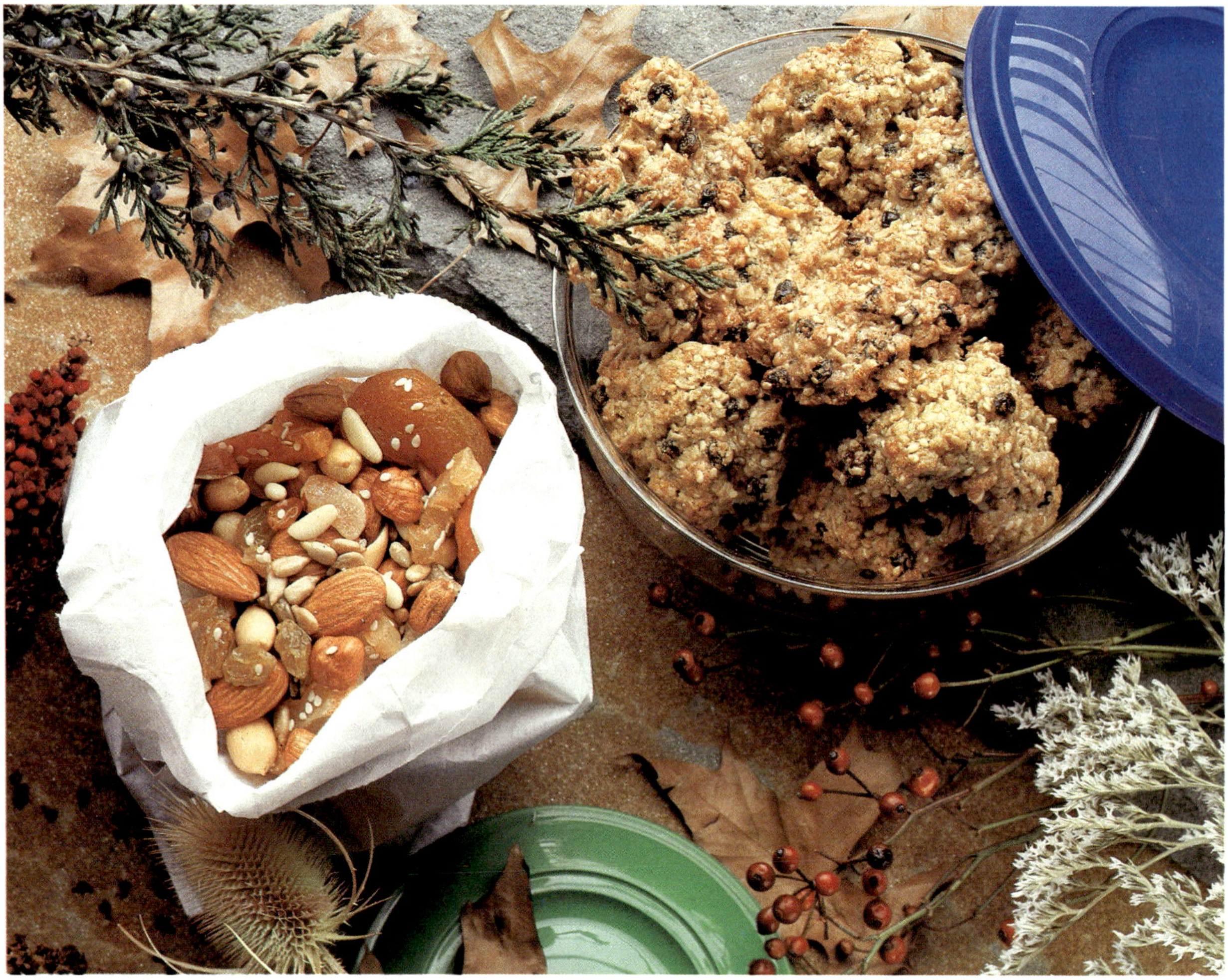

und Zucker schaumig schlagen, das Ei dazugeben und gut unterrühren. Vanilleextrakt und abgeriebene Zitronenschale, dann die trockenen Zutaten untermischen. Sollte der Teig so trocken sein, daß er nicht vom Löffel tropft, 1 bis 2 Eßlöffel Wasser hinzufügen.

Den Teig eßlöffelweise auf beschichtete Backbleche tropfen und leicht abflachen. (Die Kekse können recht dicht gesetzt werden, da sie kaum aufgehen.) 10 bis 12 Minuten – oder bis sie goldgelb sind – backen. Etwa 3 Minuten auf den Blechen abkühlen lassen, dann mit einem Wender zum vollständigen Auskühlen vorsichtig auf Kuchengitter heben. Ergibt 3 Dutzend Kekse

## STUDENTENFUTTER

*Eine Knabbermischung aus Früchten und Nüssen, die – wie hier – ohne Öl und Zucker hergestellt wird, enthält weniger Fett und mehr Ballaststoffe als die meisten Schokoladen- oder Müsliriegel.*

| | |
|---|---|
| KCAL/KJ pro 30 g | 150/630 |
| 61 % Kohlenhydrate | 25 g |
| 9 % Protein | 4 g |
| 30 % Fett | 6 g |
| KALZIUM | 37 mg |
| EISEN | 2 mg |
| NATRIUM | 5 mg |

**325 g Sultaninen**
**250 g ungeschwefelte Trockenaprikosen**
**je 250 g getrocknete Pfirsiche und Birnen, in dünne Streifen geschnitten**
**90 g Erdnüsse**
**100 g ganze unblanchierte Mandeln**
**100 Gramm kandierter Ingwer, in dünne Streifen geschnitten**
**60 g Haselnüsse**
**75 g Sonnenblumenkerne**
**25 g Pinienkerne**
**2 Eßlöffel Sesamsamen**

Alle Zutaten in einer großen Schüssel vermischen. Die Mischung in ein verschließbares Glas oder eine Plastiktüte füllen und im Kühlschrank aufbewahren.

Ergibt etwa 1,3 kg

## WALNUSS-FRÜCHTE-ROLLE

*In diesem Rezept enthalten sowohl Weizenkeime als auch Rosinen Vitamin $B_{12}$, das lebenswichtig für das Funktionieren des Immunsystems ist.*

**75 g Rosinen**
**60 g ungeschwefelte Trockenaprikosen**
**45 g Weizenkeime**
**30 g Walnußstücke**
**1 Teelöffel Rum**

Alle Zutaten in die Küchenmaschine oder den Mixer geben und das Gerät 30 bis 45 Sekunden – oder bis die Masse grobkörnig zerkleinert ist – laufen lassen. Auf einem Stück Klarsichtfolie zu einer festen, etwa 15 cm langen und 4 cm dicken Rolle formen und in ein zweites Stück Klarsichtfolie einwickeln. Über Nacht in den Kühlschrank legen. (Nach einigen Tagen schmeckt die Früchterolle noch besser.) Zum Verzehr die Rolle in zwölf Scheiben schneiden. Ergibt 12 Portionen

| | |
|---|---|
| KCAL/KJ pro Scheibe | 65/275 |
| 62 % Kohlenhydrate | 11 g |
| 12 % Protein | 2 g |
| 26 % Fett | 2 g |
| KALZIUM | 10 mg |
| EISEN | 1 mg |
| NATRIUM | 2 mg |

Anmerkung: Wenn die Rolle für Kinder gedacht ist, kann Vanilleextrakt statt Rum verwendet werden.

## PASTETE VON BUCHWEIZEN UND CHAMPIGNONS

*Buchweizengrütze deckt mehr als ein Fünftel des täglichen Riboflavinbedarfs. Untersuchungen haben gezeigt, daß Frauen, die Schlankheitskuren machen, oft nicht genügend Riboflavin zu sich nehmen.*

**200 g Buchweizengrütze (mittelgrob)**
**1 Eßlöffel und 1 Teelöffel Erdnußöl**
**2 mittelgroße ganze Möhren sowie 125 g geraspelte Möhren**
**175 g Champignons, blättrig geschnitten**
**250 g Zwiebeln, feingehackt**
**250 g ganze Spinatblätter, gewaschen, aber nicht trockengetupft**
**4 Eßlöffel Weizenkeime**
**4 Eßlöffel Dijon-Senf**
**4 große Eiweiß**
**1 Teelöffel Salz**
**½ Teelöffel getrockneter Rosmarin, zerrieben**
**½ Teelöffel getrockneter Thymian, zerkrümelt**
**¼ Teelöffel frisch gemahlener schwarzer Pfeffer**

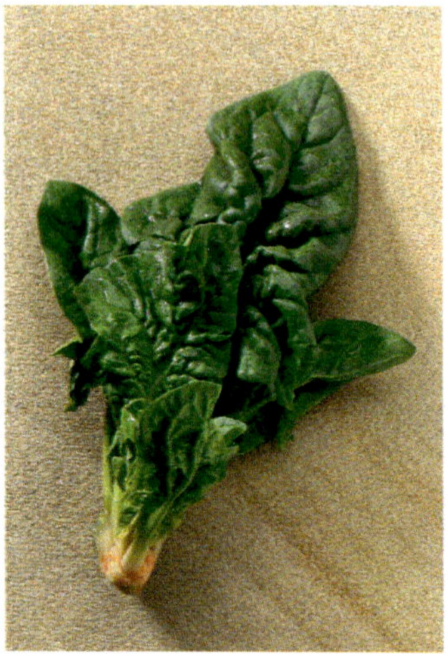

In einem kleinen Topf 2 Tassen Wasser zum Kochen bringen. Die Buchweizengrütze hineinrühren, auf schwache Hitze herunterschalten, den Deckel auflegen und die Grütze 8 bis 10 Minuten simmern lassen oder bis sie locker ist und das Wasser aufgenommen hat. Zugedeckt beiseite stellen. Eine etwa 22 × 10 cm große Kastenform aus Glas mit 1 Teelöffel Öl auspinseln und beiseite stellen.

Einen großen Topf zur Hälfte mit Wasser füllen. Die ganzen Möhren hineingeben, das Wasser zum Simmern bringen und die Möhren in 20 Minuten weichgaren. Abtropfen lassen und unter fließendem kaltem Wasser abschrecken. Das restliche Öl bei mittlerer Temperatur in einer großen, beschichteten Pfanne erhitzen. Die Pilzscheiben mit den gehackten Zwiebeln und den geraspelten Möhren hineinrühren und zugedeckt etwa 5 Minuten – oder bis die Champignons Wasser ziehen – garen. Den Deckel abnehmen, auf schwache Hitze herunterschalten und die Gemüse unter Rühren weitere 10 Minuten garen – oder bis sie weich sind und die Flüssigkeit vollständig verdampft ist. Den Pfanneninhalt in eine große Schüssel füllen und beiseite stellen.

Die Pfanne mit Küchenkrepp auswischen. Den Spinat in die Pfanne geben und mit aufgelegtem Deckel bei schwacher Hitze etwa 3 Minuten – oder bis er gerade zusammengefallen ist – dünsten. Dann beiseite stellen.

Den Backofen auf 180° C (Gasherd Stufe 2–3) vorheizen. Die Grütze mit einer Gabel auflockern und in die Gemüsemischung rühren. Weizenkeime, 1 Eßlöffel Senf, Eiweiß, Salz, Rosmarin, Thymian und Pfeffer dazugeben und vermischen.

Die Kastenform so mit Spinatblättern auslegen, daß sie schuppenförmig überlappen und oben 5 cm über den Rand hängen. Die Hälfte der Grütze in die Form füllen, dann die ganzen Möhren längs im Abstand von jeweils etwa 2 cm darauflegen. Die restliche Masse einfüllen und die Spinatblätter darüberfalten. Die Pâté mit Alufolie abdecken, diese mehrmals mit einer Gabel einstechen und die Form in einen großen Bräter setzen. Gut 1 cm hoch heißes Wasser in den Bräter gießen und für 1½ Stunden in den Backofen schieben.

Die Pastete 30 Minuten auf einem Kuchengitter abkühlen lassen, dann über Nacht in den Kühlschrank stellen. Auf eine Platte stürzen und mit einem scharfen Messer in 16 Scheiben schneiden. Mit dem restlichen Senf servieren.

Ergibt 16 Portionen

| KCAL/KJ pro Scheibe | 60/250 |
|---|---|
| 57 % Kohlenhydrate | 9 g |
| 18 % Protein | 3 g |
| 25 % Fett | 2 g |
| KALZIUM | 34 mg |
| EISEN | 1 mg |
| NATRIUM | 280 mg |

# KICHERERBSEN-DIP MIT ROHEM GEMÜSE

*Dieses Rezept deckt den täglichen Eisenbedarf einer Frau zu mehr als 10 Prozent und liefert über die Hälfte des Tagesbedarfs an Vitamin C.*

| KCAL/KJ pro Portion | 135/565 |
|---|---|
| 47 % Kohlenhydrate | 18 g |
| 20 % Protein | 8 g |
| 33 % Fett | 6 g |
| KALZIUM | 118 mg |
| EISEN | 2 mg |
| NATRIUM | 147 mg |

1 Knoblauchzehe, blanchiert und abgezogen (Anleitung S. 127)
1 Eßlöffel gehackte Frühlingszwiebeln
150 g Kichererbsen aus dem Glas, gewaschen und abgetropft
125 g fettarmer Ricotta-Käse
2 Teelöffel Curry
½ Teelöffel brauner Zucker
¼ Teelöffel Worcestershiresauce
2 Spritzer Tabascosauce
125 g Sahnejoghurt, abgetropft
90 g gegarter Spinat, grobgehackt
125 g Champignons, geputzt
100 g Zuckerschoten, blanchiert
8 Stangen Spargel, blanchiert
250 g Brokkoliröschen, blanchiert
125 g grüne oder gelbe Zucchini, in 8 cm große Stifte geschnitten
1 Batate, in dünne Scheiben geschnitten

Knoblauch und Frühlingszwiebel in der Küchenmaschine oder im Mixer sehr fein zerkleinern. Kichererbsen, Ricotta, Curry, Zucker, Worcestershiresauce und Tabascosauce hinzufügen und das Gerät noch einmal etwa 30 Sekunden – oder bis eine glatte Masse entstanden ist – laufen lassen. Den Joghurt und den Spinat kurz unterrühren. Den Dip in eine Schüssel füllen und mit den Gemüsen servieren, die hineingetunkt werden.

Ergibt 6 Portionen

*Kichererbsen-Dip mit rohem Gemüse*

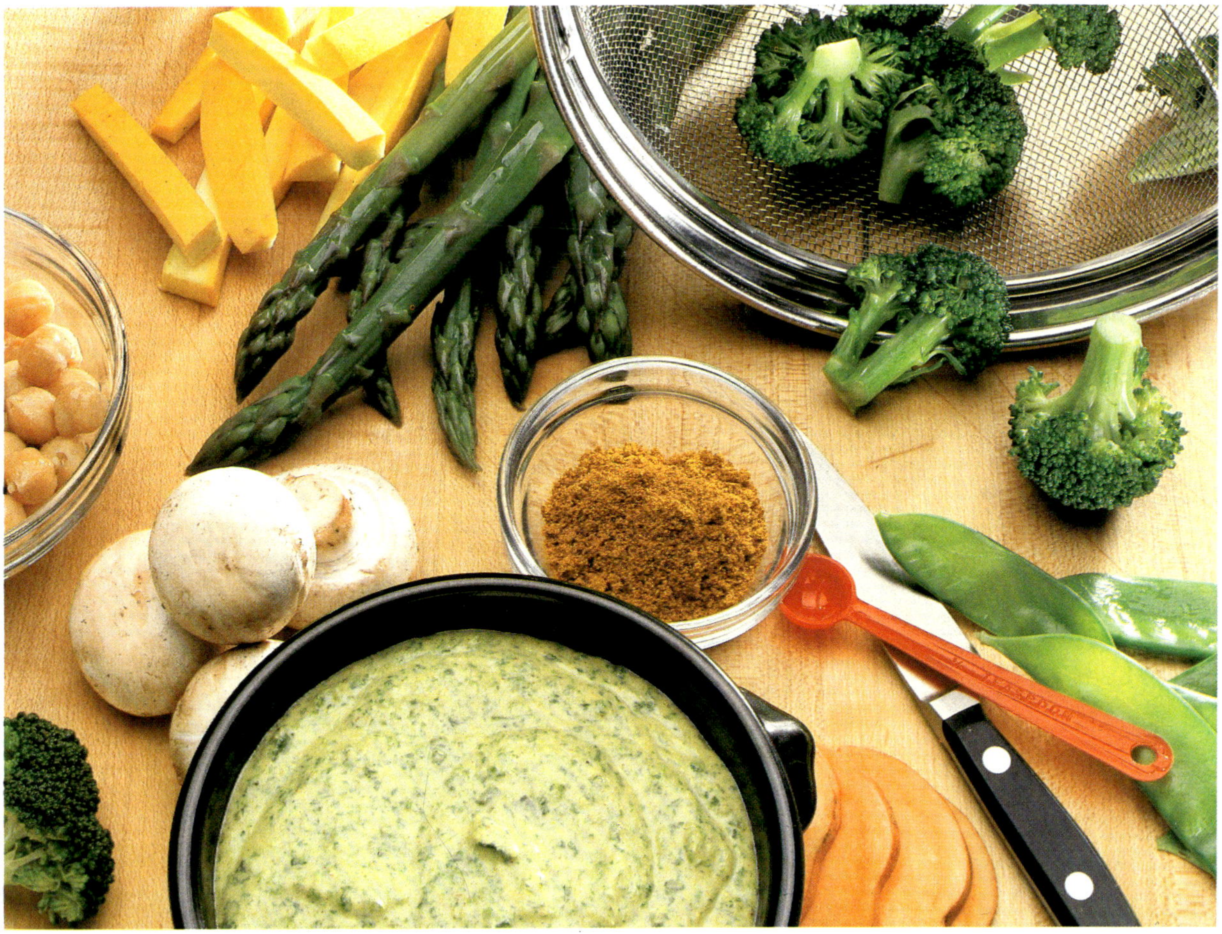

## VOLLKORNBREZELN

*Hefe, wie die für diese Brezeln verwendete aktive Trockenhefe, ist der beste natürliche Lieferant von Riboflavin.*

| | |
|---|---|
| KCAL/KJ pro Brezel | 170/714 |
| 78 % Kohlenhydrate | 34 g |
| 13 % Protein | 6 g |
| 9 % Fett | 2 g |
| KALZIUM | 25 mg |
| EISEN | 2 mg |
| NATRIUM | 245 mg |

**60 g Weizenkörner**
**1 Päckchen Trockenhefe**
**1 Eßlöffel und ¼ Teelöffel Zucker**
**230 g Mehl (Type 405)**
**120 g Vollkornmehl**
**75 g Roggenmehl**
**¾ Teelöffel Salz**
**3 Eßlöffel Natron**
**1 Eßlöffel Zucker**
**2 Eßlöffel gerösteter Sesam**
**2 Eßlöffel Dijon-Senf**

Die Weizenkörner mit heißem Wasser bedecken und über Nacht einweichen oder in 1 Tasse Wasser 20 Minuten leise kochen lassen. Etwa 6 Eßlöffel warmes Wasser in eine kleine Schüssel geben, Hefe und Zucker hineinrühren und die Schüssel etwa 5 Minuten – oder bis die Mischung Blasen wirft – beiseite stellen. In einer großen Schüssel die Hälfte des Mehls mit dem Vollkorn- und dem Roggenmehl sowie dem Salz vermischen. In die Mitte eine Mulde eindrücken, Hefe und 1 Tasse warmes Wasser hineingießen und unterrühren. Die Hälfte des verbliebenen Mehls oder so viel untermischen, daß ein weicher Teig entsteht. Den Teig auf einer bemehlten Arbeitsfläche etwa 10 Minuten – oder bis er glatt und elastisch ist – kneten und dabei das restliche Mehl einarbeiten.

Eine große Schüssel dünn mit Öl ausstreichen, den Teig hineinsetzen und für 2 Stunden zum Gehen an einen warmen Platz stellen, bis er sein Volumen etwa verdoppelt hat. In der Zwischenzeit die Weizenkörner abtropfen lassen und trockentupfen. Zwei Backbleche dünn mit Öl bestreichen.

Den aufgegangenen Teig durcharbeiten und die Weizenkörner einkneten, anschließend in 12 gleich große Stücke teilen. Jedes Stück zu einem etwa 45 cm langen Teigstrang mit sich verjüngenden Enden rollen. Dann Brezeln formen und auf die vorbereiteten Backbleche legen. Noch einmal etwa 40 Minuten – oder bis die Brezeln fast doppelt so groß sind – gehen lassen.

Den Backofen auf 220° C (Gasherd Stufe 4–5) vorheizen. Etwa 1 l Wasser, Natron und Zucker in einer großen, säurebeständigen Pfanne zum Simmern bringen. Jeweils drei Brezeln für 30 Sekunden in das Wasser legen, dann umdrehen und noch einmal 30 Sekunden garen. 10 Minuten auf einem Kuchengitter abtropfen lassen, auf die Backbleche legen und mit Sesam bestreuen. Dann 15 Minuten backen, bis sie braun und knusprig sind. Kurz auf Kuchengittern abkühlen lassen und noch warm mit Senf servieren. Ergibt 12 Brezeln

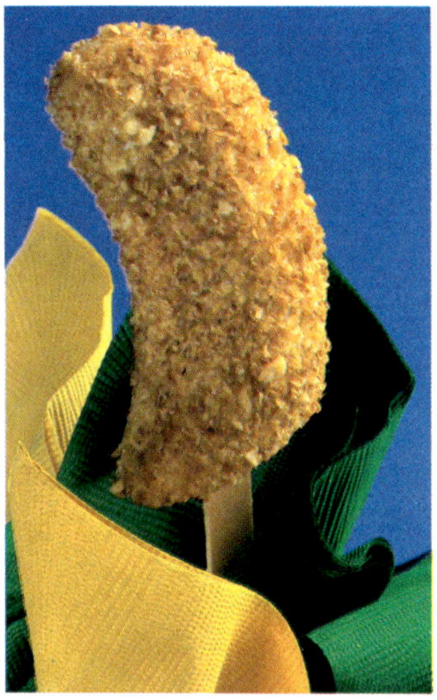

## GEFRORENE BANANEN-LOLLIES

*Die Weizenkeime decken 10 Prozent des täglichen Bedarfs an Vitamin $B_6$, die Erdnüsse liefern Niacin, und die Bananen sind kaliumreich, so daß dieses Naschwerk einen deutlich höheren Nährwert besitzt als Speiseeis.*

| | |
|---|---|
| KCAL/KJ pro Lollie | 120/505 |
| 60 % Kohlenhydrate | 20 g |
| 15 % Protein | 5 g |
| 25 % Fett | 4 g |
| KALZIUM | 8 mg |
| EISEN | 1 mg |
| NATRIUM | 26 mg |

**1 Eßlöffel feingehackte ungesalzene Erdnüsse**
**3 Eßlöffel geröstete Weizenkeime**
**1 mittelgroße reife Banane, geschält**

Die Erdnüsse mit den Weizenkeimen auf einem Teller vermischen. Die Banane quer halbieren, die Hälften in Wasser tauchen und dann in der Mischung wälzen. In die Schnittenden ein Eisstäbchen schieben, dann die Bananenhälften in Folie wickeln und 3 oder 4 Stunden gefrieren. Ergibt 2 Lollies

# Getränke

## ANANAS-BEEREN-TRUNK

*Bierhefe ist ein ausgezeichneter Lieferant für die meisten B-Vitamine und viele Spurenelemente. Ihr etwas dominierender Geschmack wird gemildert, wenn man sie – wie hier – mit anderen aromatischen Zutaten mischt.*

| | |
|---|---|
| KCAL/KJ pro Portion | 135/565 |
| 92 % Kohlenhydrate | 32 g |
| 6 % Protein | 2 g |
| 2 % Fett | 0,3 g |
| KALZIUM | 39 mg |
| EISEN | 1 mg |
| NATRIUM | 6 mg |

**35 cl Ananassaft**
**60 g tiefgefrorene Himbeeren**
**75 g tiefgefrorene Erdbeeren**
**2 Teelöffel Bierhefe**

Alle Zutaten in den Mixer geben und glattpürieren. Das Getränk auf zwei Gläser verteilen und sofort servieren. Ergibt 2 Portionen

## ZITRONEN-GERSTEN-KONZENTRAT

*Limonaden eignen sich schlecht, um nach sportlicher Betätigung verlorene Körperflüssigkeit zu ersetzen, denn ihr hoher Zuckergehalt bremst die Wasserresorption des Körpers. Dieses säuerliche Konzentrat enthält keinen Zucker, so daß das Wasser rasch resorbiert werden kann.*

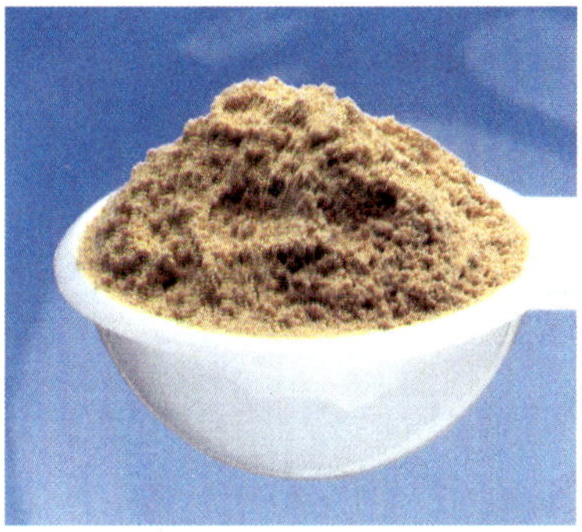

**100 g Perlgraupen**
**½ Tasse frisch gepreßter Zitronensaft**

Die Graupen mit 1½ l Wasser in einem mittelgroßen Topf bei mittlerer Temperatur erhitzen, bis das Wasser leise kocht. Den Schaum abschöpfen und auf schwache Hitze herunterschalten. Die Graupen 1 Stunde leise kochen lassen, zwischendurch immer wieder den Schaum abschöpfen, dann 3 Tassen Wasser hinzufügen und die Gerste noch einmal 30 Minuten simmern lassen. Eine weitere Tasse Wasser dazugießen, anschließend den Topfinhalt in ein auf eine Schüssel gesetztes Sieb geben und die gesamte Flüssigkeit herausdrücken. Die Graupen wegwerfen. Den Zitronensaft hineinrühren, die Mischung auf Raumtemperatur abkühlen lassen, dann in eine Flasche oder ein Glas füllen, verschließen und in den Kühlschrank stellen, bis sie kalt ist. Im Kühlschrank hält sich das Konzentrat bis zu zwei Wochen.

Zur Getränkzubereitung einen Minzestengel in ein Glas geben, ½ Tasse Konzentrat dazugießen. Umrühren, dabei die Minze zerdrücken. Etwa 5 Minuten stehenlassen, dann 1 Tasse Mineralwasser hineinrühren. Sofort servieren. Ergibt 8 Portionen

| | |
|---|---|
| KCAL/KJ pro Portion | 45/190 |
| 88 % Kohlenhydrate | 11 g |
| 9 % Protein | 1 g |
| 3 % Fett | 0,2 g |
| KALZIUM | 4 mg |
| EISEN | in Spuren |
| NATRIUM | 46 mg |

## NUSS-MIX

*Milch sollte man stets in undurchsichtigen Behältern aufbewahren, denn durch Lichteinwirkung kann innerhalb von 3½ Stunden 75 Prozent des enthaltenen Riboflavins zerstört werden.*

**2 Tassen fettarme Milch**
**2 Teelöffel cremiges Erdnußmark**
**1 Eßlöffel Honig**
**1 Messerspitze Zimt oder geriebene Muskatnuß**

Milch, Butter und Honig im Mixer gründlich vermischen. Zum Kalttrinken die Mischung auf drei Gläser verteilen und mit Zimt bestreuen. Für ein warmes Getränk den Nuß-Mix in einen Topf gießen und bei mittelschwacher Temperatur unter Rühren aufwärmen. Ergibt 3 Portionen

| | |
|---|---|
| KCAL/KJ pro Portion | 100/420 |
| 48 % Kohlenhydrate | 13 g |
| 27 % Protein | 7 g |
| 25 % Fett | 3 g |
| KALZIUM | 219 mg |
| EISEN | in Spuren |
| NATRIUM | 105 mg |

DANKSAGUNG

Die Redaktion von Time-Life möchte sich an dieser Stelle bei Kate Cann und Norma MacMillan für die Mitarbeit an diesem Band bedanken.

QUELLENNACHWEIS DER PHOTOS:

Einband: Julian Bajzert, London. 34–35, 48–55, 86–87, 90–95, 120–121, 124–141: Steven Mays. 38–47: Mark Ledzian. 58–77, 78: Gudrun Bergdahl/Vandystadt/Photo Researchers. 78 (kleine Illustration): Gerard Vandystadt/Vandystadt/Photo Researchers. 80 links: Roger Tully; rechts: Thought Technology Ltd. 81: Roger Tully. 83: Larry Dale Gordon/The Image Bank. 84–85: Hank Morgan/Rainbow. 96–119: Ariel Skelley.

QUELLENNACHWEIS DER ILLUSTRATIONEN:

S. 8, 11, 12, 15, 18, 32: David Flaherty. S. 21, 24, 28–29, 31, 57: Brian Sisco. S.31: Brian Sisco und Tammy Colichio.

Satz: Utesch Satztechnik GmbH, Hamburg
Druck: GEA, Mailand, Italien
Einband: GEP, Cremona, Italien

# REGISTER